滋养众生：为营养而改变的故事

Nourishing Millions: Stories of Change in Nutrition

◎孙君茂　徐海泉　蔡少伦　译著

STUART GILLESPIE　JUDITH HODGE　SIVAN YOSEF

RAJUL PANDYA-LORCH　主编

中国农业科学技术出版社

图书在版编目（CIP）数据

滋养众生：为营养而改变的故事 / 孙君茂，徐海泉，蔡少伦译著；
（英）斯图尔特·吉莱斯皮（STUART GILLESPIE）等主编. —北京：
中国农业科学技术出版社，2020.12

书名原文：Nourishing Millions：Stories of Change in Nutrition

ISBN 978-7-5116-5098-6

Ⅰ.①滋… Ⅱ.①孙… ②徐… ③蔡… ④斯… Ⅲ.①营养学—普及读物
Ⅳ.①R151-49

中国版本图书馆 CIP 数据核字（2020）第 247705 号

版权声明

责任编辑	崔改泵　张诗瑶
责任校对	贾海霞
出 版 者	中国农业科学技术出版社
	北京市中关村南大街12号　邮编：100081
电　　话	（010）82109194（编辑室）　（010）82109702（发行部）
	（010）82109709（读者服务部）
传　　真	（010）82109698
网　　址	http://www.castp.cn
经 销 者	各地新华书店
印 刷 者	北京建宏印刷有限公司
开　　本	787mm×1 092mm　1/16
印　　张	14.5
字　　数	327千字
版　　次	2020年12月第1版　2020年12月第1次印刷
定　　价	120.00元

《滋养众生：为营养而改变的故事》

译者名单

主　　译：孙君茂　　徐海泉　　蔡少伦

译　　者：孙君茂　　徐海泉　　蔡少伦　　缐孟瑶　　李夏清

资　助

国家自然科学基金委国际（地区）合作与交流项目（项目号：71861147003）

国家自然科学基金委青年基金项目（项目号：71804079）

中国农业科学院科技创新工程专项（项目号：ASTIP2020-2）

中央级公益性科研院所基本科研业务费项目（项目号：1610422020007、1610422020002）

关于IFPRI

　　国际食物政策研究所（IFPRI）成立于1975年，旨在以研究为基础，提供可持续性的政策解决方案，减少贫困、根除饥饿与营养不良。该研究所开展研究、交流成果、培养能力、优化伙伴关系，以确保可持续的食物生产，积极构建健康的食物系统，改善市场与贸易，改造农业，建立韧性，强化机构管理，加强治理能力，并在所有工作中考虑性别因素。国际食物政策研究所的伙伴合作遍布世界各地，包括发展执行方、公共机构、私营部门和农民组织。

IFPRI的同行评审流程

　　IFPRI的书籍是在该所开展的原创和创新研究的基础上、与政策有关的出版物。所有IFPRI待出版的书籍原稿都要采用广泛深入的评审流程，由IFPRI的出版物评审委员会（PRC）管理。原稿提交给PRC时，便由PRC的一名成员进行审阅。当原稿可以接受外部评审时，PRC就会将原稿提请外部审稿人审阅。外部审稿人应至少两名，并且熟悉该主题和国家背景。当收到外部审稿人的评审结果后，PRC会向作者提供是否同意编辑出版的决定，并在必要时根据外部评审人的指示，提出修改意见。PRC重新评估修订后的书稿，向IFPRI所长提出出版建议。所长批准后，手稿即进入编辑和制作阶段，最终成为IFPRI出版的书籍。

Nourishing Millions：*Stories of Change in Nutrition*

© 2016 国际食物政策研究所 版权所有

DOI：http://dx.doi.org/10.2499/9780896295889

ISBN：978-0-89629-588-9

国际食物政策研究所

2033 K Street，NW

Washington，DC 20006-1002 USA

电话：+1-202-862-5600

传真：+1-202-467-4439

电子邮箱：ifpri@cgiar.org

网址：https://www.ifpri.org

在过去的40年间，国际食物政策研究所（IFPRI）一直从事食物与营养安全的调研工作，取得了高质量的成果，在该领域里一路领先。多年以来，该所与地方、国家以及全球的合作伙伴一起，建立了丰富的知识体系，为关键决策者和基层执行人员服务，致力于改善世界各地贫困和弱势人口的生活水平。

随着国际社会进入2015年后的发展时期，IFFRI的使命日益紧迫。营养不良的代价是惊人的。它不仅阻碍了国家以及全球范围内的宏观经济增长，更是阻碍了孩子们生长发育和认知能力的提高，降低了他们接受教育的潜力。我们需要加快步伐，尽快解决饥饿和营养不良带来的问题。幸运的是，我们已经掌握了很好的方法，让我们能够以史为鉴、继往开来。这本《滋养众生：为营养而改变的故事》，立足营养学的学科基础，援引了充分的证据，阐述了哪些措施有效、哪些措施无效、哪些措施是成功的关键，为实现消除饥饿和营养不良的目标，做出了独特的贡献。

在过去的5年里，IFPRI通过发起大规模倡议，如国际农业研究磋商组织农业营养与健康研究项目和全球营养转型研究联盟等，为实现全世界无饥饿、无营养不良，做出了更广泛的承诺。同时，通过IFPRI的贫困、健康和营养部门，对全世界范围的营养计划进行了前沿性的影响力评估。《滋养众生：为营养而改变的故事》是IFPRI领导的契约2025倡议（www.compact2025.org）的一个关键部分，它把利益相关方组织在一起，确定优先事项，创新学习，取长补短。为实现在2025年前根除饥饿和营养不足的目的，总结经验教训、一同分享。2009 年，IFPRI的"喂养众生：农业发展的成功经验"项目调研了20个成功案例，这些案例是关于成功的政策、项目以及益贫性农业发展的投资，有助于大幅度减少非洲、亚洲和拉丁美洲的饥饿状况。IFPRI记录且分享了相关经验，并在此基础之上完成了《滋养众生：为营养而改变的故事》一书。

　　本书记录的经验教训有助于激发各国发起主导，或是在本国内部制定营养战略、进行营养投资，为决策者和从业人员提供了以证据为基础的实用指南，以便推广成功经验，群策群力，跨部门、跨学科进行协调。

　　改善营养功在当代、利在千秋，并可以让许多与营养相关的部门受益。通过《滋养众生：为营养而改变的故事》这样的倡议，我殷切地希望我们能够在2025年前实现消除饥饿和营养不良的目标。

樊胜根

国际食物政策研究所所长

近年来，全世界对解决营养不良问题给予了前所未有的关注、许下了史无前例的政治承诺。"营养强化（SUN）运动"、《柳叶刀》妇幼营养系列文章、"第二届国际营养会议（ICN2）"都具有划时代的意义，表明在全球政策与研究的议程表上，营养问题的排序迅速提升。

在发展的同时，关于如何加强世界上最贫穷、最弱势群体的营养，国际社会显然需要一些指导，才能更好地制订、实施和评估政策与干预措施。在这种情况下，我们更需要了解现实生活中改善营养的故事。不仅要为行动提供信息，更重要的是启发思考、激励行动。

当我们开始策划《滋养众生：为营养而改变的故事》时，我们希望搜集到一些关于营养项目和干预措施的、简单而又行之有效的例子。而现在我们呈现给大家的是一个异彩纷呈的故事集，它描述了致力于推动营养议程而带来的成功以及挑战。

本书的故事丰富多彩，时间跨度为50年，涵盖领域广泛，从本地到全球。这些发生在全世界发展中国家的故事，涉及营养以外的许多部门与学科，包括卫生、农业、教育、社会保护、水与卫生设施。最重要的是，他们细致入微地描绘了一幅因地制宜的成功蓝图，虽然有些成就可能只是昙花一现、转瞬即逝。

我们从《滋养众生：为营养而改变的故事》一书中得到的主要经验是，若想在营养方面取得成功，就要坚定不移地制订、实施和评估干预措施。希望本书可以激励决策者、实践人员、研究人员、教育工作者、学生和普通公民——学习并推广针对营养不良的专项行动，再创佳绩、造福千秋万代。

Stuart Gillespie　Judith Hodge　Sivan Yosef　Rajul Pandya-Lorch

Acknowledgments 致 谢

本书编委向国际食物政策研究所（IFPRI）工作人员以及其他为《滋养众生：为营养而改变的故事》的写作、审查与制作做出了贡献的人员致以诚挚的谢意，感谢他们为此付出的时间与努力。

本书的编写工作由IFPRI"宣传和知识管理部"主导，在Katrin Park的指导下完成。编辑和协调工作由Heidi Fritschel主导，其他编辑支持工作由Pamela Stedman-Edwards完成。版面布局由David Popham设计。Daniel Burnett、Michael Go、Milo Mitchell、Andrea Pedolsky、Peter Shelton、Julia Vivalo和Sandra Yin还开展了其他与本书有关的传播活动。Djhoanna Cruz、Vickie Lee、Samantha Reddin（营养转型）、Jessica White（独立顾问）和Laura Zseleczky为整个项目提供了额外的支持。

本书接受了IFPRI出版物审查委员会的同行评议，该委员会由Gershon Feder担任主席，Corinne Garber协助。其他专家Akhter Ahmed、Jean Baker、France Begin、Alan Dangour、Tim Frankenberger、Nemat Hajeebhoy、Kalle Hirvonen、Phuong Huynh、John Hoddinott、Karin Lapping、Emily Mates、Purnima Menon、Carlos Monteiro、Marie Ruel、Lisa Smith、Milo Stanojevich和Boyd Swinburn也对许多章节进行了初审。

本书的咨询委员会成员：Alan Berg、Charlotte Dufour、Bonnie McClafferty、Purnima Menon、Robert Mwadime、Marie Ruel、Werner Schultink、Meera Shekar和Patrick Webb对项目的设计（含章节的选择与案例研究）提供了宝贵的指导。IFPRI的研究人员Harold Alderman、Derek Headey和David Spielman对选择案例研究的标准做出了重要的反馈。我们还要感谢国际食物政策研究所所长樊胜根对于该项目的满腔热忱与大力支持。

"滋养众生"项目由"新风险基金"出资资助。"英国国际发展部"和"儿童投资基金会"资助的"营养转型联盟"的"改变的故事"项目也支持了本书的工作。本书所表达的观点不代表资助者的个人意见。

Contents 目　录

第四部分　领路前行

第一章 如何改善营养

半个世纪以来 我们对营养不良问题的理解与应对

STUART GILLESPIE，JODY HARRIS

在全球范围内，营养不良问题都是一个严峻的考验，它造成了社会、经济发展的巨大的损失，平均每年导致数百万儿童死亡。即使他们可以侥幸生存下来，营养不良也会阻碍他们的生长发育、减少他们入学、受教育的机会，让他们长大成人之后难以脱贫。它不仅会影响当代人的生活，还会影响到后代子孙，体重过轻的母亲更有可能生下体重过轻的孩子，从而让营养不良代代相传、延绵不绝。营养不良问题每年导致全球GDP减少1.4万亿～2.1万亿美元，相当于撒哈拉以南非洲的经济总量[1]。尽管许多国家在减少儿童营养不良方面取得了进展，然而，另外一种形式的营养不良——超重和肥胖却正在改变着世界上每个地区的健康状况。

在过去的50年里，在如何用正确的概念来表述营养不良、怎样分析、解决这一问题方面，已经发生了很大的变化。近年来，在全球范围内，也出现了史无前例的高层政治承诺和前所未有的经济支持。很多营养倡导者在这一领域内大力投入，并取得了切实有效的成果。当我们步入"可持续发展目标"（SDGs）[2]的新纪元，对于发展的理解更加全面，全世界开始把营养作为规划发展的中心以及全方位发展目标的基础。然而，虽然政治动力对于营养方面的进步非常重要，但这无疑是远远不够的。如果没有更多地落实到行动上来，还是很难得偿所愿。

所以，虽然我们在改善营养不良问题方面，还需要长期坚持在国家层面上给予扶持，政治决策者与执行人员还是难免在一些细节里纠结，思考怎样把最新的国际领域的支持政策落实到国家应用的层面上去，大规模地落地实现。所以，我们更需要学习怎样因地制宜地解决问题。最近，在全球"营养转型"研究联盟的一项关于扩大营养影响的多国综述中，将这些挑战总结如下："虽然我们在既定目标上达成了共识，但对于怎样因地制宜地实施操作，怎样合理有效、大规模地解决大量的实际问题，我们还是知之甚少[3]。

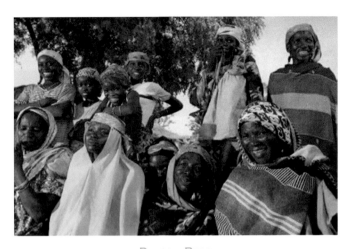

Panos Rose

以社区为主体、以改善边缘化人群生活为目的的营养学项目

在全球范围内的营养调研及实施领域，我们越来越需要了解相关的知识，去合理地应对这些挑战，还要不断取证、积累相关的经验。我们也要总结事实和案例，明确哪些措施得当（哪些措施不利）。从案例中学习如何设计、实施项目，如何把相关的方法灵活组合，融会贯通，推动可持续发展。

为满足上述需求，本书旨在结合多种案例分析、用述事的方法来描述在不同的情境下怎样达成目标。希望在传递信息的同时，还可以带来启发。近年来，陈述事实和讲故事的方式日益得到人们的认可，它给我们带来启示，也推动了很多转变[4]。在故事里，我们可以直观地感受到为什么我们需要改革，它涉及哪些方面，怎样改变。而最重要的是，我们要怎样努力才能够实现目标。我们还可以提炼出案例中的经验教训，套用到相似的背景中去。有研究结果显示，因为通俗易懂的故事听起来毫不晦涩，人们可以更好地举一反三，推陈出新。故事易读好记，无争议，不官僚，令人沉醉、给人启发，催人奋进，让我们充满活力[5]。

本书中有许多关于变化的故事——关于各国如何加快减少营养不良的进展、关于如何制定和实施成功的干预措施，以及关于个别领导人和营养倡导者如何出现并改变局面的故事。在过去的半个世纪里，自营养学成为一门学科以来，在相关领域中，发表了很多重要讲话，也推行了很多活动。而这些故事就是在这样的全球大背景里发生的，它们与营养不良问题的本质息息相关，揭示了它的临床表现、原因与后果。也告诉我们，用不同的方式来解决这一问题有什么价值。这些故事向我们展示出如何用不同的方式来理解营养不良问题，这也决定了在不同的情境下，如何采取适当的措施来应对。在本书的第一章节，我们希望用全局的眼光，宏观的笔触，阐述在过去的几十年中，我们是如何理解和应对营养不良问题的，相关方法是如何不断变化、逐步改进的[6]。

国际营养学模式

综述

在国际营养学历史领域，有很多著述，它们分别从不同的方面进行了阐述和讨论。图1.1中总结了11篇营养史论文的综述，按照作者选择的不同方向分组整理[7]。相似之处与不同点一目了然，了解这些相同点与不同点的起源与动因，有助于我们进一步探究国际营养学历史。

	1950	1960	1970	1980	1990	2000	2010
1	营养的兴起	食品短缺	多领域规划		营养学孤立主义		具象化敏感化
2	蛋白质时代		多领域规划	营养学孤立主义	微量营养素时代	营养优先	营养学动力
3	蛋白质缺乏		多领域规划	营养学政策 / 社群		微量营养素时代	权益与投资
4	营养缺乏与营养不良；饮食建议					超重以及非传染性疾病；双重负担；食品系统	
5	蛋白质与饥饿			为目标人群提供食品 / 微量营养素时代		即食治疗食品；急性营养不良的社区管理	
6	哺乳表现；断奶；配方奶和孕（产）妇食品供应			婴幼儿喂养；母乳喂养推广			
7	医学病理学；奶粉；家政学	康复中心；食品技术	多部门规划；食品配送	综合项目；母乳喂养学校供餐；食品券			

图1.1 理解与应对营养不良的方法的历史演变[8~18]

关于不同点，非常重要的是，我们可以看到，营养学界的学者们并不是异口同声，实际上，他们在不同领域建树各有不同[19]。近几十年里，国际营养学界分离出两种派别，一类是"紧急派"营养学家，他们更倾力关注怎样通过各种不同的医学模型、研究如何处理急性的、反复的、与营养不良相关的紧急状况。另一类是"发展派"营养学家，他们通过探究更基本的、来自社会、经济以及政治的原因，专注研究怎样预防营养不良。也有人用哲学的方式描述这两个派别。用医学的方法解决现有问题的，被称为学术派，研究问题如何发生并存在的，被称为结构派。然而，在实际工作中，这两个派别的界限从来就没有清晰过。营养学理论源自健康与医学，依托经典的行为心理学、生物医学和公共管理理论[20]。所以，营养学培训就常常因为涉及广泛的社会科学而举步维艰，这也解释了为什么在营养不良领域的研究如此的错综复杂[21]。

关于共同点，我们可以看到，有一些主题在不同的历史研究中反复出现。国际营养学实验的基础是营养学学科理论。而营养科学，和其他科学学科一样，都曾历经过理解与行动的不同阶段。20世纪50—60年代的探索，集中研究了饥饿、蛋白质以及医学模型，这也为20世纪70年代的多领域规划铺平了道路。此后的20世纪90年代和21世纪第一个10年，研究的重点转移到了微量营养素领域（后来也被称为营养学孤立研究主义）。近些年来，围绕着营养学，涌现出了更多的问题，而关于这些问题，我们也取得了更广泛的认知，这使得更多的因素介入，局面也就更为复杂。以下，我们将描述几个重要的历史阶段，解释为什么要优先考虑一些主题与实践，它们是怎样形成的，如何不断地发展演化。

20世纪50—60年代：饥荒、饥饿与蛋白质

20世纪中期，战后重建工作任务艰巨而复杂，全球化进程不断加快，也提出了崭新的课题，人们开始关注如何促进"欠发达"地区的经济发展，改善人民的生活品质。对于那些从事发展工作的人们来说，饥饿，尤其是在这些国家中周期性反复出现的饥饿问题，是他们工作中的重中之重和当务之急。有一种假设认为，宏量营养素——能量与蛋白质的缺乏是导致饥饿和儿童营养不良的最显著临床表现，基于这种假设，关于营养物质的集中研究飞速发展。在此期间，关于营养学的科研与对于饥饿问题的探索同步进行，为解决严重的营养不良问题，需要集中研究某些特别的营养物质的生物学功能。战后的数年间，国际社会着重研究了新陈代谢的后果，以及如何处理严重的蛋白质缺乏问题，这也被认为是严重营养不良的原始理论体系。1955年，联合国蛋白质咨询小组成立，负责为联合国秘书长提供建议。一直到20世纪70年代，研究工作都集中在应对技术层面的挑战，探讨如何浓缩和分离蛋白质，如何提高传统食物中的蛋白质含量。

20世纪70年代：从蛋白质到多部门营养规划

20世纪70年代伊始，一些营养学家开始质疑缺乏蛋白质是当时主要的营养问题。在印度，Sukhatme教授开创性地发现，营养不良的儿童在食用了蛋白质丰富的食物，尤其是在搭配一些主食（包括燕麦在内）之后，情况得到了很大的改善[22]。1974年，Donald McLaren发表了文章《蛋白质的惨败》，这也最终动摇了"营养方面的挑战主要来自缺乏蛋白质"这一说法。

蛋白质"不足""危机""问题"一类的概念一直被广为宣传，它起源于20世纪30年代非洲恶性营养不良的疾病描述。然而，全世界儿童的营养不良问题并不都是由于蛋白质缺乏而造成的。直到最近，我们还在研究饮食，看饮食中是否缺乏蛋白质，以及处理和预防相关问题的办法。我们刚刚才开始认识到，我们为了这个错误已经付

出了多少代价[23]。

在Sukhatme的发现的基础上，后续的分析也显示出，如果人们在饮食中摄取了充分的卡路里，那蛋白质的摄入也应该是足够的。人们开始不再局限于从营养元素的技术层面去思考如何解决营养不良的问题，更是在经济与社会领域内，寻求更广泛的解决办法和思路。焦点也放在了缓解饥饿、减贫和确保充足的食物供给方面。

McLaren的工作也与正在进行的、一场更广泛的运动产生了共鸣，这场运动旨在系统地诊断和处理营养不良的根本原因。1971年第一个国际营养、国家发展和规划会议的召开，是营养科学与社会发展的政策和实践相互联结的关键时刻[24]。从此以后，营养政策和规划就展开了崭新的蓝图，而这场运动正是这幅崭新蓝图中的一个组成部分。1973年，艾伦·伯格发表了《营养因子》。他的观点是，营养是经济增长的重要驱动力，他认为营养计划应被视为投资而不是简单的消费，也建议了相对容易落实的具体行动。

随着时间的不断推移，越来越多的国家政府和国际机构开始积极制定营养目标。为应对粮食危机，营养监测举措也纷纷出台。根据这些举措，我们需要追踪与营养相关的指标成效如何，也要一并追踪造成这些结果的核心决定因素和后遗症，如食物供应和健康状况。

1974年，世界食品大会并没有聚焦在粮食供应总量不足的问题上，而是特别关注了全球粮食危机、食品分配和获得渠道，而这些问题，正逐渐被大家认可为饥饿和营养不良的驱动因素[25]。1976年，世界银行发表了一份影响力深远的研究报告，报告表明，仅仅依靠经济增长来确保穷人得到充足饮食，路漫漫其修远兮[26]。Amartya Sen致力于研究资格授权，后来还因此获得了诺贝尔奖。他的研究也呼应并强化了这种观点，应该从单向关注粮食供应转变为关注由于分配关系而产生的不平等、饥饿和饥荒问题[27]。1977年，联合国蛋白质咨询小组发展成为联合国行政协调委员会营养小组分会（ACC/SCN或简称SCN），现主要关注改善母乳喂养、母婴营养和辅食添加方面的问题。

1973年8月出版的《新国际主义者》中的文章《婴儿食品悲剧》是营养学领域的一个关键事件，至今仍影响深远[28]。这期杂志的卷首语开篇写道："本期杂志的封面照片是19232号坟墓。它是一个赞比亚婴儿的坟墓。死去婴儿的母亲在坟墓上摆放了一个奶瓶和一个空的奶粉罐，揭示了婴儿的死因，也象征着母亲在孩子短暂的生命中，曾经做出的最大努力。而这位母亲并不知道的是，她使用这种奶粉和这个奶瓶的方式也正是婴儿死亡的主要原因。"一些跨国公司（尤其是雀巢）遭到指控，它们被质疑向发展中国家营销婴儿配方食品的措施不当，从而导致了这些国家的婴儿死亡（详见第三章）。这也致使世界卫生大会于1981年通过了《国际母乳替代品销售法案》[31]，从而避免了一再讨论私有机构在营养供给中究竟应该起到什么作用。

随着人们对营养病原学的认识不断发展，很多人提出了相同的问题，怎样设置营养机构才更合理？营养问题所波及的范围非常广泛，我们也逐渐认识到了相关的原因、后果，找到了解决问题的方法。但正因为营养问题的涉猎太过广泛，Alan Berg曾一针见血地指出，营养似乎"和每个部门都有关，但却没有哪个部门承担主要责任"[32]。随着对这一问题的逐步了解，我们开创了多部门营养规划的概念，主要体现在制定以食物供应为导向的干预措施。然而，营养不良的诱因还涉及更广泛的非食品因素，以食物供应为导向的干预措施无法解决这些问题，对这些因素的影响力也是微乎其微。在这种情况下，如何规划项目就成了首要任务。在智利、危地马拉、印度、印度尼西亚、墨西哥、菲律宾、坦桑尼亚和赞比亚都设有营养研究所，然而，由于这些营养研究所主要把营养不良当作医学问题来处理，所以被认为是过时的机构。对于多部门规划的倡导者来说，设立更多更好的营养干预机构并不难，难的是要影响林林总总的与发展相关的部门，出台相关政策和方案。为解决这一问题，"营养细胞"应运而生，该机构一般是设立在总统或总理办公室。20世纪70年代，共设立了26个营养规划实体，主要由美国国际开发署（USAID）和联合国粮食及农业组织（FAO）提供支持[33]。

20世纪80年代：从多部门规划到营养孤立主义

20世纪80年代伊始，越来越多的声音呼吁要在更广泛的领域内加大卫生保健的力度，要以更广阔的视角理解发展这个概念。然而，推进结构性调整（主要是解除国家对经济的控制）与世界卫生组织根据1981年"阿拉木图宣言"积极推进的"广泛设立初级保健体制"这一方案并没有统一步调、协调共进（详见第二章）。于是，在这样的大背景下，由社区积极参与、协同发展营养项目的概念开始生根发芽。这一概念的产生，符合了"广泛参与、促进发展"的大趋势。也有证据显示，由社区驱动的决策方案影响力更为持久。1985年在坦桑尼亚发起的伊林加计划是一个非常重要的案例，这个案例对于此后几年间的营养学思考和行动都产生了重大的影响，也促成了联合国儿童基金会于1990年制定出开拓性的概念框架和营养战略（专栏1.1）。

20世纪80年代，大多数"营养细胞"计划已经停止运作或半途而废。由一个鲜有政治影响力或资金支持的营养小组去想办法协调多个部门，完成复杂宏伟的计划，这样的想法本身就是有严重缺陷的。John Osgood Field在一次重要的政策综述中，分析了失败的原因。"营养细胞"项目很难判断政治上的优先次序，重规划而轻行动，纸上谈兵；也缺乏多部门规划所必需的系统分析能力和数据[34]。在这方面，我们得到的惨痛教训是，营养不良的问题在诸多方面面临挑战，需要许多部门采取行动，但不一定需要任何一个实体部门去精心策划相关方案[35]。对这些方案的分析，揭示了对政治决定因素缺乏思考的短板和没有资源支持的尴尬[36]。多部门规划的失败开启了"营养孤立主义"时代，一路兜兜转转，营养学家又开始日渐关注起微量营养素补充和母乳喂养这两套几乎不需要什么其他部门参与的干预措施[37]。

专栏1.1　营养的概念界定

在25年多的时间里，联合国儿童基金会的营养学概念框架一直是理解营养不良成因的金标准[29]。该框架表述了直接的、个体的因素，以及潜在的家庭与社区层面的因素；从与食品、健康、照料相关的因素，到基本的或是结构层面的、涉及政策、政治、权力以及能力方面的因素，阐述了这些因素如何在不同层面上运作并发挥作用。该框架基于2013年《柳叶刀》杂志妇幼营养系列，被广泛地引用和改编[30]，这也是本书的框架基础。

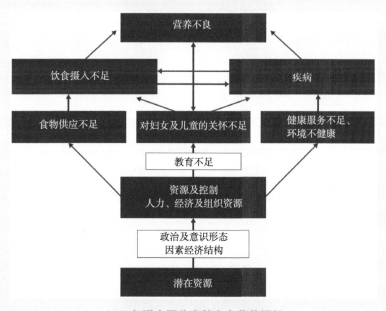

1990年联合国儿童基金会营养框架

来源：改编自联合国儿童基金会《改善发展中国家儿童和妇女营养战略》（1990年，纽约）

然而，当时营养界内部也充满了不同的声音。各部门和机构之间关于责任的分歧一直存在，它们以一种"非此即彼"的心态、关于营养问题究竟主要是健康问题还是食品问题的辩论变得越来越激烈。大家普遍提出了一个共同的问题，要么把营养机构纳入更大的卫生、农业或社会福利项目及部门里去，要么营养部门保持独立，究竟哪一种能够更好地服务社会。奇怪的是，很少有人觉得两种方案都可行。而从业人员和学术界之间也有争论，从业人员认为这个领域被营养科学理论和营养学学术知识控制

得太死板了，而营养学学者们则质疑实践中的概念构建、数据收集与分析工作的严谨性远远不够。

20世纪80年代，人们越来越清楚地认识到，某些微量营养素，即维生素和矿物质对成长和认知的发展起到了至关重要的作用。对于预防先天性畸形、先天性疾病和降低出生死亡率也有着显著作用（详见第四章）。1985年，UNSCN制定了一个防止维生素A缺乏的十年计划。翌年，碘缺乏病国际协调委员会（ICCIDD）成立，并迅速有效地提请国际社会关注碘缺乏病（IDDs），为大规模食盐加碘提供支持，并促成立法，强制食盐制造商参与落实。

20世纪90年代：联合国儿童基金会诞生 框架与微量营养素时代

20世纪90年代初，联合国儿童基金会制定了一个连贯的营养框架，为不同的践行者提供了共同的语言、明确了各自的任务，在定义营养学方面，取得了长足的进步。联合国儿童基金会在坦桑尼亚领导了Iringa方案（详见第二章），并取得了经验，制定出了新营养战略。该战略包含两大支柱：一个是营养学的概念框架，它阐述了在不同层面导致营养不良的决定性因素和动因（专栏1.1），另一个是评估、分析采取行动解决营养问题的流程，即"AAA流程"。在接下来的数年中，直至今天，这两大支柱都具有极高的影响力（如图1.2《柳叶刀》框架即源自联合国儿童基金会框架）。1990年，联合国儿童基金会组织了联合国儿童问题世界首脑峰会，这标志着我们为减少营养不良问题设立了宏伟的目标，也标志着在维护人权的基础上，我们保持了强劲的势头，也为实施行动打下了理论基础。正如联合国儿童基金会执行主任James Grant所说，"从道德的角度来看，这是势在必行的[38]"。

20世纪90年代也是微量营养素的10年，尤其是"三巨头"，即维生素A、碘和铁（详见第四章）。1990年，世界儿童营养峰会确定了一个目标，即到20世纪末，减少1/3的贫血患者（而从业者后来得到的结论是，由于大规模提供补充剂非常困难，且由于这种补充剂存在副作用，无法长期服用，所以这一目标也没能实现）。该会议还确立了到2000年基本消除碘缺乏病的目标。多家机构、捐助者和食盐工业企业都参与并接受了这一挑战。1991年，"消除隐性饥饿"研讨会召开，推进了微量营养素项目，并强调了这个项目的重要性。1993年，微量营养素方案制定完成。总的来说，微量营养元素调控方案在20世纪90年代取得了相当大的成功：到20世纪末，60%的发展中国家家庭使用了碘盐，30%的儿童每年服用两次维生素A胶囊[39]。

1992年，FAO和WHO在罗马召开了国际营养会议。该会议认可了联合国儿童基金会的概念框架和世界儿童营养峰会的目标。同时，也进一步强调了家庭食品安全、营养监测以及控制微量营养素缺乏的重要性。虽然该会议鼓励各国积极制定国家营养行动计划，但很多方案虽然成形，却并没有落实[40]。

自20世纪70年代第一批关于营养规划的出版物问世以来，关于营养政策的文献一直很少发表，直到20世纪90年代，关于营养政治经济学的工作开始兴起。1993年，Per Pinstrup Andersen协同营养政策方面的主要思想家编纂了一本书[41]。在其中的一章里，John Osgood Field总结了营养问题无法得到政治上的高度关注的主要原因（其中许多内容在今天仍然适用）。这些问题包括：营养问题的框架不完善；倡导解决营养问题的人员力量相对薄弱，他们无法说服政治领导人优先考虑营养问题；根深蒂固的结构或组织架构问题，如营养方面的机构无处挂靠；界定或衡量政治承诺也是举步维艰[42]。Pinstrup Andersen在总结时写道，倡导解决营养问题的人员非常重要，他们的目标、角色和权力的大小，对于更好地理解与应对来自营养政策方面的挑战，都起到了决定性的作用。最后，他也呼吁，要多做政治经济背景分析，这样才能使成果更加现实、更有借鉴意义。

也是在20世纪90年代初，UN SCN召开了跨部门工作会议，进行了八个国家的一系列个案研究，最终完成了题为"如何改善营养"的综合报告[43]。该报告的最后一章涉及了政治经济、机构能力和营养政策方面的内容。该报告指出，与营养问题相关的行动，需要国家和社区共同主导，也需要科研机构与执行机构紧密协作、共同支持，要使用营养数据的"功能分类"，还要发动相关力量，促成与激励更广泛的部门共同行动。更要引导独立媒体聚焦于食物与营养危机。我们逐渐认识到，制定政策的过程与最终政策本身同样关键，而前者有时候甚至会更加重要。遵循这一思路，SCN经常强调，关于政策，我们不仅要看它是怎么"说的"，更要看它是怎么"做的"（与Clay和Schaffer在1984年出版的书中内容相似[44]）。在政策中，需要明确表述实施机制和利益相关方制订的流程。然而，到了20世纪90年代末，营养政治经济学领域又陷入了相对的沉默。

2000—2010年：从发展的阴影中走出来

从20世纪90年代中期到21世纪第一个10年中期，营养学经历了政策匮乏期。其他重大发展挑战，如艾滋病毒/艾滋病，占据了人们关注的焦点，吸引了大量捐助，并引发了媒体的兴趣。而营养在聚光灯的阴影中徘徊，止步不前。直到世界银行—联合国儿童基金会在全球范围内联合评估了与营养有关的政策和做法之后，聚光灯的焦点才有所转移。随后的一本书中认为，尽管在营养学界，对于如何运用关键性的干预措施去直接解决营养问题已经日益形成共识，但在营养学界以外，人们对于营养不良的理解及其后果的认知还未形成体系；而营养不良与贫穷有何关系、它与其他人类发展的目标究竟如何关联，也还没有得到广泛的普及，相关的知识在实践中也没有很好地应用[45]。因此，营养学界的研究人员、执行人员和捐赠者还需要通过严格的评估来施加影响力，并且要跨出学科的舒适区之外，与营养学界之外的受众进行更好的沟通。在同一时期，世界银行的Richard Heaver围绕着如何成功实施营养学方案的主题，特别撰写了关于管理和能力的内容，他侧重于关注并论述高层营养"倡导者"的力量，和中层政策"企业家"改变政策的作用[46]。综合多方观点，世界银行公布了其极具影响力的营养战略，"将营养问题重新定位为发展的中心"[47]。

在此期间，国际食物政策研究所（IFPRI）也探讨了是否有潜力开发与推广富含维生素和矿物质的营养强化农作物，"从整体上"提高人们的微量营养素水平。在这些工作的基础上，2004年，HarvestPlus项目正式启动。

在这个10年的后期，营养学的势头有所回升。随着2008年第一期《柳叶刀》妇幼营养系列的出版，营养学的地位得到了显著提高。该系列研究取得了丰富的成果：它分析了不同形式的营养不良发展的趋势、原因和后果，以及营养不良对于6~24月龄组（后来形成了"1 000天"概念）的重要影响。并在此基础上，提供了结构化的、全新的证据。它侧重于一整套直接的、针对营养强化的干预措施，在微量营养素的补充、营养强化和婴幼儿喂养方面、如何预防和治疗严重急性营养不良方面，都有令人信服的有效证据作为支持，也最终确定了全球90%的儿童发育迟缓发生所在的36个国家。《柳叶刀》认为，如何在这些高负担国家实施和规模化推行这一揽子干预计划，是我们面临的严峻挑战。

2010—2015年：加强政治承诺与筹资

近年来，在国际上联合国、捐助者、非政府组织以及许多捐助国政府中，解决营养不良问题的高级别政治承诺显著增加。在国际发展舞台上，营养问题不再蓄势待发。在这一时期，各发展机构关于营养的政策和战略文件层出不穷，海外发展援助也明显增加。

这种良好的局势是由多种因素造成的。其中，2008年《柳叶刀》系列著作的发表，无疑起到了部分作用，它推动了媒体的关注以及广泛的讨论。2007—2008年的食品价格的飙升也再次引起了媒体对营养不良问题的关注，也引发了是否需要制定相关政策的讨论。2008年，"哥本哈根共识"（2004年初步工作完成，在此基础上，于2012年更新）得出结论，营养干预措施是最具成本效益的发展方式之一。

在全球范围内，于2010年发起的"营养强化"（SUN）运动，是最强劲的动力之一，也是受益者之一。目前，参与该运动的成员来自全球57个国家。SUN运动的基本原则是，人人都有权得到食物和营养，它力争"团结所有人——政府、民间团体、联合国，募捐者、企业和研究人员，共同努力、改善营养问题"[48]。尽管SUN运动将企业视为合作伙伴，但在《新国际主义者》"婴儿食品悲剧"一文发表40年后，人们仍在热烈讨论，私营部门在SUN运动中究竟应该肩负什么使命。

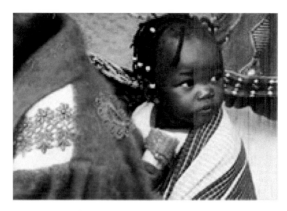

HarvestPlus　Simpungwe

食用生物强化橙色玉米有助于满足儿童每天的维生素A需求

2013年，第二期《柳叶刀》妇幼营养系列扩大了2008年的研究范围，从一系列影响营养干预措施成效的部门，如农业、社会保护、教育和幼儿发展等，取得了证据和经验，并对这些证据和经验进行了回顾[49]。这项研究的起因是，有证据显示，如果直接干预的规模扩大到90%的人口覆盖率，也只能解决负担最重的国家里大约1/5的儿童发育迟缓问题。在第二个系列里有一篇文章讨论了改善营养不良所涉及的政治问题，提出了怎样创造有利的环境，并回顾了相关经验[50]。与营养相关的舞台正在逐渐扩大。

还是在2013年，一场以"营养促进增长"（N4G）为主题的重要国际峰会召开，承诺了将捐款230亿美元解决营养不良问题，这是前所未有的壮举。随后，在2014年召开了第二届国际营养大会（ICN2），并发布了年度系列《全球营养报告》。《全球营养报告》不仅仅是一份报告，更规定了全球范围内、在干预的过程中相关各方分别肩负着哪些责任。它强调了实现营养目标的进程，阐述了解决营养不良问题的创新方法和国家经验，同时也进一步跟进、调查了2013年N4G峰会上做出的许多承诺是否已经落实到位。

营养学界的学者和从业人员历经了营养学的寒冬时刻，终于可以厚积薄发。他们支持并积极促进了这些活动的实施与传播，也争取了相关的政策。他们建立联系、把握机会、推动了发展议程中的重要组成部分。营养学界在促进投资方面，也已经更加行之有效，在政治上，能够更好地"从群众中来，到群众中去"，他们运用了一系列的理论基础，如人权、经济和人类发展的论点来争取投资。其他发展部门和行动倡导者也日渐考虑到营养方面的需求，特别是农业界，他们正积极配合，使农业生产能够更好地满足营养的需求。在改革过程中，CGIAR组织比以往任何时候都更加重视营养问题。2010年，"农业促进营养健康"（A4NH）项目披荆斩棘，扬帆启航。

很多国家也开始纷纷效仿国际领域的活动，寻求类似的机会。人们开始更加关注我们要怎么做，而不是要做些什么，也更加重视各国政府的政治承诺；人们更加关注如何努力将承诺实现、以及如何衡量它的执行与成效；怎样大规模地落实与营养相关的方案。"规模化"的概念在20世纪90年代末才在营养学界浮出水面（见Tom Marchione 1999年的《扩大，缩小》[51]），这也是SUN运动的目的。现在的重点正在转向如何扩大营养问题的影响，也就是说，不仅仅要拓宽营养方案的覆盖范围，更是要侧重于找到影响力形成的驱动力，然后再决定采取哪些必要的干预手段来实现这种影响[52]。这反过来又强调了需要联合多个部门、在多个层面上，协调多个利益相关方，共同协作，一起解决，才能产生重大影响，长期有效地解决营养不良的问题。

虽然支持解决营养问题的高层演说已经开始，但大多数情况下，更具体的财政支持和体制上的承诺却迟迟难以兑现。大多数高负担国家在制定、实施和扩大有效的营养政策与方案的技术与战略能力方面仍存在巨大差距。迄今为止，我们几乎没有看到过可以加强和改善营养能力的任何切实的、长期的计划或方案。

但好在我们已经取得了进展，并且还在一路前行。本书旨在展示在不同背景下，不同时期，我们为解决营养不良、改善普罗大众的生活都付出了哪些努力，采取了哪些办法，以便为广大读者提供经验和借鉴。

本书结构

本书先综述了近50年来，关于营养问题的思考和行动，也为后面的故事部分提供了背景。本书的结构、主题和章节的选择深受《柳叶刀》2013年妇幼营养系列行动框架（图1.2，在专栏1.1中的联合国儿童基金会框架基础上改编）的影响，也参考了《滋养众生》咨询委员会的意见和建议。

对照《柳叶刀》框架所示的营养不良反应水平，本书中的故事分为三个部分。第一部分——"改变营养干预的措施"侧重于找到主要原因，直接解决营养不良问题的干预措施与方案（详见图1.2中的浅蓝色方框）。有些章节主要描述了社区主导的方案（详见第二章）；有些章节阐述了确保最佳婴幼儿喂养方法的干预措施（详见第三章）；微量营养素的补充和强化（详见第四章）；以及如何以社区为单位，管理、改善急性营养不良（详见第五章）。

第二部分"转变部门行动"论述了哪些方案和方法具有营养敏感性，揭示了营养不良的根本决定因素（绿框）。营养敏感性并不是一个新概念，在过去几年中，在开发、实施和评估此类营养项目方面的投资有所增加。本节涵盖了农业（详见第六章）、社会保护（详见第七章）和水、卫生设施以及个人卫生（详见第八章）的章节，所有这些章节都有可能为大规模地解决营养不良问题作出巨大的贡献。本部分的最后一章是关于肥胖的预防和控制问题（详见第九章），反映了这一日益严重的全球问题。

第三部分"改变国家政策和方案规划"重点介绍了在不同国家营养是怎样不断变化的故事。这使我们能够聚焦如何营造有利于变革的大环境（在图1.2框架的基础上），并展示了不同层次的政策和操作如何在不同的环境与不同的时间里，共同协作，推动变革。本书也研究了泰国、巴西、孟加拉国、尼泊尔、秘鲁、越南、埃塞俄比亚和印度Odisha邦的案例（详见第十章至第十七章）。这些案例都涉及在一个重大的政治承诺之后，如何为解决营养不良、减轻沉重的负担而采取切实的行动。这一部分的内容主要是关于发生了什么事件，以及变化是怎样产生的。

每一章所强调的案例研究的选择是根据附录中所述的一套标准来确定的。

在本书的最后，我们用一章的内容（详见第十八章）来理解关于领导力的关键性及转型问题，重点介绍成功支持不同国家的营养事业的名人故事。

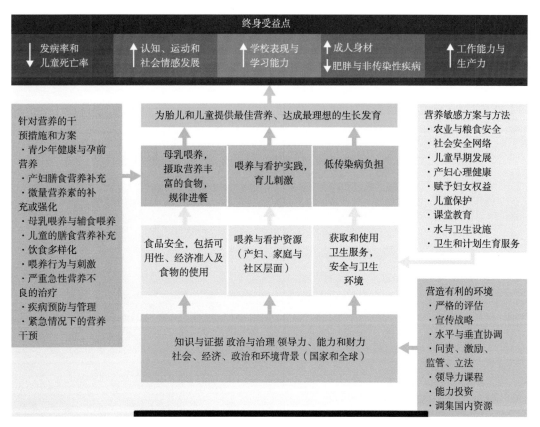

图1.2 柳叶刀营养系列行动框架，为胎儿和儿童提供最佳营养、达成最理想的生长发育

来源：Black R E，Victora C，Walker S P，Bhutta Z A，Christian P，Oni M de等，低收入和中等收入国家的妇幼营养不良与超重，《柳叶刀》382卷，9890期（2013）：427–451，经许可转载

第一部分

转变营养干预措施

第二章 营养最前线

社区营养规划

STUART GILLESPIE，JUDITH HODGE

近几十年来，无论在技术手段、干预措施以及平台搭建方面取得了什么进展，家庭和社区仍然处于抗击营养不良问题的最前线。过去的半个世纪以来，我们已做出了几项重大尝试，倡导与实施以社区为基础的营养方案。本章评估了这些方法的发展历程与成果，重点介绍了几个案例。

在接下来的内容中，我们分别阐述了以社区为基础（指干预的地理位置）的驱动和社区驱动（指社区成员积极参与干预的设计和/或实施）。在一个村庄或城市贫民窟里，可能会有几个不同类型的社区，地理位置只是把人们归类、分组的依据之一。我们还要提醒读者，在社区营养方案中，我们完全可以综合实施本书前两部分所述的几种干预措施。也就是说，这一章更侧重于怎样因地制宜地开展当地营养工作，而不是描述某一种干预措施。

关于社区营养方案的文献包括各种研究、评估和综述，主要集中在20世纪90年代，其中包括以下几项。

● 联合国营养问题常设委员会进行了三次全面普查，试图从国家层面或某一个具体的方案里找到成功解决营养问题的主要动力[1]。

● 探讨了哪些以社区为基础的方案可以供联合国儿童基金会参考、制定出具有极高影响力的营养战略[2]。

● 世界银行对另外四个非洲方案的审查[3]。

● 世界银行在非洲进行了66个项目的问卷调查[4]。

● 联合国儿童基金会领导评估了南亚22个以社区为基础的营养方案[5]。

● 审查非洲的8个有效方案[6]。

● 国际食物政策研究所（IFPRI）为亚洲开发银行在亚洲开展的成功方案[7]审查。

● "美国国际开发署"在肯尼亚、坦桑尼亚和乌干达开展的10个以社区为基础的营养方案[8]审查。

● "世界银行—联合国儿童基金会"联合评估了营养政策与实施操作。作为该项目的一部分，对评估内容进一步分析后于2003年出版了《击退营养不良：即刻启程》一书[9]。

20世纪90年代对社区营养问题的关注，实际上源于20世纪80年代的实践与经验。其中的三个案例特别有影响力：坦桑尼亚的Iringa方案（专栏2.1）、印度南部的Tamil Nadu综合营养项目（专栏2.2）和泰国的实践经验（详见第十章）。

总的来说，上述评估都强调了四个因素的重要性：背景环境、项目发展的流程、活动的选择以及项目的管理和实施。在重点分析几个案例之前，我们深入研究这些因素，从中得出了一些关键教训和建议。

专栏2.1 Iringa：非洲的璀璨之星

在20世纪80年代以社区为基础的营养方案中，坦桑尼亚在Iringa地区的"联合营养支持方案"是一个里程碑式的成功案例。瑞典国际开发署（SIDA）、坦桑尼亚食品与营养中心和联合国儿童基金会/世卫组织共同推动了这个项目的拓展，1983—1989年，这个营养方案被广泛运用到了50多个地区[10]。

该方案强调动员全社会的力量、评估本地问题、制定行动纲要，并因地制宜地在社区层面实施与营养和粮食安全相关的干预措施。社区工作人员监测儿童的成长，评估及确认哪些家庭存在儿童营养不良的问题，然后和家庭一起分析导致营养不良的可能原因，并与当地政府组织一起制定行动计划。由于原因不尽相同，采取的干预措施也就多种多样，从提供咨询、转诊到保健服务机构，再到创造就业机会、批准小额信贷或是参加社保计划均包括在内[11]。

在营养改善过程的每个阶段，这种社区积极参与的方式都是开创性的（具体体现在使用了"AAA方法"，即评估、分析和行动），也涉及个人和弱势群体的人权问题[12]。五年来，该方案几乎消除了严重的儿童营养不良（从6.3%降至1.8%），并将中度营养不良减少了一半[13]。由于这个方案取得了巨大成功，20世纪90年代初，它被命名为"儿童生存和发展方案"在全国范围内推广。该方案的概念、实施以及在号召人们参与这些方面取得的经验也在国内广泛传播[14]。该方案也成为了一种先进的、以社区为基础的模式，在非洲和亚洲许多国家加以调整、广泛应用。

然而，将营养与社区发展结合也是要付出代价的。Iringa的实践并没有在坦桑尼亚持续下去，在20世纪90年代后期，新政府执政之后，它实际上已经从体制的裂缝中消失了[15]。在提倡改革与削减成本的新时代，实现持久变革所需的社会动员进程发展缓慢。人们逐渐把营养问题理解为垂直领域的微量营养素方案，而不是卫生改革的重要组成部分[16]。然而，Iringa依然是一个功勋卓著的项目，它促成了联合国儿童基金会营养概念框架的产生，阐明了与营养相关的要素的因果关系。该概念框架至今仍在使用，影响力极其深远（详见第一章）。

专栏2.2　印度的社区营养方案

在印度的营养项目中，社区的积极参与往往言过其实。这些项目可能是以社区为基础的，但很少是由社区推动完成的[17]。"印度国家儿童发展综合服务计划"（ICDS）是世界上最大的营养方案，于1975年启动，旨在满足6岁以下儿童在健康和营养方面的需求。该方案包括健康、营养和教育的干预措施，由anganwadi中心（AWC）推广，为青春期少女、孕妇和哺乳期妇女以及6个月至6岁的儿童提供服务。由社区卫生工作者或anganwadi工作者提供个人、团体咨询服务。每个村庄或每1 000人（部落地区每700人）就设有一个AWC[18]。

尽管ICDS可以接触到最弱势的社区，但评估表明，由于目标不明确、覆盖率不高以及提供服务的质量较低，方案在执行方面并不尽如人意[19]。与对儿童发展综合服务计划的许多评价结果相呼应，2001年的一项人种学研究[20]显示，ICDS更关注的是怎样做好管理、汇报和向上级负责，而不是关注方案对儿童产生的影响；它更侧重于发表和记录一些具体辅助食品的产量，而不是国家规定的更广泛的综合服务[21]。

1980年，Tamil Nadu综合营养项目（TINP）启动，与ICDS同时进行，TINP项目对儿童营养不良的影响明显超过了国家计划，与ICDS形成了鲜明的对比。1980年至1989年间，参与TINP项目的地区，体重不足儿童每年下降约1.5%，是未参与地区的两倍[22]。TINP的成功基于若干因素，包括选择性喂养（在儿童生长迟缓的情况下，注意补充他们的膳食摄入，直到他们恢复正常为止）、合理的监管与执行人员比例（详见此前关于强度的讨论）、清晰的工作描述和高度聚焦的监控系统。

TINP的第二次改革（TINP-2，于1991年在Tamil Nadu 385个乡村街区中的318个街区启动）不再局限于减少严重营养不良问题的范畴，而是寻求突破，将重点转向预防，希望可以显著降低广泛存在的中度儿童营养不良。在吸取TINP-1经验教训的基础上，TINP-2更侧重于加强本地力量、动员社区参与、加强人际交流，这些措施都是为了改善2岁以下儿童的家庭护理和喂养情况，预防他们出现营养不良的问题。TINP-2的任务更加困难，也取得了一些进展，但并不像TINP-1

那样引人瞩目[23]。后来，由于中央政府要求整齐划一，TINP模式被纳入了国家ICDS计划。与Iringa一样，这个高强度、耗时的社区项目无论多么有效，都不太容易与那些在全国范围内集中推广的项目协调一致。在这个过程中，从政治需求的角度看，扩大覆盖面更为重要，也就是说数量重于质量。

　　ICDS项目已经推行了40多年，却并没有在国家级别上取得显著的成就。然而，我们至少可以从中看到，如果有更高级别的承诺、更有力的执行激励措施，我们能够取得哪些实际的成果。Odisha邦（详见第十七章）和Maharashtra邦是最近的案例。在Maharashtra邦，迅速改善儿童营养状况的主要驱动因素包括：将营养支出增加1倍、注重填补ICDS计划一线工作人员的空位。对比2012年全年和2005—2006年的调查数据可以发现，5岁以下儿童发育迟缓的比例从36.5%下降到了24.0%，ICDS项目的实施与支持是改善问题的决定性因素之一[24]。Odisha邦、Maharashtra邦和早先的TINP案例告诉我们，在得到高层机构的支持与激励的前提下，以社区为基础的系统可以为社区提供哪些行之有效的服务。

背景环境

　　至少在短期内，方案实施人员对于背景环境的影响程度是非常有限的。有些评论认为，应该采取双管齐下的办法，一方面在大环境有利的情况下，促进方案的落实发展，另一方面，要通过各种渠道宣传，发动全社会来促进有利的背景环境逐渐形成。许多评论认为，将以下大环境因素结合起来非常重要。

　　● 社会各阶层的政治承诺、有利的政策环境以及支持性的组织架构与政策。要想方案在长期内取得成功，必须创造出良好的背景环境。其中一些背景环境因素可能更易受到政策的影响（如高识字率、妇女权益、社区组织能力和架构、适当的立法），而其他因素可能受政策的影响较小。

　　● 其他部门和/或地方政府正在实施的、间接影响营养的补充项目。

　　● 鼓励参与的文化，尤其是妇女的参与文化。

　　● 社区对营养不良的严重程度和后果的认知，包括已知的常识和通过普及教育了解到的知识。他们对于解决这些问题有多大的决心，知道多少解决问题的办法。

　　● 社区组织（如妇女团体、人民非政府组织、信贷协会、青年俱乐部、农民协会）提供基本服务的基础设施充足，有责任感、有能力的工作人员。

　　● 魅力非凡的社区领袖，他们可以动员并激励大家以真正自力更生的方式为自己争取更多的权益。

项目发展的流程

社区驱动的项目很少仅仅以改善营养为目标（社区有更多需要优先处理的事项），因此，营养和健康活动通常是因为有利于一个涉及多个层面的项目，而被嵌入到整体规划当中（见本章后半部对孟加拉国SHOUHARDO计划的讨论）。

如前所述，我们回顾了很多社区营养行动，大部分案例都探讨了所涉及的流程，即如何制定、实施和推广方案的问题。但是，怎样才算是一个好的流程呢？大多数评论一致认为，当一套流程运转良好时，广泛的参与度、地方组织的领导力、分配权都能够有力地驱动整个流程向前发展。流程规划往往需要侧重于为采取行动设置合理的、符合人权要求的动力，即受益人应该借此机会得到成长与发展，而不是被动地接受转账或施舍。过去，自上而下、成果导向的服务或营养干预［例如，20世纪90年代的"印度国家儿童发展综合服务计划"（ICDS），下文将详细讨论］往往在营养领域占据了主导地位。由于社区的主导力有限，也极少关注甚至是完全不关注如何改善营养项目的流程，流程的长期效力低下。相比之下，注重流程设置的项目强调自下而上的参与和授权，常常得到非政府组织的支持（如SHOUHARDO），却往往在最初阶段规模很小。

通过回顾分析，我们认识到，以下因素对于流程发展比较重要。

● 要促进与支持个人和社区广泛地参与流程制定，一同评估营养问题、分析它的成因及可能获得的资源，并积极反应、展开行动。这三个不断迭代循环的步骤——评估、分析和行动的"AAA"法，源于以下描述的坦桑尼亚Iringa经验，也成为联合国儿童基金会营养战略的基石[25]。

● 联结社区的愿望和需求，找到合适的切入点，并给予反馈。

● 明确指出并界定有时间期限的目标群体（儿童、孕妇、哺乳期妇女以及青春期少女通常都是重点群体）。

● 指定并支持一定数量和比例的人员促进流程发展、动员大众参与，从而营造出社区和政府共同主导项目或计划的氛围。（详见下文"项目管理和实施"中对强度的讨论）。

● 捐赠者和项目管理人员分配足够的资金、时间来发展项目。

项目设计与内容

以社区为基础的项目包括一系列活动与干预措施（详见第三至第五章）。对儿童来说，这个项目可能是以下分项的不同组合：生长监测；婴幼儿喂养；疾病管理，包括腹泻期间和之后的喂养和口服补液疗法；微量营养素补充，例如促进碘盐的消费；驱虫；可能还包括有针对性的食物补充。对妇女而言，相关活动包括产前、产后的护理策略，可能涉及破伤风类毒素免疫、微量营养素补充（包括孕妇服用的铁片和叶酸片，如果缺乏维生素A，则可能需要在产后服用大剂量的维生素A）、食用碘盐，孕期食物补充、疟疾流行地区的疟疾化学预防和生殖健康教育。

除了项目内容外，在设计项目时，还需要考虑覆盖面和针对性相关的内容。覆盖范围指涉及参与该项目的风险人群的百分比，针对性关注的是这一项目究竟为最有需要的潜在受众人群考虑了多少。构思良好的项目也可能是无效的，或者因为它们的覆盖面太窄，不能对问题产生广泛的影响，或者因为不能触及最需要帮助的人，或者两者兼而有之。覆盖面和目标精准往往背道而驰，也就是说，规模大的项目可能覆盖范围很广，但针对性很差，而小规模的项目（通常由非政府组织运营）可能有很好的针对性，但由于覆盖范围有限，影响也很有限。

回顾社区营养活动，其他主要发现有以下几项。

● 如何对监测生长加强宣传，以及如何宣传项目都是非常关键的。以小组为基础，提供适当的反馈和咨询，在各级部门有效地使用信息，都有助于监测增长和推广工作的进行。

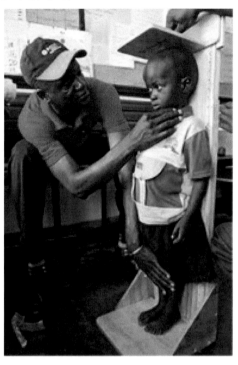

Panos　Pirozzi

在津巴布韦的一家卫生诊所，一名儿童正在接受测量

● 营养教育应与有形的资源相关，以行为改变交流（如参与式教育剧场）和正向偏差的途径实现。

● 应向妇女提供信贷、开展创收活动。

● 使用适当的技术，如铣床、太阳能烘干机、水井等，减少妇女的工作量，改善对妇女和儿童的照顾。

● 应与多部门广泛协作，最大限度地与其他有关方案结合，如食品、保健和护理相关的项目，它们是营养不良的潜在原因。

项目管理与实施

强度问题是项目设计与实施的关键。强度与每位参与者使用的资源有关，通常用每位参与者每年需要的美元数或是工作人员和人口的比率来表示（例如，每个社区级工作人员或发起者需要管理的儿童数量，或是每个发起者需要配备多少管理人员或协助人员）。过去的经验显示，行之有效的项目每个参与者每年需要大约5~15美元（按1991年价格计算），如果算上额外的食物，成本会翻一番[26]。

关于人员比率，泰国的成功案例（详见第十章）采用了1∶20的基准比率，即一个社区发起者要管理20个有幼儿的家庭，每20个发起者要配备一位协助人员或是监督人员。相比之下，在20世纪90年代的印度ICDS项目中，这个比率接近1∶200，即一个以社区为基础的anganwadi工人管理的活动，按计划要涉及大约200个家庭。于是，不出意外的是，ICDS项目只是通过活动中心向参与的人员分发食物（专栏2.2），而忽视了极为重要的人文方面的需求，即如何针对个别儿童的具体情况，通过咨询改善以家庭为基础的看护和营养。而在Tamil Nadu，TINP采取了两人工作组的模式（这与仅由一人完成所有工作的方法截然不同）来增加强度，其中一名工作人员主要负责对那些最年幼的、发育不良的孩子进行家访。

其他关键的支撑项目成功管理与实施的因素包括以下几项。

● 社区参与项目规划和实施，应采用广泛参与的流程，如AAA法、发动农村地区参与评估、选出社区代表以及实现项目内部各个级别的有效沟通。

● 培训项目的工作人员和社区成员，提高他们的能力水平，是项目规划的任务，也是工作人员职业技能发展的一部分。

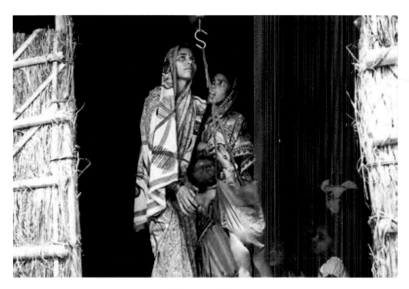

Panos　Das

在印度Bihar邦，一个提供基本营养和健康服务的anganwadi中心，工作人员正在为一个婴儿称体重

● 对发起人员和协助人员进行有力的领导、培训和监督；在自上而下和自下而上的管理方式之间取得恰到好处的平衡；并且进行以社区为基础的、行之有效的监测。

● 当地非政府组织的参与，经常提供优秀的协助人员以及文化方面的培训。他们对社区负责，也促进了项目的可持续性发展。

孟加拉国的SHOUHARDO项目

在过去20年中，孟加拉国并没有采取任何具体的营养干预措施，而是在多方力量的驱动下，持续、成功地减少了普遍性的儿童体重不足和发育迟缓问题（详见第十二章）。取得这种成果的主要原因可能包括家庭资产的增长、父母受教育水平的提升（双方教育水平都有所提升）、卫生设施的覆盖范围增加、性别赋权的改善，以及提供了医疗保健服务[27]。SHOUHARDO（意为强化家庭能力、抓住发展机会）社区项目能够取得成功，这种多管齐下的做法是其中的一部分原因。

SHOUHARDO I是一个大规模的五年计划（2004—2009年），它服务于孟加拉国18个最贫穷、最偏远地区的弱势家庭，覆盖200万人口，旨在减少这些家庭的营养不良问题和长期存在的食品安全问题[28]。该方案既包含直接的营养干预，如食品援助和妇幼保健活动，又提供了改善供水、环境卫生和个人卫生（WASH）、以及宅基地食品生产的服务。但是，SHOUHARDO与其他大规模的、以社区为基础的干预措施不同，它提供了一种以争取权利为基础的生计方式，既改善了贫困状况，又促进了"公民权利平等的文化"[29]。

SHOUHARDO（在孟加拉语中意为"友谊"）的目标是最困顿、最脆弱的家庭，这些家庭位于最贫困、最偏远的chars和haors（由淤泥沉积形成的不稳定的岛屿和湿地）以及沿海和城市里的贫民窟。每个村庄的目标家庭都要先进行"幸福分析"。根据每位社区成员拥有多少土地、收入水平高低以及是否存在粮食不安全问题等标准，将他们划分为不同的经济类别。最后选定了40万户家庭参与这个项目，约占项目村所有家庭的3/4[30]。

该方案开展了一系列活动，主要集中围绕着宅基地开展经济活动，如招募社区成员组织培训、帮助发展农业、渔业和畜牧业，促进创收[31]。作为项目的合作伙伴，一个由约45个非政府组织伙伴组成的团队负责实施该计划，孟加拉国援外社发挥监督作用。

让被边缘化的人群行使权利

该方案旨在使一些最边缘化的人口（特别是妇女和青春期的少女）能够实现其基本权利，引导她们参加现有的社会保障计划，并协调她们与相关负责人（通常是政府官员）之间的互动关系[32]。该方案侧重将谋生与谋权相结合，把人们的生活看作一个整体，从而设计出相关方案。传统的思路是以各个部门为切入点，认为人们的生活是由互不相关的多个部分组成的，而这种以谋生为角度的思路突破了传统，它基于对家庭谋生策略的理解，寻求跨部门干预结合起来、协同运作、共同影响[33]。SHOUHARDO的这个模型还关注了与改善营养状况和儿童生存率有明确关系的因素，包括妇女和女童的教育、如何让女性行使权力和控制资源[34]。

食品匮乏、难以获取和利用都是导致食品安全问题的原因。SHOUHARDO不仅解决了这些问题，还解决了一些潜在的结构性问题，这对于相关人群解决操作中遇到的实际困难很有帮助[35]。食品安全问题的结构性原因不仅包括贫穷、卫生条件差和经常发生的自然灾害，还包括男女之间、不同经济阶层之间的权力不平等。虽然这些原因对于可持续地解决营养不良问题都至关重要，但却是发展机构常常想要回避的政治敏感领域。这种彻底改变常规的做法成效显著。该项目的结果显示，2004—2009年，发育迟缓的儿童显著减少。在推行该项目的区域，6～24月龄的儿童发育迟缓率从56%降至40%。此外，参加项目的极端贫困家庭中，儿童发育迟缓减少率远远高于贫困家庭（21.3%对12.7%）。然而，在同一时期内，整个国家的发育迟缓水平总体保持不变。由于粮食价格危机和极端天气的原因，发育迟缓率有时甚至出现了增长[36]。那么，这种以社区为基础的干预为什么如此成功呢？

成功的原因

分析SHOUHARDO的成功原因（使用综合分析法），各种干预措施的综合影响非常重要。SHOUHARDO采用了针对主要（直接）原因与针对潜在（间接）原因相结合的方式来改善儿童营养的状况。直接干预措施包括食品援助（针对6～24月龄儿童和哺乳期妇女）和对妇女的健康、卫生以及营养支持。SHOUHARDO在人们的后院里开展了健康、卫生和营养讲座，这些讲座似乎对妇女们照顾孩子以及产前护理方面都产生了重大的影响。相对间接的干预措施则包括改善家庭经济状况（例如，参与核心职业小组的活动）和提供WASH支持（即支持安装管式井泵和使用安全的公共厕所，其中管式井泵是指将一根管子埋入到地下含水层，泵出安全的饮用水）[37]。

在项目开展期间，由于SHOUHARDO的倡议，妇女在行使权利方面取得了极大进展。所以，相关活动得到了广泛的参与。妇女们参加了"赋权、知识与变革"行动（EKATA）和其他项目的小组活动，这些活动使她们更好地参与了家庭决策、拥有更大的行动自由；也有报道称，这些活动还改善了重男轻女的态度。一般来说，一个家庭里，越多成员参与SHOUHARDO发起的各种活动，他们的粮食安全状况就会越好，男女家庭成员之间的权力也越平等，幼儿的营养状况也会得到更大的改善[38]。

SHOUHARDO Ⅱ 在成功的基础上再接再厉

该计划的第二阶段（SHOUHARDO Ⅱ，2010—2015年）重点强调改善民生保障、粮食安全、营养以及在社区一级赋予妇女权力。与此同时，第二阶段还结合了第一阶段的经验教训，增加了更多的内容，旨在加强地方治理能力和提高对气候变化的适应能力。该项目以贫困和极度贫困家庭为目标，覆盖了11个地区、1 573个村庄的37万户居民[39]。SHOUHARDO Ⅱ优先考虑以社区为基础的干预措施，例如，村庄发展委员会不仅需要对制约粮食安全的当地因素做出评估，还要能够监督、想办法怎样去努力解决这些问题[40]。由于该计划实施了与营养相关的妇幼保健和营养措施，以及增强妇女权力、改善生计和家庭卫生环境的干预措施，最终取得了巨大成功[41]。一份最终影响评估报告显示，5岁以下儿童发育迟缓的患病率从项目开始时的61.7%，下降到4年后的48.8%，总共下降了12.9个百分点。

我们现状如何？

与20世纪90年代相比，在一系列涉猎广泛的、讨论如何参与的著作当中，由社区驱动改善营养的方式看起来似乎并没有那么重要。例如，2013年的《柳叶刀》营养系列，虽然讨论了应该在社区这个层级开展活动，但并没有涉及社区驱动的方式——即由社区成员积极参与、完成对计划的设计和实施。SHOUHARDO项目确实与众不同（尽管它更多是从粮食安全的角度，而不是从营养学的角度出发的）。它与一些常见的用于改善生计、发展农业、改善妇女权益、改善卫生状况所采取的参与方法截然不同，也与间接影响营养的部门所采用的参与方式形成了极大反差。

20世纪第一个10年，社区驱动发展（CDD）的概念越来越受到关注，世界银行也支持并评估了不同国家的一系列CDD方法[42]。对这些方案的审查往往集中于怎样采取因地制宜的措施来满足当地人民的关键性需求（包括社区层面如何理解发展），怎样在国家层面响应并参与提供公共服务，以及如何形成自上而下、逐级负责的机制[43]。

近年来，设立公共服务的责任机制问题虽然得到了重大进展[44]，但直到现在，这个问题在营养学领域内，相比其他方面还是受到了忽视。为明确这一差距，Nisbett等[45]提到了在乌干达进行的一项试验的结果。参加试验的社区要召开社区会议，在记分卡上打分，反映该国的社区卫生保健情况；该试验与儿童死亡率和消瘦率的显著下降有关[46]。

然而，情况也正在逐渐变化，营养的责任归属问题正日益成为焦点。在最近的一次营养强化（SUN）成员国磋商中突出强调了这一问题[47]，并通过年度《全球营养报告》得以实现。这不仅仅是一份简单的报告，更明确了干预措施的责任体系，照亮了把声明与承诺转化为行动的道路。营养问题由社区负责（借鉴本章与第十章的泰国案例经验）能否提供崭新的机会，确保当地人民为自己发声，实现当地的营养安全？

第三章　生命早期营养

婴幼儿喂养的重要性

JUDITH HODGE

近年来，营养干预的重点是生命最开始的1 000天（从怀孕到儿童两岁生日），这段时期非常关键，是公认的预防儿童发病与死亡、确保儿童充分生长的极好机会。在这段时间里，为支持快速的生长发育，儿童有较高的营养需求，如果这些需求没有得到满足（得到足够的护理支持和卫生服务方面的援助），线性增长的损失基本上是不可逆转的，在此之后，采取干预措施成功弥补的可能性也很小[1]。前1 000天的营养优化对预防超重问题也很重要。有证据表明，如果一个婴儿早期发育迟缓，而在童年后期的体重迅速增加，那么他在长大成人之后，罹患成人肥胖和非传染性疾病（NCDs），如心血管疾病和高血压的风险就会增加[2]。因此，许多国家儿童生存和发展项目的基石就是改善婴幼儿喂养（IYCF）的策略。

关于喂养障碍与推荐的喂养方式，我们取得的证据正在稳步增加，而关于干预措施的知识也得到了有效的推广，从而改善了婴幼儿喂养的现状。婴幼儿喂养的最佳做法侧重于母乳喂养（在婴儿出生后1小时内开始纯母乳喂养（EBF），在出生的前6个月不喂其他食物或水，并可持续母乳喂养至两岁及以上）和辅食喂养（从婴儿6月龄开始，补充安全、适龄的软质和固体食物）[3]。《柳叶刀》2016年母乳喂养系列报告证实，在感染性疾病盛行的国家，恰当的母乳喂养是预防儿童腹泻以及降低儿童呼吸道感染发病率的主要手段[4]。据一项研究估测，如果在全世界范围内改进母乳喂养，每年可防止82.3万名5岁以下儿童死亡、2万名母亲死于乳腺癌[5]。母乳喂养还与提高儿童的智力水平有关，进而与人力资本的提升相关[6]。据最近的一项经济分析估计，目前全球6个月内母乳喂养的水平较低，这可能导致全球国民总收入（GNI）损失3 020亿美元，约占全球GNI的0.5%[7]。辅食喂养不当也被确定为一种与发育迟缓直接相关的风险因素[8]。此外，由于越来越多的国家目前正面临营养失调的双重负担（包括营养不足和营养过剩），为了确保投资对象是两岁以下儿童，减少他们发育不良和过度肥胖的风险，优化婴幼儿喂养和早期干预就更加重要[9]。

制定一项全球战略

在20世纪的大部分时间里，由于社会和经济的迅速变化，包括城市化的发展、妇女就业率的提升以及母乳替代品的营销，全球范围内母乳喂养的意愿和时间都在减少[10]。20世纪70年代，由民间团体组织和其他利益相关方组成的一个全球联盟发起了一次活动，反对婴儿配方奶粉公司的不道德营销策略，这些策略导致了许多婴儿营养不良或死于遭到污染或被稀释的母乳替代品（专栏3.1）[11]，主要进展如下。

● 1981年，《母乳替代品国际销售法案》[12]（以下简称《法案》）及其后由世界卫生大会通过的有关决议。

● 1990年，《关于保护、促进和支持母乳喂养的*Innocenti*宣言》[13]（由世界卫生组织和联合国儿童基金会决策者制定）建议设立国家母乳喂养委员会，推动国家立法以保护就业妇女的母乳喂养权利，并实施法案。

● 1991年，爱婴医院倡议[14]。大规模开展并普及"成功母乳喂养的10个步骤"。一旦妇产机构采取了不接受免费或廉价母乳替代品的做法并实施了这10个步骤时，它们就获得了爱婴资质。目前，在134个国家，设有超过15 000个爱婴机构。

● 2002年，世界卫生组织/联合国儿童基金会婴幼儿喂养全球战略[15]促进了在全球范围内关注IYCF对儿童生存、成长和发展的重要性。它还强调了需要在社区层面加强对母乳喂养的支持，并满足身处困境的儿童的需求，如艾滋病毒携带者母亲的婴儿、出生时体重过低或是情况紧急的婴儿。

专栏3.1　婴儿配方奶粉营销

自1981年《母乳替代品国际销售法案》出台以来，母乳替代品的制造商和分销商一直积极推销他们的产品，从而妨碍了该《法案》的实施执行[16]。

有明确的证据显示，如果在卫生机构里免费提供母乳替代品，并由卫生工作者和媒体宣传，则会对母乳喂养产生负面的影响，这种做法直接违反了《法案》规定[17]。

在199个国家中，只有不到1/4的国家设立了健全的实施和监测系统[18]。巴西在母乳喂养方面的成功，部分原因在于严格监控是否遵守了相关规定[19]。尽管取得了进步，巴西仍是全球第十大婴儿配方奶粉市场。预计到2019年，该市场规模将达到9.51亿美元[20]。

● 2003年，泛美卫生组织/世界卫生组织母乳喂养儿童辅食补充指导原则[21]提出了辅食喂养的10项指导原则，包括辅食喂养频率、能量密度以及患病期间与之后如何喂养。类似的指导原则也适用于非母乳喂养的儿童[22]。

迄今为止，从实施规模上来看，母乳喂养计划是IYCF项目中最成功的。改善辅食喂养的措施主要在一些小规模项目上取得了成效。在马达加斯加，一个以600万人口为目标的、改善孕产妇营养和IYCF的项目，将保健人员培训、社区动员和大众传播媒介措施结合起来，取得了显著的效果。结果显示，2000—2006年，6月龄以下婴儿的EBF值从42%上升到了70%[23]。从更广泛的视角来看，有证据表明，在那些严格按照世界卫生组织/联合国儿童基金会全球战略建议制定政策和规划的国家，项目取得了最大的效果。它们在社区、卫生系统和国家级别都采取了多管齐下的策略，既有跨领域合作，又有针对性的措施（专栏3.2）[24]。

专栏3.2 IYCF战略的关键组成部分和干预措施

立法

» 母乳替代品的营销

» 保护孕妇

卫生系统的技术支持

» IYCF课程开发

» IYCF咨询及其他支持服务

» 健康服务人员的能力发展

» 将爱婴医院的倡议制度化

基于社区的咨询服务

» 完善的基于社区的综合IYCF咨询服务

» 母亲协助小组

交流沟通

» 社区的行为和社交变化

其他辅食方案

» 在当地找到原料、提高辅食的质量

» 提高农业产量

» 提供营养补充剂与食品

» 社会保障计划

困境中的IYCF

» HIV与婴儿喂养

» 紧急情况下的IYCF

来源：改编自联合国儿童基金会《项目指南：婴幼儿喂养》（纽约，2011）

母乳喂养——发展中国家进步最快

2016年《柳叶刀》母乳喂养系列的研究结果证实，母乳喂养是少数几种在贫穷国家比在富裕国家更为普遍的、积极健康的行为之一[25]。此外，在低收入和中等收入国家，贫穷的妇女母乳喂养的时间比富裕的妇女更长一些。高收入国家的情况正好相反。这表明，在低收入和中等收入国家，母乳喂养有助于减少贫富儿童在健康方面的不平等地位[26]。然而，迄今为止，全球进展仍然缓慢。2000年，6月龄以下的婴儿中有37%是纯母乳喂养的，到2012年，这一比例仅仅上升到了41%[27]。但是，自1995年之后，有25个国家的EBF比率增长了20%甚至更多，这些国家有望实现世界卫生大会确立的全球营养目标，即到2025年，将前6个月的EBF率至少提高到50%[28]。

尽管全世界只有不到一半的婴儿（44%）在出生后的1小时之内吃到了母乳（初乳富含抗体，对婴儿的免疫系统很重要），但68%的婴儿在12～15月龄时仍在接受母乳喂养[29]。

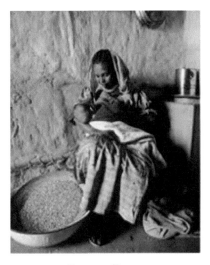

Panos Press

纯母乳喂养——在最初6个月里只给婴儿喂母乳，不喂其他食物和水，这与降低儿童和母亲的死亡率相关

成功的关键是由国家制定计划，创造有利的环境。比如，对营销母乳替代品立法（详见专栏3.1）、设立爱婴产科机构以及从技术方面协助卫生服务人员和社区工作人员。教育干预让婴儿出生第一天的EBF增加了43%，1月龄时的EBF增加了30%，1～5月龄时的EBF增加了90%，个人和团体咨询两种方式相结合比只采取一种方式干预更加有效[30]。然而，我们还需要不断进步，继续扫清工作环境带来的障碍。几乎所有国家都采取了立法的方式保护孕妇，但只有一半（185个国家中的98个）采纳了提供14周产假的建议[31]。此外，在非正规工作部门的数亿职业妇女，大多数在非洲和亚洲，要么没有产妇保护，要么保护得不够[32]。

在促进母乳喂养方面的成功案例

从20世纪70年代中期开始，巴西在改善母乳喂养方面取得了令人瞩目的进展[33]。在1974—1975年至2006—2007年期间，母乳喂养时间的中位数由约2.5个月增至了14个月[34]。EBF率也从1986年约4%的低水平，大幅上升至2006—2007年的48%[35]。1981年，巴西通过大众传媒运动启动了"国家促进母乳喂养方案"，使决策者和大众认识到提高母乳喂养率的迫切需要[36]。该方案制定了有针对性的传播策略，根据当地情况选择合适的传媒渠道与信息，针对母乳喂养的具体障碍，如认为妇女不能为EBF产出足够的乳汁等，量身打造合适的传播内容[37]。

巴西的成功也不是一蹴而就的。大约在6年的时间里，并没有发现母乳喂养时间显著增加。对该项目进行分析之后，发现了母乳喂养面临的一些威胁，如免费分发配方奶粉、婴儿配方奶粉公司不道德的广告宣传以及医学教育的偏见。在该计划实施的最初三到四年，这些负面影响远远大于母乳喂养的倡导和宣传。但是，随着时间的推移，巴西体制能力增强，维持项目运作对外国援助的依赖也在减少，项目实施方面的壁垒也逐渐降低[38]。巴西扩大了对孕（产）妇以及儿童保健和营养方面的服务范围，也拓宽了扶贫政策的实施领域，如有针对性的现金援助计划。巴西在改善母乳喂养方面取得的成就并不是孤立存在的，而是这些扩张策略的一个组成部分[39]。巴西政府还在本区域内发挥了领导作用，对几乎所有拉丁美洲国家的新生儿重症监护病房提供对母乳库的支持。母乳库不仅为新生危重症患儿提供母乳，还在医院培育了母乳喂养的文化[40]。

孟加拉国在EBF停滞不前的情况下，重新大力评估了促进母乳喂养方面的工作。1994—2007年，EBF率始终在42%～46%徘徊[41]。孟加拉国的方案严格地执行了《法案》、对产假进行立法、对爱婴医院加大投资力度，然而，该项目却没有吸引到关键目标人群——与提供产妇服务的保健部门很少联络的妇女[42]。吸取了经验教训后，孟加拉国推行了新型的、以社区为基础的促进母乳喂养的试点项目，如委派社区营养工作者、设立母亲对母亲支持小组。通过推行生存与兴旺（Alive & Thrive）项目（2010—2014年），对IYCF新试点的后续推广产生了巨大的效应——在实施了相关干预措施的区域，EBF从48%增加到88%。

相比之下，在斯里兰卡，95%的妇女参加产前护理并在医疗机构分娩。1995—2007年，6月龄以下婴儿的平均EBF率从17%增加到76%，每年大约增加6个百分点[43]。该国母乳喂养计划的特点是，为助产士、医院和卫生所的保健工作人员提供帮助，对绝大多数人员进行广泛的哺乳培训，助产士在产妇分娩后10天内进行家访[44]。斯里兰卡的经验强调，我们需要在卫生机构和社区两个层级开展工作，让妇女们可以参与进来，将母乳喂养推广到社区[45]。

辅食喂养

尽管母乳在儿童两岁之前仍然是重要的营养来源，但从婴儿6月龄以后，适当、充足、安全的辅食喂养有助于儿童的健康和生长发育[46]。辅食喂养是从母乳（或母乳替代品）逐渐引入新食物的过渡时期，这个阶段过后，宝宝就可以与家庭其他成员一起吃相同的食物了[47]。一般来说，要在宝宝6～23月龄添加辅食，这也是幼儿最需要精心补充营养的阶段。在发展中国家，这一时期的发育迟缓率猛涨，6～12月龄的儿童更是如此[48]。不良的辅食喂养（如劣质食品、不当操作、卫生与食品安全问题）与营养不良、生长停滞、腹泻、感染率增加、维生素矿物质缺乏、认知发育不良和儿童死亡率的增加都有着十分密切的关系[49]。

大多数成功的辅食喂养计划在社区层面比较成功，而在规模化推广时的效果却并不理想（"生存与兴旺"的多国干预项目是个例外）[50]。这可能是因为，尽管全世界都在实施辅食喂养，但它却是一套复杂的行为，包含选择与准备食物、主动添加辅食或对婴儿的表现做出反应等等，而且不同文化、不同个人和不同社会经济阶层之间的做法差异也很大[51]。此外，衡量辅食喂养的指标（专栏3.3）直到2008年才被确立[52]。印度Maharashtra邦的一项研究表明，改善儿童喂养方式是减少儿童发育迟缓的一个关键性决定因素。

专栏3.3　辅食喂养衡量指标

2008年，世界卫生组织发布了以下衡量辅食喂养的指标[53]。

»饮食多样性。6～23月龄的儿童每天按比例摄取4种或4种以上类别的食物[从以下7种食物组内摄取：①谷物、根茎和块茎；②豆类和坚果类；③乳制品（牛奶、酸奶、奶酪）；④肉类食品（肉类、鱼类、家禽及肝/器官肉类）；⑤鸡蛋；⑥富含维生素A的水果和蔬菜；⑦其他水果及蔬菜]。

»最低进餐频率。6～23月龄的、母乳喂养和非母乳喂养的儿童，每日按比例摄入固体、半固体或软性食物（也包括非母乳喂养的儿童摄入的乳品）的最低次数为：6～8月龄婴儿，2次；9～23月龄儿童，3次；非母乳喂养的6～23月龄儿童，4次。

»最低标准饮食（综合指标）。6～23月龄的儿童应保证最低进餐频率，摄入食物要维持均衡、多样化的最低标准（母乳喂养和非母乳喂养儿童）。

»食用富含铁或强化铁食品。6～23月龄的儿童应按比例食用专门为婴儿和幼儿设计的、富含铁或强化铁食品，或在家中准备强化铁食品。

对比2005—2006年和2012全年，儿童发育迟缓率从36.5%降至24%[54]，6～23月

龄的儿童，每天达到最低哺喂次数的比率从34%增加到了77%，但是在2012年的调查里，仍有不到7%的儿童饮食刚刚达到最低标准[55]。

应对母亲或照顾儿童的人员提供高质量的咨询、与他们进行交流，适当地改变他们的做法，这对于改善辅食喂养至关重要。此外，如果在当地无法获得满足营养需求的食物，则可能需要提供补充额外能量的辅食（添加或无须添加微量营养素）和强化营养的辅食，以补足必须摄取的营养[56]。

不同情况下，改善辅食喂养也可能会涉及各种社保措施，如现金援助和农业部门的营养敏感措施。在布基纳法索，"加强宅基地粮食生产"（E-HFP）模式在生命早期1 000天使用了一个农业平台来改善营养，将家庭园艺与饲养小动物相结合，还进行了两年多的沟通，改变了人们的操作方式（关于这种干预的更多信息详见第六章）。一项影响评估发现，随着IYCF知识的提高，项目受益人在饮食多样性以及营养丰富的食品摄入量方面均稍有所改善，数据具有统计学意义。2010年至2012年7月，3～12月龄的儿童患贫血（14.6%）和腹泻（15.9%）的比率大幅减少，具有统计学意义，消瘦（8.8%）的比率也有所减少，也具有统计学意义[57]。

生存与兴旺

2009—2014年的"生存与兴旺"多方利益相关项目，致力于在3个非常不同的环境——孟加拉国、埃塞俄比亚和越南，大规模改进IYCF实践。在实施大规模、多组成部分的IYCF项目时，会遇到既缺乏实地测试又没有文献参照的问题，该倡议旨在解决这一问题[58]。

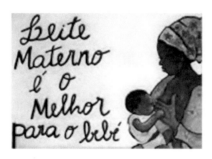

Panos　Pirozzi

莫桑比克的一幅健康教育壁画："母乳对宝宝最好"

2015年的终期调研报告的初步结果显示，该项目在改变喂养行为和哺育饮食方面取得的成果令人印象深刻（尽管没有关于发育迟缓和消瘦的报告）。这表明，可以大规模实施有效的干预措施来改善婴幼儿营养。在孟加拉国，据报道，"生存与兴旺"项目宣传、社区动员和大众媒体计划已经迅速改善了母乳喂养和辅食喂养行为。

2010—2014年，在实施综合干预措施的地区，6月龄以下婴儿纯母乳喂养比例从49%上升到86%。此外，儿童饮食多样化的比例增加了30%。在越南，"生存与兴旺"项目在一些地区的健康机构提供了高质量的人际关系咨询服务，也开展了大众媒体宣传活动。于是，在这些项目开展的区域，EBF（最初低于20%）增加了近两倍。越南的项目引进了一种创新的社会加盟模式，提供婴幼儿营养咨询服务，并成功地将这项服务纳入了卫生系统。在孟加拉国和越南，"生存与兴旺"项目为两岁以下儿童的母亲组织了约330万次咨询，在同类别项目中，这是第一次大规模地实施了IYCF干预措施。全国性的大众传媒运动使两国在相对较短的时间内为数百万母亲提供了服务。

在埃塞俄比亚，"生存与兴旺"项目第一阶段（2009—2014年）的初步结果表明，辅食喂养的方式是可以改变的。虽然能满足最低饮食多样性和最低饮食摄入量标准的儿童比例还是很低，但是，在实施了方案的地区，这个比例翻了一番。此外，在"生存与兴旺"项目的干预地区，粮食高度不足的背景下，最低用餐频率增加了20多个百分点（从46%增加到70%）[59]。

在埃塞俄比亚，辅食喂养的挑战一直存在，为应对这种挑战，"生存与兴旺"项目的第二阶段（2014—2017年）正在借鉴第一阶段的经验。数据显示，在与母亲互动时，该项目培训的卫生教育工作者与社区志愿者的工作还存在着显著不足，也强调了与母亲及其他家庭成员进行更频繁、更优质的互动是非常必要的。为了在家庭层面改变做法并支持和维持这种改变，项目的新阶段强调在孩子出生后头两年的关键时期，前线工作人员应该经常接触照顾孩子的人员，针对相应的年龄阶段，提供信息和建议[60]。

结论

在成功的营养项目中，IYCF干预措施可发挥关键性作用，在至关重要的前1 000天更是如此。迄今为止，在改善营养方面，大规模促进母乳喂养已显示出最大的潜力。然而，最近实施的多元方案，如"生存与兴旺"项目，在改善数百万婴幼儿辅食喂养行为方面，亦取得了全新的突破。

第四章 隐性饥饿

解决微量营养素缺乏的方法

JUDITH HODGE

据推测，在世界各地，有超过20亿人受到微量营养素营养不良的影响，这是一种经常被忽略的营养不良，通常被称为隐性饥饿[1]。维生素和矿物质缺乏（至少是轻度到中度的缺乏）可能不会像消瘦或肥胖那样明显，但它们的影响却是深远的。从全球来看，维生素A缺乏症（VAD）是导致儿童失明的主要原因[2]。碘缺乏每年导致1 800万名新生儿智力受损[3]。由缺铁引起的严重贫血每年导致11.5万名妇女在分娩时死亡[4]。维生素A、碘和铁被归纳为"三大微量营养素"，然而，缺乏其他微量营养素如叶酸、锌、维生素B$_{12}$和维生素D也会有严重后果。

发展中国家的很多人口无法种植或购买微量营养素丰富的食品，如动物性食品（肉类、鱼类、家禽、蛋类、牛奶和奶制品）、水果和蔬菜。相反，他们依赖于缺乏营养的主食，如大米和玉米。他们的饮食缺乏多样性，而医疗条件差、疾病负担高又加剧了这一问题。某些工业化国家虽然收入较高，卫生服务也较好，却也普遍缺乏某些营养素，如铁、碘和维生素D（由于日照少），成为公共卫生问题。在这些国家里，微量营养素含量高的食物比贫困家庭经常消费的廉价加工食品价格更高[5]。

我们一般侧重于制定策略来解决孕妇、哺乳期妇女、婴儿和幼儿的微量营养素营养不良问题。这些人最易患微量营养素营养不良，因为他们对微量营养素的需求相对较大。改善这些人群的健康状况对他们日后改善健康及营养状况，以及提升认知能力的回报率都会更高一些[6]。预防和治疗微量营养素营养不良的主要方法通常包括纯母乳喂养（在生命的前6个月，母乳是除铁之外的微量营养素的主要来源）、饮食的多样化（包含极易吸收的维生素和矿物质）、强化营养的主食与辅食、控制寄生虫感染，以及提供营养补充剂[7]。由于维生素和矿物质缺乏症往往同时存在，较新的干预措施已将重点转移到补充多种微量营养素上。

本章的故事主要讲述了3种干预措施，即中国的全民碘盐计划、维生素A计划、微量营养素粉末或Sprinkles的开发。这些干预措施都取得了不同程度的成功，也为将来提供了经验。

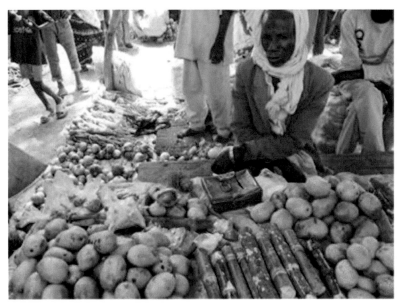

ECHO　Delafortrie

水果和蔬菜，如在尼日尔的一个市场上出售的水果和蔬菜，提供了人体必需的维生素和矿物质

一把盐上的成功：中国的食盐碘化普及

人类的健康、认知和身体发育都需要碘，如果食物中有足够的海鲜，或是食物中的农作物、牲畜类生长的地区土壤内碘含量充足，人们就可以在饮食中自然获取足够的碘。饮食中碘含量不足的人们容易患上碘缺乏病（IDD）。IDD的症状包括甲状腺肿（颈部甲状腺肿快）和呆小症（由于母亲缺碘导致的身体和精神发育严重迟缓）。

食盐碘化普及（USI）（所有供人类和牲畜食用的食盐都要加碘）被认为是消除缺碘症最有效、最经济的战略。对食盐碘化的投资回报率估算显示，每投资一美元可产生多达81美元的效益[8]。

USI的推广被普遍认为是公共卫生方面光彩熠熠的成功典范。1990年以前，只有少数国家（包括加拿大和美国）有足够的碘，130个国家缺碘。全世界只有不到1/5的家庭使用碘盐。由于世界各国的努力，已经确保了全球2/3以上的人口能够获得碘化盐，到2011年，缺碘国家的数量已锐减至32个[9]。

中国的经历是其中的一部分。中国碘化盐的消费率从1990年的20%攀升至2005年的97%[10]。这个世界上人口最多的国家是如何将一个不完整的计划成功实施、并转化成一个大范围推广的USI项目的呢？

威胁智力水平

缺碘是中国长期存在的一个普遍问题。早在公元前3000年，中医学文献中就有关于甲状腺肿大的记载。中国约60%的土地碘含量低，特别是在地质淋溶作用发生的山区，土地中碘的含量更低。中国西部的许多社区都普遍受到甲状腺肿大和呆小病的影响。据1970年开展的一项全国普查估计，约有3 500万人甲状腺明显肿大，25万人口受到呆小症的影响，7.2亿人面临严重或中度的IDD风险[11]。随后，中国的碘化盐计划扩展实施到了所有IDD地方病所在区域，到了20世纪80年代，甲状腺肿大的发病率已经下降，呆小症患儿的出生率也低。但是，由于食盐碘化并未普及、监测系统无效、以及缺乏相关的政治意愿，IDD仍然没有得到完全控制[12]。来自中国不同地区的研究数据表明，缺碘的影响甚至更加严重：缺碘与智商显著降低有关（平均降低11%）。在许多碘缺乏病流行地区，5%~15%的儿童有轻度智力障碍，智商为50~69[13]。

正是这个深刻的认识改变了时局。由于意识到缺碘正在损害儿童的智力以及缺碘对人类和经济发展造成影响，中国最高层政治领导人为之一震。1993年，世界卫生组织（WHO）、联合国儿童基金会、世界银行和其他组织举办了一次高级别会议，来自不同部门的国家和省级代表参加了会议。时任国务院副总理、经济学家朱镕基也出席了会议，他坚信USI的潜在收益，并积极在这方面采取了行动。这次会议提供了重要的宣传经验：向政策制定者提出有说服力的论点的重要性——在这个例子里，重要的伤害在于降低智商，而不是甲状腺肿高发率——以及阐明一个清晰可行的解决方案，如USI[14]。

从1993年开始，中国在国际和国家层面都表现出了领导能力，为全球普及食盐碘化铺平了道路。1994年，国务院（项目由彭佩云女士领导）批准了一项新的国家碘缺乏病控制计划，该计划引入了强制性的食盐碘化措施，并与卫生部、盐业总公司建立了工作伙伴关系，以实现这一目标。

快速量产

这个项目刚刚开始的时候，中国只能生产USI项目所需碘盐的40%[15]，而家庭消费的大部分盐都是未经加工的食盐和原盐。为了确保充足供应合格的碘盐，中国需要大量资金、技术援助，也需要整个行业对碘化的承诺。

国务院采取了两项关键举措。第一，为USI设立专项资金，总投资1.25亿美元用于生产设施升级。第二，它重设盐业，实行国家垄断经营，扭转了从20世纪80年代中期开始的盐业私有化的趋势[16]。

这两项举措引起了一系列的变化。随着国家垄断企业——中国盐业总公司的成立，中国禁止销售非碘化食用盐。中国还为此建立了执法体系，到2000年，2.5万名盐警在制止非法盐的运输和销售方面发挥了重要作用[17]。中国在技术和设备上也进行了大量投资，对115个盐厂进行了现代化改造。中国还实施了健康教育，设立碘缺乏病日，提高公众对缺碘危害的认识（5月15日是中国的全国碘缺乏病日）。

由于采取了这些措施，在不到7年的时间里，中国的年食盐生产和销售量从500万吨——并不全是碘盐——增加到800万吨碘盐[18]。到2000年，中国已经实现了USI（即90%以上家庭消费的是碘化盐），并几乎消除了碘缺乏病[19]。这一非凡的成就使该项目成为世界上最成功的项目之一。

持续的成功

尽管中国在全国范围内取得了持续的成功，但在海南、青海、西藏和新疆的某些县——特别是人口稀少的农村地区，家庭碘盐消费仍然低于90%。基于中国庞大的面积，可预期的盐业私有化，以及USI工作中固有的技术和行为上的挑战，例如，一直存在的便宜的非碘化盐流出的问题，联合国儿童基金会等国际合作伙伴也表示担心，中国可能无法实现碘盐的全面覆盖，甚至有可能出现倒退[20]。

监测和评价是中国国家碘缺乏病监测计划不可分割的一部分。中国官员们在年度普查的指导下制定政策、实施项目。例如，每2~3年，进行家庭碘盐覆盖率年度调查和碘营养状况调查——通过学龄儿童的尿碘浓度测量。20世纪第一个10年的新普查明确了碘缺乏[21]和碘过量的高风险地区，而碘的过量与缺乏都与甲状腺疾病有关[22]。在2005年，一项调查发现，在黄河流域，饮用水中的碘含量较高[23]。两年后，一项调查发现，40个县有249个新的小儿麻痹症病例，甲状腺肿的发病率超过5%，这是由于食用了卤水造成的[24]。显然，中国的政策制定者需要调整国家的USI计划，以应对这些持续发生的新挑战。

中国采取了多管齐下的措施应对挑战。自2007年以来，中央和地方政府对偏远地区的目标人群（包括儿童、育龄妇女、孕妇和哺乳期妇女）实施了碘油补充计划，并对碘盐进行了补贴，这大大增加了碘盐的消费量。[25]对于碘摄入可能过量的地区，国家还提供了非碘盐。2012年，中国出台新标准，降低了食盐中碘的含量，缩小了碘含量的允许范围，并指示各省根据当地人口的需要选择各自的食盐碘含量（在允许范围内）[26]。从国家标准向省级标准的转变是为了防止再次出现碘缺乏和碘过量[27]。

前方的挑战

在过去的25年里，USI的项目环境发生了巨大的变化。中国之所以能够在推广USI方面取得早期和快速的成功，部分原因在于其专注、垂直的管理方式和国家垄断。对于不实行这种中央管控的国家来说，坚定的政治意愿和灵活的战略是成功应对缺碘症的关键。营养强化（SUN）运动和其他相关运动提出了一种新的、更综合的办法来解决缺碘问题，即把碘方案纳入微量营养素政策和战略，而不是作为单独的干预措施来推行[28]。

尽管已经取得了重大进展，但据估计，全球仍有18.8亿人缺碘，其中包括2.41亿名学龄儿童[29]。即使在USI项目取得成功的国家，如中国，该项目也难以惠及弱势群体和边缘人群，而在工业化国家，轻度至中度缺碘已经被遗忘[30]。

维生素A：一个不断变化的故事

几十年来，我们一直推荐用维生素A补充剂来治疗和预防维生素A缺乏症。现在，关于怎样把维生素A补充剂送达不同的人群，正逐渐出现崭新的思路。

分发营养补充剂

在20世纪80年代中期至20世纪90年代，维生素A补充剂成为治疗维生素A缺乏症最有效的短期措施。当时，在维生素A缺乏症盛行的地区进行的以人群为基础的试验显示，维生素A补充剂将儿童死亡率降低了23%～34%，成果十分突出[31]。在过去的25年里，世卫组织一直建议每年两次、全民补充维生素A，力争覆盖80%以上的6～59月龄的儿童（尽管目标是实现全部覆盖，但至少要达到70%的覆盖率门槛，才能达到降低儿童死亡率的效果，与大规模维生素A试验相媲美）。尽管干预的成本很低，但在20世纪90年代末，它的覆盖率也很低。包括世界卫生组织、联合国儿童基金会、"微量营养素行动计划"和加拿大国际开发署在内的全球伙伴关注到了这一问题，帮助各国政府通过公共部门免费分发的办法推广维生素A的补充[32]。这些努力取得了成效，全球儿童补充维生素A的覆盖率从1994年的16%提高到2009年的77%[33]。

这一时期的成功案例包括维生素A补充剂覆盖率高的国家，如莫桑比克和赞比亚（分别为99%和93%）[34]。通过整合儿童生存干预措施，在人们为处理其他事务与卫生部门接触时分发维生素A补充剂，这些国家成功地扩大了规模。2008年，莫桑比克推出了"儿童健康周"，除了提供除虫药、分发蚊帐和注射麻疹疫苗等干预措施外，还发放了维生素A补充剂。通过提供离家更近的服务，这些活动可以服务于难以触及的人群。赞比亚也开展了类似的儿童健康活动，而且不断创新，例如，用发短信的方法鼓励父母和看护人参与。该国除两个省以外，所有省份的维生素A与除虫药的发放覆盖率均提高到80%以上[35]。这类活动需要大量的规划和后勤支持，但收效显著，能够有效地接触到大多数目标儿童。

Bihar是印度最贫穷的邦之一，通过Bihar邦政府、联合国儿童基金会和"微量营养素行动计划"的合作，Bihar邦实现了95%的补充维生素A覆盖率（与印度全国54%的覆盖率形成了鲜明对比）。Bihar邦的这个项目的目标是在册种姓（"贱民"）和少数民族的儿童。根据传统，他们被排除在服务范围之外。国家采取了多种方式结合的办法，加强实施工作。例如，制定了详细的地区规划、培训第一线的卫生和营养工作者和社区志愿者来管理维生素A糖浆、组织与富含维生素A的食物相关的营养咨询，加强社会动员和交流。该计划已经动员了11 000多个卫生中心、80 000个妇幼中心和在偏远社区的3 400个临时场所作为维生素A补充剂的分发地点[36]。

寻找替代品

最近，人们注意到，自20世纪90年代以来，每年两次的大剂量维生素A补充剂在很大程度上取代了解决维生素A缺乏症的其他办法，包括解决妇女和儿童轻度到中度的维生素A缺乏症的办法[37]。最初，维生素A的补充方案只是我们规划的一个短期的解决办法，希望日后可以逐步用持续性强、以食物为基础的方案，或是强化措施来取代。此外，目前不断变化的疾病模式（特别是麻疹和腹泻的减少）使定期服用大剂量维生素A胶囊变得不那么重要了（维生素A缺乏是麻疹相关死亡和腹泻相关死亡的一个危险因素）[38]。有评论家指出，迄今为止，只发表过一个大规模项目评估——它是于2003年底结束的在印度Uttar Pradesh进行的DEVTA试验[39]。据评估显示，该试验对1～6岁儿童的死亡率并没有影响（然而，如果把DEVTA的数据与先前的试验结果结合来看，补充维生素A对死亡率依然有着显著影响，从20%～30%减少到11%）[40]。最近的一项随机对照试验分析表明，高剂量维生素A补充剂甚至可能会对某些次群体产生有害影响[41]。目前，正在寻求多种解决方案，以减少由于维生素A状况的差异所造成的影响。一方面，要推广目前的"一刀切"补充方法；另一方面，也要启用当地人提供的新颖的解决方式，因为他们才是直接面对当地营养与饮食条件的人[42]。比方说，育龄妇女可以不必使用大剂量的维生素A胶囊，每日或每周补充维生素A比较安全。

分发补充剂可能是实施得最广泛的干预措施，但我们还可以使用其他成功的策略来增加维生素A的摄入量，特别是以食物为基础的补充方法，目前正成为人们关注的焦点。例如，Bihar邦的饮食多样性项目，把补充维生素与开展富含维生素A的食物咨询结合了起来。一些国家还从国家级别上大规模地实施了在主食中强化维生素A的方案，如食用油（摩洛哥）、小麦粉（菲律宾）和糖（危地马拉和赞比亚）[43]。一些研究发现，强化营养方案的性价比很高，但覆盖率还是不够，因为还是有"太多"人缺乏微量营养素[44]。莫桑比克和乌干达等国正在大范围推广生物强化项目，普及食用富含维生素A的作物，如橘色瓤的甘薯（详见第六章农业相关内容）。

一"洒"而就

缺铁性贫血（IDA）是最常见的微量营养素缺乏症。据世卫组织估计，IDA主要在非洲和亚洲影响了约47%的学龄前儿童和42%的孕妇[45]。年幼的儿童因需要大量的铁，所以特别容易缺铁（他们胎儿时期的铁储备在出生4～6月龄就会耗尽），而他们断奶后摄入的谷类食物通常含铁量很低[46]。过去，可能贫血的儿童要服用铁质糖浆和铁质滴剂，但他们通常不会坚持服用，因为这些补充剂有很重的金属味，还会导致牙齿着色和腹部不适[47]。此外，这些补充剂的保质期很短，而且因为太重，运输的成本也很高。

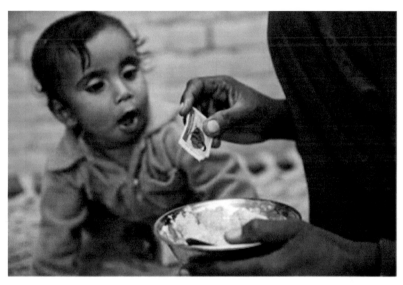

微量营养素倡议

一位巴基斯坦母亲在她的孩子的食物里洒上了微量营养素粉末，来预防微量营养素缺乏

微量营养素粉末的发明

20世纪90年代末，为了寻找一种更美味的替代品，加拿大医生Stanley Zlotkin发明了微量营养素粉末（MNPs），通常以这种粉末的品牌名Sprinkles代称。MNPs是一份1克的小包装，其灵感来自小袋包装的番茄酱，其中含有提前配比好的维生素和矿物质，例如用特别的涂层包裹好的铁。

这些粉末可以混在孩子家里的日常食物中食用，立刻就能达到增强营养的效果。它只要求人们做出一点点行为改变，也没有为妇女增加额外的工作。目前有两种常用的产品配方：一种含有5种微量营养素（最初称为"贫血配方"），另外一种含有15种微量营养素（被认为是补充喂养的最佳配方）。标准疗程为60包[48]。我们对8项试验进行了回顾，发现微量营养素粉末是有效的——在家庭里使用微量营养素粉末可以降低2岁以下儿童贫血和缺铁的风险[49]。

2007年，微量营养素粉末首次得到了世界卫生组织的批准，用于改善受突发事件影响的人群缺铁和贫血的状况[50]。2011年，微量营养素粉末被大力推荐为一项公共卫生干预措施[50]。蒙古国是第一个试点使用Sprinkles的国家，它在10年间分三个阶段将使用Sprinkles升级到国家层面。蒙古国的故事与挑战既与干预措施有关，也与具体情况有关，但所有这些都为如何解决隐性饥饿问题，特别是IDA问题提供了思路。

1997年，蒙古国开展了一项"铁与维生素D缺乏状况"的国家调查，该调查显示了惊人的结果：由于缺乏维生素D，6～59月龄的孩子中，46%患有贫血，28%患有佝偻病——一种痛苦的、引起骨骼变形的疾病（症状是两腿弯曲）[51]。从此之后，蒙古开始致力于实施相关的干预措施。为解决这一问题，蒙古国卫生部与世界展望组织合作，向欠发达地区的孕妇、哺乳期妇女和5岁以下的儿童提供综合营养包。于是，作为整个项目的一部分，Sprinkles被放入营养包，免费发给了14 000多名6～36月龄的儿童[52]。这些小包里的药粉是专门配制的，用于解决蒙古国多发的贫血和佝偻病，包装很有当地的文化特色，上面印有当地语言的说明和插图。

成功解决贫血问题：蒙古国的微量营养素粉末试点

2002—2004年，蒙古国微量营养素粉末的阶段性试验遇到了一些障碍。该项目的倡议者仅得到了卫生部一位主要领导的支持，除此之外，该项目几乎没有政治支持。该国的公共卫生保健系统能力有限，因此，分发系统还是要依赖世界展望组织的资源，这导致该项目的可持续性受到了影响。而且，项目刚开始的时候，Sprinkles的价格比营养补充剂的价格还要高[53]。

然而，阶段性试验取得了可喜的成果。在开展项目的地区，超过88%的6～36月龄的儿童收到了Sprinkles，贫血患病率从2002年的55%下降到2004年的33%（尽管佝偻病发病率没有下降）。这个项目的其他部分，如产前补充铁剂和鼓励食用富含铁的食物，也可能促成了这一结果。而另一项评估显示，同样是6～36月龄的儿童，一组中93%的儿童至少每周摄取三次Sprinkles，而另外一组儿童不常摄取Sprinkles，前一组的贫血患病率（31%）低于后一组（52%）[54]。

这一试点的成功为开展项目进行了有力的宣传，也获取了新的支持，为项目从分散的社区扩大到整个省铺平了道路。2005—2010年，在蒙古国东北部的Selenge省，政府加大了干预力度，获得了在该省开展业务的一家加拿大矿业公司的资助。项目伙伴——卫生部和世界展望组织吸取了试点阶段的经验教训。他们找到了技术专家来协助调整Sprinkles中维生素D的含量，提供维生素D补充剂，并启动了其他的行为改变计划。他们还设法降低了Sprinkles的生产成本。在这一阶段仍然没有社区营养工作者关系网，因此，合作伙伴们要通过散发传单和电视教育节目来传播信息、提高公众认识。他们在大家去卫生站免疫接种时分发Sprinkles，改进了派送工作。最后，还招募了一些志愿者母亲来帮助动员社区人员，监督使用Sprinkles[55]。

同样，该阶段的结果令人信服：该省的干预措施覆盖了7 000名5岁以下的儿童以及1 300名孕妇和新手妈妈。佝偻病的患病率下降幅度最大，在2005年至2010年期间从62%下降到25%，同期儿童贫血的患病率也从26%下降到22%，发育迟缓的比率从26%下降到9%。

纳入国家健康政策

在蒙古国，分阶段推广的方法确立了新颖、因地制宜的操作方式[56]。政府也认为Sprinkles是战胜儿童贫血的有效工具。2009年，卫生部启动了第三阶段国家计划，根据贫困水平、健康指标和是否容易到达该区域，在某些省份选出了5万名6～24月龄的儿童作为目标。由亚洲开发银行、世界展望组织和联合国儿童基金会持续提供技术和财政支持[57]。

在国家、省和地区各级机构建立微量营养素工作组，对于该项目向省和国家一级的推广都是必不可少的[58]。项目合作伙伴们努力提升了现有系统和项目的能力，以确保可以通过公共卫生保健系统分发Sprinkles，并将其纳入现有的母婴健康项目[59]。蒙古国的故事表明，扩大规模是可行的：政府从试验阶段的冷眼旁观变成了干预行动的负责人，Sprinkles现在已经被纳入了蒙古国的国家卫生政策。

尽管有证据证明微量营养素粉末的成效[60]与性价比（MNPs对公共部门买家的成本约为每袋0.03美元，或1.80美元每60袋1个疗程）[61]，但迄今为止，只有少数几个国家实现了大规模分发，包括孟加拉国、玻利维亚、多米尼加共和国、吉尔吉斯斯坦和蒙古，在其他大约55个国家设立了试点项目[62]。阿富汗、柬埔寨和坦桑尼亚正在将MNPs用于学校供餐试点项目，受众为儿童和青少年[63]。联合国儿童基金会和世界粮食计划署（WFP）分发的营养包数量从2008年的5 000万个增加到2010年的约3.5亿个[64]。然而，这种干预仅能惠及约1 360万名儿童——不到全球贫血儿童的5%。Sprinkles在解决蒙古国微量营养素缺乏方面发挥了很好的作用，取得了成功，其他国家可以从中得到启发。

经验教训

在扩大微量营养素干预的作用方面，虽然不能从几个案例研究中就简单地归纳出究竟哪些做法可取，但本章阐述的经验都有一些共同点。中国的全民食用碘盐项目和蒙古国的Sprinkles干预项目都是分阶段进行的——从地区试点推广到国家级别，为逐国步解决问题（如不同人口所需的微量营养素水平）创造了时机。在这两个国家，营养倡导者影响力极强，他们通过有效的宣传获得了支持，并确保了政府对干预措施的支持与认可。微量营养素项目，如维生素A补充和Sprinkles，最初往往由捐助者领导，而一旦把这些干预措施纳入现有的、更广泛的卫生项目，并培训出社区志愿者参与之后，它们的可持续性就显著增强了。在莫桑比克和赞比亚，补充维生素A的项目与儿童健康周合并；在蒙古国，微量营养素粉末项目被纳入了国家的卫生政策当中。从那以后，这两个项目就发生了日新月异的变化。若要判断干预措施是否仍然有效，持续的监测和评估是至关重要的。在不久的将来，普及碘化食盐和补充维生素A等成功案例都有可能被营养强化或是基于食物的倡议等其他战略所取代。

第五章 被忽视的营养问题

以社区为基础管理急性营养不良

JUDITH HODGE，JESSICA WHITE

严重急性营养不良（SAM）、身高与体重极低是一种威胁生命的疾病，主要影响5岁以下的儿童，是由感染性疾病（如腹泻）和营养不足的不当饮食共同引起的[1]。根据《柳叶刀》2008年妇幼营养系列报告，SAM是5岁以下儿童三大与营养相关的死亡原因之一[2]。患有SAM的儿童的死亡率是营养充足儿童的11倍[3]。根据最近的全球估测，从全国发病率数据来看，5 200万儿童患有中度至重度营养不良。据估计，其中1 700万名儿童患有严重营养不良或消瘦（定义见专栏5.1）[4]。非洲有560万名儿童患有SAM，但大多数中度（69%）和重度（71%）消瘦的儿童生活在亚洲：仅印度就有800多万名儿童患有SAM，几乎占全世界消瘦儿童的一半[5]。此外，由于一部分新的消瘦病例会随着时间的推移而逐渐出现，在统计时很可能被漏掉，所以，目前估测的全球年度数据很有可能低于实际情况。而有时候，调查也有可能错过了季节性高峰[6]。

尽管问题很严重，但直到21世纪初，SAM似乎都是一种被忽视的疾病：针对SAM患儿的大规模治疗项目得到的支持很少。很少有国家，即使是那些营养不良率高的国家，有明确的国家政策来检测和治疗SAM儿童[7]。然而，以社区为基础的急性营养不良管理（CMAM）改变了营养的公共卫生服务模式，在发展和采用了这一新方法之后，治疗从医院转移进了社区。

近年来，对SAM患儿的确诊、复健以及治疗方面都取得了巨大的进步——CMAM是这个故事的核心。虽然很难获得接受治疗的SAM患儿比例的准确覆盖率数据，但据估计，全球得到治疗的SAM患儿数量已增加了1倍以上，从2009年的100万名增加到2011年1月的200多万名[8]。此外，国家一级的政策制定也进展迅速。到2012年，有95%的国家制定了治疗急性营养不良的国家指南和方案，有60个国家实施了CMAM项目，另有7个国家处于规划阶段[9]。尽管某些国家取得了进展，但治疗项目的覆盖率仍然很低。在2013年的《柳叶刀》系列中，据Bhutta等[10]的估计，如果能通过一揽子关键干预措施将SAM的管理覆盖率提高到90%，每年可以拯救285 000～482 000人的生命。

CMAM方法的诞生

直到21世纪初，发展中国家SAM的死亡率已经50多年一直保持不变了。20%～30%的Marasmus（消瘦性营养不良）患儿死亡，50%～60%的kwashiorkor（营养不良伴水肿）患儿死亡[11]。在城镇地区医院或诊所接受住院治疗的儿童，通常住得离医院或诊所很远。接受治疗的儿童和看护人都要在医院里呆上5～8周——这对于那些家里还有其他孩子的母亲和工作对于维持家庭经济至关重要的母亲来说是很困难的[12]。高昂的交通费用和长期离家在外的生活都阻碍了患者接受医疗服务，从而导致了SAM患者的治疗覆盖率较低[13]。入院治疗也受到床位的限制，一般来说，每个中心最多仅可以收治不到30个患者，所以，这些中心仅能为4%～10%的相关人口提供服务也是情有可原的[14]。

在过去的50年里，人道主义机构一直在紧急情况下（如埃塞俄比亚70年代中期和80年代中期的饥荒）推广SAM的治疗，设立了住院病人喂养中心照顾大量的儿童。虽然这些中心将接受治疗的患者死亡率降低到10%以下，但覆盖率仍然很低，而且在危机过后，无法持续性地对基础设施追加投入大量的成本[15]。此外，鉴于大多数急性营养不良的儿童并没有发生什么紧急情况，这种住院模式虽然成功地提高了康复率，但是由于SAM已经成为公共卫生问题，紧急情况住院模式无法很好地在更广泛的发展背景下解决这一问题。

专栏5.1 什么是急性营养不良？

世界卫生组织（WHO）根据WHO的生长标准，将儿童急性营养不良（也称为消瘦）分为严重或中度营养不良[16]。

»严重急性营养不良（SAM）表现为非常明显的消瘦——6～60月龄的儿童体重与身高之比很低，可伴随营养不良性水肿（一种因摄入某些营养素不足而引起的肿胀）。衡量的一种标准是中上臂周长（MUAC）；小于115毫米的MUAC即有可能是SAM[17]。

»中度急性营养不良（MAM）即中度消瘦，MUAC大于或等于115毫米、小于125毫米即有可能是中度急性营养不良[18]。

»总急性营养不良（GAM）是指人口中严重和中度急性营养不良的患病率总和。10%～14%的患病率即为严重，超过15%的患病率为紧急情况。

紧急情况——改变的机会

21世纪初，救援机构尝试了一种全新的方法，与埃塞俄比亚和马拉维的国家政府合作，将从医院和喂养中心住院治疗SAM转变为由资源贫乏地区的社区项目提供治疗[19]。非政府组织、捐助者、各国政府以及其他有关当局，往往由于情况紧迫而现有的方法又无法解决大量的问题，愿意放弃现行的住院治疗方式[20]。

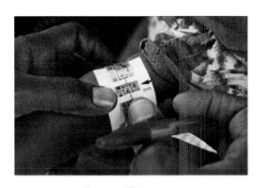

Panos Telemans

训练社区成员测量儿童上臂中部周长，可以及时发现有急性营养不良风险的儿童

以社区为基础的方法，即CMAM，是指通过训练志愿者和母亲使用塑料带测量儿童上臂中部周长（MUAC）及早发现SAM。通过积极寻找病例以及训练社区成员主动就诊，CMAM促进了患者在新的下级地方诊所更及时地提交病例，更严重的病例则转诊并住院治疗（参见专栏5.2了解CMAM模式的更多细节）。

有证据表明，大多数患有SAM的儿童（在大多数情况下超过85%）可以通过CMAM项目在门诊接受治疗[21]。支持CMAM的另一项关键创新是开发出了用于社区治疗的即食治疗食品（RUTFs）。于是，当病情在家里就可以处理的时候，人们就直接在家里治疗而不用去医院。

专栏5.2 CMAM模式

CMAM模式有3个主要组成部分[22]。

（1）动员开展社区服务。社区成员通过测量上臂中部周长（MUAC）进行筛查，积极寻找患有SAM的患儿。

（2）门诊治疗方案（OTP）。患有SAM但没有任何并发症的儿童被称为OTP。该项目监测儿童对治疗的反应，并按需就近治疗，然后将儿童送回家，提供能维持到下次就诊的足量即食治疗食品。这样，儿童就可以在社区内康复。

（3）住院护理。患有SAM的儿童，如出现并发症和/或食欲不振，可转诊到卫生机构接受住院治疗。这些儿童也与门诊保持联系，如果情况允许，他们就可以办理出院，在社区内继续治疗。

CMAM的结果令人印象深刻。Sphere项目是由国际红十字会、红新月会运动以及其他非政府组织联合发起的，它为与食物与营养有关的人道主义行动制定了国际公认的标准。该标准规定了75%以上的康复率、5%以下的死亡率和15%以下的退出率（即受益人加入了一个项目，但在没有被正式通知离开这个项目之前就退出了）[23]。2001—2005年，在埃塞俄比亚、马拉维和苏丹的21个社区项目中，有23 511名严重营养不良的儿童接受了治疗，其中死亡率为4.1%，恢复率为79.4%，退出率为11.0%。此外，其中74%的儿童只接受了门诊治疗[24]。

全球背书

2007年，在实地操作、调查取证的基础上，CMAM得到了联合国和世界卫生组织的正式背书[25]。全球背书有利于国际机构、捐助者和各国政府开始在国家一级推广CMAM规划，并开始将社区管理SAM规划为日常卫生活动的必要组成部分。全球背书为开展这一系列工作铺平了道路[26]。虽然由非政府组织在一些需要人道主义关怀的情境下采取直接行动仍然至关重要，但目前，由政府卫生机构而不是来自其他服务机构的国家卫生工作人员来治疗SAM患儿的可能性会更高一些[27]。

把项目转变到以社区为基础开展之后，一直执行得非常成功。最近的一项评估显示，CMAM模式在各种情况下表现一直很好，康复率高（高于90%），死亡率低（低于2%）和退出率低（低于10%）[28]。尽管在撒哈拉以南非洲地区，SAM的治疗率有所增加（占所有接受SAM治疗儿童的80%）[29]，但全球只有15%的SAM患者目前正在接受治疗[30]。要减少全球范围内的消瘦性疾病现状，需要南亚地区情况严重的主要国家——特别是印度，承诺大规模开展CMAM服务，致力于把当前和未来的CMAM项目紧密地与更广义的项目——减少发育不良联系起来[31]。

3个国家的故事：CMAM在埃塞俄比亚、马拉维和尼日尔

在埃塞俄比亚、马拉维和尼日尔，项目组发现了大量患有SAM的儿童，大范围的营养不良使形势危急起来，这也是引入CMAM试点或是推广现有项目试点的机会。这3个国家都较早地采用了以社区为基础的方法，治疗SAM的地域覆盖率很高：据估计，马拉维84%的卫生保健机构都可以治疗SAM；尼日尔有78%的卫生保健机构可以提供治疗；而在埃塞俄比亚，这个比例是75%[32]。在设法扩大规模的同时，还需要处理成本与容量的问题。面对种种挑战，这3个国家各自开辟了不同的成功道路[33]。

从开始启动到国家层面：CMAM的实施与扩大

历史上，埃塞俄比亚和尼日尔都经历过长期的干旱和频繁的粮荒。但2001—2002

年，在马拉维发生的粮食危机使当局大吃一惊。这个国家多年来一直没有粮食安全问题，甚至还出口过豆类和玉米等农产品[34]。2001—2002年玉米产量的急剧下降导致了大范围的饥荒和粮食危机。为应对2001年的危机，马拉维开始实施CMAM项目。它从一开始就是由卫生部的拥护者推动的，他们深受非政府组织和国际专家的影响，坚信CMAM的巨大潜力[35]。在支持马拉维推广CMAM项目方面，尽管非政府组织发挥了重要作用，但还是由于地方卫生官员的坚决要求，才在他们管理的地区开展了CMAM项目。因为这些官员曾在2004年参加过卫生部举办的培训班，看到了两个地区试点项目的成果，如死亡率仅为1.7%[36]。

2005年，在马拉维发生的另一次粮食危机进一步推动了CMAM项目的发展，扩大了覆盖面。当时，总急性营养不良率在马拉维达到了6.2%，有4个地区甚至超过了10%[37]。2006年，马拉维将以社区为基础的模式确立为国家战略。2004—2013年，项目的执行率超过了Sphere的建议标准，即在接受治疗的急性营养不良儿童中，有75%的患儿康复[38]。目前，马拉维的CMAM推广水平居于世界首位。随着逐步推广CMAM并把它纳入初级卫生保健系统，马拉维现有28个地区和卫生机构设置了CMAM，98%的医院提供住院护理（102家中的100家），82%的卫生中心提供OTP（624家中的512家）[39]。这也可能是马拉维5岁以下儿童死亡率急剧下降，从2000年的每1 000个婴儿中有174人死亡，到2012年的每1 000个婴儿中有71人死亡的原因[40]。

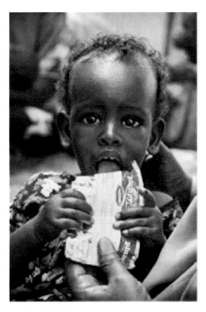

Panos　Torfinn

在肯尼亚难民营，一个孩子在吃Plumpy'Nut，这是一种营养丰富的花生糊，它彻底改变了看护严重营养不良儿童的方法

在埃塞俄比亚，CMAM项目启动相对缓慢——于2000年在两个地点首次试行，但2002—2003年的干旱和粮食危机成为推广这一项目的催化剂。非政府组织从建立食疗中心治疗SAM转向以社区为基础管理消瘦问题[41]。起初，这个项目的覆盖率很低，44个住院单位最多接收24 600人[42]。2004—2008年，埃塞俄比亚的住院设施和OTP规模扩大到165家医院和卫生中心。到2008年时，有一段时期扩张缓慢。尽管埃塞俄比亚与马拉维这两个国家都严重依赖外部资源和专家，但是，与马拉维截然不同的是，埃塞俄比亚的OTP与国家卫生系统平行运作，而不是整合建立在国家卫生系统之内[43]。

2008年，埃塞俄比亚政策环境的巨变引发了CMAM的快速扩张。又一场干旱爆发，再加上食品价格上涨，导致SAM病例激增。联邦卫生部决定迅速扩大CMAM的规模，使其成为该国国家营养战略和卫生部门发展计划的关键组成部分，指导卫生部门的投资[44]。2008年以后，在发展伙伴的支持下，政府将治疗服务广泛地下放到地方卫生所，由经过培训的卫生推广人员（一线医护人员）执行，以确保人们可以更便捷地接受治疗，从而取得更好的SAM治疗覆盖率[45]。2008—2011年的4年间，接受SAM治疗的儿童数量增长了12倍，达到23万名。2013年是丰收年，共有267 500名儿童接受了食疗（25万名接受OTP治疗，17 500名住院治疗）。结果持续超过Sphere标准。据2014年报告统计，治愈率为86%。截至2013年，超过10 000家机构提供了CMAM服务[46]。大规模下放治疗服务很有可能是埃塞俄比亚儿童死亡率急剧下降的原因之一。2000—2012年，5岁以下儿童的死亡率下降了一半以上，从14.6%下降到6.8%[47]。

尼日尔在2014年联合国人类发展指数中，在187个国家中排名最末[48]，由于干旱、反复出现的粮食危机、不良的喂养方式以及卫生服务的不足，多年以来一直饱受严重营养不良的困扰。2005年，营养调查显示，在尼日尔的某些地区，总急性营养不良率超过了15%的紧急阈值，引发了政府和国际社会的重大关注和紧急行动[49]。在此之前，尼日尔对SAM的治疗主要局限于卫生部以外的非政府组织项目[50]。2005年的突发事件促使该国政府制定了国家CMAM指南。尼日尔的CMAM指南适用于治疗患SAM和MAM的儿童，而在埃塞俄比亚和马拉维，CMAM仅用于治疗SAM。制定了指导方针后，许多非政府组织迅速扩展了基于社区的服务，但其结果是CMAM项目拼凑而成，项目执行质量和人员培训程度参差不齐[51]。而政府管理的设施则继续采用传统方法，将所有病例收入医院，住院治疗。于是，尼日尔政府发出指令，要求所有参与管理SAM的利益相关方将其服务纳入国家卫生系统，并免除了5岁以下儿童和孕妇的卫生服务费，从此以后，CMAM获得了长足的发展[52]。2011年，新当选的总统发起了"3N"计划（尼日尔人滋养尼日尔人），开启了营养的新时代，之前援助机构因为承认存在粮食危机而被驱逐出境的日子一去不复返了[53]。

2005年，尼日尔的营养项目微不足道，当时全国只有一个食疗中心。而到了2014年，尼日尔已经治疗了100万名患有急性营养不良的儿童，其中包括SAM和MAM[54]。2010年，尼日尔在经历了2009年严重的雨季后，再次面临粮食不足的问题，这进一步促进了CMAM的大力推广。在这场危机中，33万名6～59月龄的儿童接受了SAM治疗（另有25.7万名儿童接受了MAM治疗）。到2011年，SAM患者在全部50个国家、地区和县级医院都可以接受住院治疗，850家综合卫生中心有772家可以提供OTP服务，住院病人和OTP病人的治愈率都超过了Sphere最低标准[55]。这些中心还为患有MAM的儿童提供了一系列产品来辅助治疗，含传统的强化混合面粉在内。尽管2000—2012年，该国5岁以下儿童死亡率从22.7%减少到11.4%[56]，也大幅提高了治疗儿童严重营养不良的能力，但是尼日尔急性营养不良的患病率仍然居高不下。

成功的原因与可持续性的挑战

为解决营养不良问题，在这3个国家里，更强的政治承诺都推动了CMAM模式的推广。对马拉维和尼日尔来说，这一承诺与最高层的倡议有关。在马拉维，总统/内阁办公室于2005年承担了协调营养项目的责任；在尼日尔，虽然卫生部依然保留着管理急性营养不良（SAM和MAM）的责任，但还是由总理办公室于2011年最终接管并领导了紧急营养项目。在埃塞俄比亚，政府通过多部门参与和国家营养战略（2008年），确保营养成为一个整合性项目，而CMAM则被嵌入这个整合性项目综合考虑。然而，在埃塞俄比亚，正由于将积极推动治疗的服务下沉到社区级别，由卫生推广人员执行，才使得以社区为基础治疗SAM的模式迅速扩张[57]。

由卫生部支持

在马拉维，卫生部从一开始就积极倡导扩大CMAM的项目规模，而在埃塞俄比亚和尼日尔，卫生部采用CMAM的过程则较为循序渐进。在尼日尔，卫生部通过其营养司领导并管理CMAM的推广，非政府组织负责对项目突发性的大量需求提供支持，并保证质量[58]。这3个国家都专注于服务，坚定地支持了CMAM的开展实施，从中受益良多。这在马拉维表现最为突出，该国的CMAM咨询服务提供了关于推广、整合以及如何确保优质服务的建议。尽管非政府组织在提供技术支持以及帮助推广CMAM服务方面发挥了关键作用，但长期来看，非政府组织的综合覆盖范围不太可能达到政府卫生服务的水平，即使是资源不足的政府卫生服务也往往更胜一筹[59]。

然而，只有马拉维政府承诺接管CMAM项目的融资，要划拨预算资金把一个CMAM的执行计划整合到卫生部的服务项目中去。与其他国家相比，马拉维政府在这方面取得了突出的成功[60]。尼日尔卫生部还没有将营养方案纳入其年度计划，也没有划拨预算资金。在该领域工作的医生和护士由非政府组织提供资金支持，而联合国儿童基金会则承担了80%的RUTFs的费用[61]。和许多其他国家一样，埃塞俄比亚在"非紧急"时期依然需要依赖捐款来获得短期资金支持。然而，埃塞俄比亚最终扩大了CMAM的规模，并在没有中央计划的情况下将CMAM整合到了国家卫生系统中[62]。像马拉维这样立项、划拨预算资金非常重要，因为SAM的治疗费用常常被归入紧急预算，而并不是常规卫生保健的一部分。

降低CMAM成本

政府要想降低CMAM的项目成本，可以考虑在本地生产RUTF，尽管这种方法也会有一些问题（详见专栏5.3）。马拉维和埃塞俄比亚都与非政府组织合作，在当地建立了生产食疗食品的设备。马拉维有两家公司在当地生产RUTF，甚至还为赞比亚的CMAM项目供货[63]。埃塞俄比亚的产量较少，大量储存与运输RUTF的物流能力不足是该国面临的挑战。与此同时，食疗食品的需求也很难预测。在2009年的粮食危机中，缺货是一个严重的问题，从法国运来的粮食最多需要8周才能送达[64]。尼日尔虽然已经实现了在国内生产RUTF，但卫生部报告说，食疗食品造价昂贵，很难维持充足的供应，这是威胁该项目可持续发展的一个难点[65]。

脆弱的卫生系统

由于这3个国家的卫生系统普遍薄弱，它们在监督和监测CMAM治疗方面都面临挑战。这一弱点在社区里的表现尤为明显，深入社区、排查营养不良高危人群的能力依然有限，在尼日尔更是如此。与埃塞俄比亚不同的是，马拉维和尼日尔依靠的志愿者人际网往往因人才不断流失而受到影响。CMAM项目设法在所有治疗中心维持高质量的护理；然而在尼日尔，保健系统在保健站一级的能力有限，从而妨碍了服务向地方组织推广[66]。即使埃塞俄比亚已经采取了措施来推广其保健服务，非政府组织还是对它的监督结构顾虑重重；在对埃塞俄比亚的项目进行监测时也发现了质量问题，卫生推广人员需要更多的培训，以确保他们能够完全符合CMAM协议的要求[67]。然而，通过更充分地研读埃塞俄比亚区级和联邦级别的CMAM月度报告数据，相关组织发现了CMAM入院人数呈增长趋势，并在2010—2011年紧急情况发生时，及时向受影响最严重的地区分发了CMAM物资[68]。

总结经验　继往开来

SAM的治疗，经历了从集中住院护理到基于社区模式的转变，这是过去10年公共卫生营养领域最重要的典范之一[69]。埃塞俄比亚、马拉维和尼日尔等采用了

CMAM方法的国家都要依靠政治意愿来扩大规模。取得成功的关键是让这些国家的卫生部参与进来，尤其是在非政府组织将试点项目移交，升级为国家项目的时候。除此之外，认识到SAM是一个需要广泛关注的问题也很重要，它应隶属于卫生和营养计划，而不该划归为紧急状况。但是，如果各国政府无法在卫生预算之内为该项目预留一部分资金，由于无法确保收到的捐款每次都优先用于CMAM，它的可持续性仍然难以保证。迄今为止，马拉维是唯一一个解决了这一问题的国家，该国的经验值得我们学习。在埃塞俄比亚和尼日尔等负担沉重的国家，在全国范围内的消瘦率下降之前，这一目标可能仍然无法实现。

在减少消瘦方面取得进展，不仅仅取决于推广实施治疗SAM的干预措施，还取决于有力、有效的预防策略。例如，促进改善婴幼儿喂养，努力提高个人卫生与环境卫生以及更好的社会保障政策和项目（关于这些干预措施的更多信息，请参见第三章、第七章和第八章）。展望未来，怎样更好地将预防消瘦活动与MAM的治疗结合起来，是我们需要优先处理好的问题。同时，我们也需要特别关注如何采用基于社区的方法妥善治疗MAM。

专栏5.3 即食治疗食品：关于Plumpy'Nut的争论

即食治疗食品（RUTFs）是由花生、奶粉、油、糖、维生素和矿物质补充剂制成的高能量、高微量营养素的糊状物。该食品专为患SAM的儿童研制，用于食疗。RUTFs含治疗所需的必要营养元素，有很长的保质期，不用冷藏就可以安全使用（该产品为油基食品，水活性较低，细菌生长的风险有限），并可以结合母乳喂养和其他适当的婴幼儿哺养方式使用[70]。RUTFs是一种可在门诊安全使用的食疗食品，彻底改变了SAM的治疗方法，然而，它在生产和使用方面仍然存在争议[71]。

在RUTFs出现之前，患有SAM的儿童要住院治疗，并遵循严格的牛奶食疗疗程。然而，有些儿童来自卫生基础设施有限的地区——往往是最边缘的人口，他们很难到达这些医疗地点，并在那里待满一整个疗程，往往是几周。当RUTFs被用于SAM治疗时，门诊护理的范围扩大，CMAM的覆盖率显著增加：2011年，约196万名SAM儿童（全球约2 000万名患者中的10%）接受了RUTFs治疗[72]。

主要的RUTFs产品Plumpy'Nut由科学家Andre Briend发明、由法国公司Nutriset生产。直到2002年，Nutriset是Plumpy'Nut唯一的生产商，每吨售价约3 500美元，其中不包括从欧洲运输产品的费用[73]。Plumpy'Nut成本很高——约占所有CMAM成本的一半。为解决这一问题而推进的本地化生产，不仅节约了成本，还为当地经济做出了贡献，但这一举措困难重重。到目前为止，Nutriset已经在大约35个国家注册了Plumpy'Nut专利，在这些国家，当地生产商基本上必须要加盟成为这家法国公司的当地连锁企业。发展共同体认为，这些专利使生产成本高得令人望而却步。Nutriset声称，这些专利保护了产品的质量和当地生产商的利益，因为如果更先进的经济体去生产RUTFs，它们就有可能垄断整个市场，把当地生产商排挤出局[74]。

此外，在当地生产RUTFs也不见得比进口便宜。除了面对专利方面的困难，当地生产商很难找到原料来源。奶粉很贵，而且往往在当地买不到；例如，对于马拉维的本地生产商来说，进口奶粉占产品成本的一半以上[75]。花生也会被黄曲霉毒素污染。于是，确保产品安全所必需的质量控制程序又会抬高生产成本[76]。

尽管存在这些挑战，本地生产的RUTFs仍在增加。2012年，当地生产满足了27%的需求，非洲生产的RUTFs占UNICEF采购的全部RUTFs的45%，而UNICEF是全球最大的RUTFs采购商和分销商[77]。不过，无论是采购用于外销的RUTFs，还是本地所需的产品，经费仍然几乎完全由发展机构提供。事实上，在73%运行CMAM项目的国家中，UNICEF仍然提供100%的RUTFs。由于过度依赖发展伙伴，一旦需要更多的支持，可持续性供给就可能会出现问题[78]。

除了对RUTFs的成本和生产提出批评外，还有人对使用RUTFs取代传统当地食物的做法表示担忧。例如，印度2009年禁止进口Plumpy'Nut，理由是担心进口国外包装食品可能导致依赖"产品"治疗疾病——而不是就地取材完成治疗。用当地食材的配方替代RUTFs可以大大降低生产成本，并使得地方生产，哪怕是在国家一级以下的层面组织生产更加切实可行[79]。最近的证据也显示，RUTFs和当地食材（在这个例子里是面粉粥）在治疗结果上并没有明显的区别[80]。

尽管关于RUTFs的生产、成本和适宜性一直存在争议，但不可否认的是，该产品极大促进了CMAM的推广，并为全世界数百万儿童提供了治疗。

第二部分

转化部门行动

第六章　构筑营养"地基"

发展农业改善营养

SIVAN YOSEF

很少有哪个部门像农业部门这样与营养息息相关。当然，农业是食物的来源，这是一目了然的。由于世界各地的许多贫困家庭种植粮食，他们既消费粮食，又出售粮食获取收入。所以，农业干预可能对发展中国家人民的生活产生巨大影响。几十年来，最著名的是在亚洲的绿色革命中，为改善人民营养水平，很多发展项目一直致力于提振主食生产[1]。然而，尽管摄入足够的卡路里很重要，但是对于营养不良的人群来说，质量也很重要。因此，传统上侧重的、生产足够的食物来满足人们对卡路里的需求已经演变成一种更深层次的理解，即为了改善营养，我们还需要注重饮食平衡、优质和多样化，需要摄入足够的基本营养素来满足日常需求。

除了粮食生产，农业与营养还有许多其他方面的联系，既有积极的一面，也有消极的一面。世界上大部分的农村贫困人口从事农业生产，他们可以用自己的收入购买更有营养和更多样化的食物，或者投资于教育、健康、水和卫生——所有这些都是改善营养的关键。国家和全球农业政策也会影响营养。有关补贴、税收和贸易的政策决定了粮食和非粮食作物的价格，进而影响净卖方的收入和贫困消费者的购买力。农业的增长也会体现为营养的改善：仿真模型表明，如果每年增加80亿美元的农业投资，到2050年，世界上饥饿人口的数量就会减少2.1亿人，体重不足儿童的数量会减少1 000万人[2]。与此同时，农业也会使农户面临危险，危害他们的营养状况，如灌溉会引起病媒传播疾病，而养殖户也可能会感染人畜共患病[3]。

性别也与农业和营养相关。妇女在务农的生计中起着关键作用，在世界大多数地区，妇女占农业劳动力的大多数。例如，在非洲，这个比例是80%[4]。如果考虑性别的因素对农业进行投资，可以改善女性农民对资源与资产的控制权，提高她们在家庭投资方面的决策权，如食品、健康和教育。研究表明，女性对资源的控制增加，与家庭预算中分配给食物的比重提高相关，也与年龄—身高Z评分值的增加（发育迟缓率降低）相关。女性在农业中行使的权利（定义为对农业生产和生产资源的决策权，控制收入的使用，在社区中的领导力和工作与闲暇时间）与更高的人均可用能量、更好的家庭饮食多样性、改善孕产妇整体营养水平相关[5]。然而，妇女如果把时间都花在农业生产上，就没有时间来照顾自己，也没有时间喂养和看护她们的孩子。

农业和营养之间存在很多复杂的联系，为了更好地理解这些联系，特别是在发展中国家的这些联系，目前我们正在研究建立和改进证据库。不仅如此，我们也已经得到了一些经验和教训。这一章主要关注了农业和营养领域的两个前景远大的故事。第一种是宅基地食品生产，这种方法将家庭菜园和畜牧业与信息结合起来，帮助人们采用更好的农业、健康、营养和卫生做法，并采取行动，使妇女对家庭中的资源和决策权有更多的控制。在《喂养众生：农业发展的成功经验》一书中，首先强调了这一案例，并且更新了这一案例，强调了如果在实施干预措施时，注重行为改变、交流和性别会对干预措施带来哪些潜在的影响。第二种是生物强化，即植物学家将微量营养素培育到穷人通常食用的主食作物中。本章还涉及另一个关于农业和营养的新思路，以及这种思路的潜力——链式价值法，即当食物沿着价值链的不同阶段从农民的田间转移到消费者的餐桌上时，怎样在每一个环节上保持或提高食品的营养价值。虽然本章关注的是大规模的推广行动，但也说明了大大小小的农业干预措施在解决各种形式的营养不良问题方面的潜力。

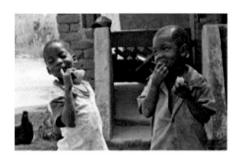

Harvest Plus

莫桑比克的儿童喜欢吃富含β-胡萝卜素的橙色白薯，可以改善他们的维生素A状况

扎根后院：加强家庭农场食物生产

20世纪80年代初，孟加拉国的两项全国营养调查显示的趋势令人担忧：3.6%的学龄前儿童，即100万名儿童患有夜盲症[6]。由于严重缺乏维生素A，没有院子的家庭夜盲症发病率更高。作为回应，海伦凯勒国际（HKI），一个国际性非营利组织，决定测试一个新概念，即宅基地食物生产（HFP）。HFP模式鼓励妇女种植富含维生素A的水果和绿叶蔬菜，以现有的当地做法为基础、培育当地的品种。对妇女的关注也

并非巧合：孟加拉国农村妇女历来负责宅地食物生产和家庭分配[7]。

1990年，HKI推出了两个覆盖1 000户家庭的小型试点项目[8]。这些试点旨在增加家庭对富含维生素A的蔬菜和水果的消费，提供营养教育，改善妇女和儿童的健康和营养状况。随着时间的推移，该项目不断扩大，为解决多种微量营养素（如铁、锌等）不足，也将畜牧业纳入了该模式，因为动物性食物中的铁和锌更具有生物利用率，或者说更容易被人体吸收。到2003年，该项目已经覆盖了超过87万户家庭，即该国一半的街区，并与70多个当地非政府组织以及孟加拉国政府开展了合作[9]。

在20世纪90年代末和21世纪初，研究人员开始记录家庭农场和宅基地粮食生产的影响，这些影响现在已经扩展到其他国家[10]。研究表明，这些项目普遍成功地增加了家庭生产的对人体有益的食品，如蔬菜、鸡蛋、扁豆和畜产品。然而，由于该评估的设计存在问题，无法确定HFP是否改善了参与者对营养食品和微量营养素的摄入，是否提高了参与者的饮食多样性[11]。此外，也没有人研究过这种方法的性价比是否比其他干预方法更高[12]。而同样重要的是，几乎没有证据表明这些项目是否影响到母亲或儿童的营养状况（人体测量学或微量营养素状况）[13]。然而，维生素A的摄入量和状况可能是一个例外。据评估显示，幼儿的血清视黄醇（血液中维生素A的主要形式）提高了24.2微克/分升（若血清视黄醇小于200微克/升，通常即可判定学龄前儿童已患有维生素A缺乏症）[14]。

针对这些发现，HKI专门与研究人员合作，改善了干预模式。新模式更好地宣传了最佳农业、保健、营养和卫生操作，也更加强调妇女的作用，将园艺和畜牧业干预与这些做法结合起来，还向妇女们提供最佳HFP操作的培训，动员其他妇女传授保健和营养方面的知识[15]。2012年，在布基纳法索近30个村庄对这一增强型HFP（E-HFP）模型的评估表明，这种联合模式更有前景。据报道，参与者的蔬菜产量和摄入量均有所增加。研究结果还表明，女性的地位也得到了提高，女性获得了对花园的控制权，并且从销售盈余中获得了利润。然而，我们还需要开展更多工作来应对迫在眉睫的挑战，如菜园灌溉用水短缺、对受益人的家访不足、在某些营养领域知识匮乏、采用与营养相关操作的条件有限等[16]。

最近，根据布基纳法索的变差模型进行的另一项评估显示了一系列广泛的结果。这种E-HFP模型仅针对妇女和出生1 000天以内的儿童，进行了强有力的改变卫生行为的沟通，还结合了改善妇女权益活动，例如，教育妇女怎样积累资产，给她们传授最佳农业、卫生、营养和健康实践的知识。研究人员发现，在接受调查的儿童中，血红蛋白水平增加了5～7克/升（6月龄至6岁儿童，如果该水平低于110克/升，则提示贫血），消瘦（低体重身高比）的比率减少了8.8个百分点，患腹泻的比率显著降低15.9个百分点，患贫血的比率下降14.6个百分点（以上数据均具有统计学意义）[17]。新的发现还表明，实施该方案后，母亲体重不足的患病率减少了8.6个百分比，她们对于水果的摄入量也有所增加，而她们对肉类的摄入量和饮食多样性与具有统计学意义的标准相比，也稍有改善[18]。其结果表明，作为受益人，母亲获得了对农产品、农业资产、小动物和销售盈余利润的控制权，而她们在医疗和购买决策中的权力也得到了加强。在项目结束两年后，对其他家庭成员的一些指标也可能产生积极的溢出效应，如儿童年龄—身高Z评分、儿童消瘦患病率以及母亲的体重指数和体重不足的患病率[19]。然而，该项目对儿童发育迟缓或体重不足的患病率没有显著影响[20]。该评估代表了首批提供严谨证据的相关研究之一，阐明了如果将农业、转变行为沟通和妇女赋权活动相结合，可以在儿童出生最初1 000天内改善妇幼营养。HFP模型的潜力在于，如果抓住这1 000天的时机，可以对终生健康产生影响[21]。

在世界各地，HKI模式启发了无数以家庭种植为基础的干预措施，它们或单独使用，或与世界各地的教育、或倡议改变行为的沟通项目结合使用。例如，印度尼西亚的可持续可可生产项目，它为2.1万名可可农民（其中80%是妇女）提供了营养教育和园艺技能，建立了1 000多个蔬菜示范区[22]。该项目自报饮食多样性稍有增加。为了记录该项目以及其他类似举措对营养的影响，还需要进行更多的研究，从而得出更多的经验，有利于未来宅基地食品生产模式的设计改良。此外，对家庭种植干预模式的最终可行性判断将取决于与其他类型的营养干预措施相比，这种方法的性价比如何，怎样论证，以及如何对项目的可持续性进行记录。目前还没有在这些方面开展广泛的研究。

营养育种：生物强化

如果能在广泛食用的粮食作物中增加急需的矿物质和维生素，同时不会对它们的外观、味道或气味产生负面影响，会怎么样呢？例如，如果可以培育出含有更多铁和锌的水稻和小麦种子，农民或消费者无法发现，却能够在很大程度上改善公众健康，又会怎么样呢？

1993年，来自CGIAR（国际农业研究磋商组织）的一组科学家提出了这个想法。当时，许多经济学家坚信，确保人们摄入足够的卡路里是解决全球营养不良问题的最好办法。但研究的最新进展却呈现了不同的观点——营养好体现在身高更高、患病更少，这不仅需要能量，还需要维生素和矿物质。这些额外的维生素和矿物质可能来自多样化的饮食，富含更多营养的主食、副食和动物食品。

最初，发展共同体对此表示怀疑。人们普遍认为，维生素和矿物质含量较高的作物产量往往较低，对农民没有吸引力[23]。研究人员很快发现，锌含量较高的小麦种子实际上利用了这部分额外的锌提高了生产力和产量。有了这些新证据，CGIAR的科学家们获得了筛选胚质的初步资金，并证明了高产量、高营养的作物品种可以通过常规育种实现[24]。几年后，其他捐助者也加入进来，并提供了大量资金，于是，生物强化挑战项目，后来更名为HarvestPlus，于2004年诞生了。

要想证明生物强化可以成功地减少微量营养素缺乏症，必须要通过一系列步骤。微量营养素必须可以被植入农作物，而且能够妥善留存，被植入和保存的微量营养素的量也必须在可接受的水平之上，并且具有生物药效应。经过生物强化的作物必须被农民广泛接受和采用，目标人群也必须接受和消费这些作物[25]。HarvestPlus及其由70多个合作组织结成的联盟已经选择了3种微量营养素（维生素A、锌和铁）、7种作物（木薯、玉米、甘薯、大豆、珍珠粟、大米和小麦）完成了一系列培养步骤。在巴西、中国和印度，人们大量生产和食用这些目标作物，该联盟也赞助了相关的国家项目。

在最初的想法萌发20年后，有令人信服的证据表明，培育生物强化作物是可行的，微量营养素可以被保留下来，也具有生物利用价值。例如，食用含强化铁的大米和豆类的人，体内的铁含量有所提高。菲律宾的一项研究表明，食用高铁大米的妇女血清铁蛋白和体内铁含量增加了20%[26]。

研究人员已经开始探索生物强化作物的有效性——也就是农民和消费者实际采用或消费它们的程度。向莫桑比克和乌干达的农民和消费者试销生物强化橙色甘薯的效果试验取得了很大的成功，农民们种植了这种有益的农作物，消费者维生素A的摄入量也显著增加。在乌干达，儿童的维生素A摄入情况得到了改善[27]。在莫桑比克，生物强化使5岁以下儿童腹泻患病率减少了11.4%，腹泻持续时间减少了10%[28]。橙色甘薯是农业与营养综合干预措施的一部分，它使儿童维生素A缺乏症的患病率降低了15%[29]。据估计，在赞比亚，强化维生素A的橙色玉米的成本效益比为，每日生活费（质量调整生命年，由于生病、残疾、或过早死亡而损失的寿命年数）节省24美元。如果结合强化干预措施，将会节省更多的成本[30]。随着HarvestPlus计划进入第三阶段，这些成功是否能够扩大规模还有待观察。

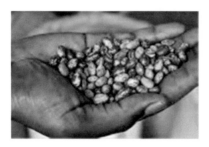

HarvestPlus　Neil Palmer（CIAT）

卢旺达的一些农民现在种植高铁含量的大豆

营养与农业的新方向：价值链

价值链是指食物从田间到餐桌的路径。这个过程从生产开始，甚至是从生产前的投入就开始了，如水、土壤和技术，然后通过加工、分配、零售、促销、标签，到最后消费。当商品经过价值链的各个环节时，就产生了价值。传统上这种价值一直被理解为经济价值。但近年来，营养学家和发展专家已经开始思考如何扩展价值这个概念的内涵。它也可以被理解为增强或保留食物的营养价值，特别是微量元素丰富的食品，如水果、蔬菜、乳制品、肉类和海鲜，这类食品因为成本高、难保存，穷人通常是吃不到的[31]。一条支持营养的价值链能让不同的参与者之间互相激励和协调，使食品更安全、更有营养、更好接受，也更方便人们获得食品，让食品的价格更加实惠。

用价值链的方法改善营养的有效性尚未得到广泛研究；目前的研究仅限于个案[32]。价值链有可能发挥作用的是学校供餐项目，该项目已经在营养方面取得了一些小小的进展。例如，对18个研究的回顾表明，在不同的低收入国家，在对儿童实施学校供餐干预措施时，长达19个月的高质量研究组与对照组相比，儿童平均体重增加了0.39千克，而超过11.3个月的低质量研究组与对照组相比，儿童平均体重增加了0.71千克[33]。另一项荟萃分析发现了类似的结果：儿童每学年平均增重0.37千克，但对身高没有显著影响[34]。一种更综合的方法——学校小饭桌，可以利用价值链把学校与当地农民联系起来，从而促进了当地经济发展，改善了学龄儿童及其家庭的营养状况。这种方法已被高收入和中等收入国家采用，如巴西（详见第十一章）、智利和英国。目前，在加纳和尼日利亚等低收入国家，也正处于项目的不同实施阶段[35]。这些举措的成功将取决于许多因素，包括确保全年持续供应粮食的能力。如果成功，它们将有助于实现两个不同的政策目标——儿童福利和适宜贫困人口的农业发展。同时，在某些情况下，比如在撒哈拉以南非洲，还有利于提高农业生产率，有效满足学校的需求[36]。

经验教训

本章内容强调了一些教训和挑战。首先，长期影响是一个挑战。例如，虽然宅基地粮食生产在项目结束两年后，对儿童和妇女健康的一些指标产生了溢出效应，但初步分析表明，它对儿童贫血或腹泻、家庭资产和牲畜所有权、饮食多样性或食品安全没有影响[37]。为了确保对营养的长期影响，宅基地食品生产和生物强化项目需要依靠世界各地的许多当地合作伙伴们来帮助设计、实施和评估项目，以便加强当地能力，并分享现有的当地工具和做法。这也有助于确保农业项目和政策不对人民的健康、营养状况以及环境造成损害。

其次，研究是关键。通过研究，我们得出结论：生物强化的概念是可行和有效的，从而增强了人们对生物强化的热情。对宅基地粮食生产模式的多轮评估强调了这样一个发现，就是将农业项目、行为改变交流和性别关注相结合，可能比单独的家庭种植项目产生更大的影响。

总之，我们需要更多地分析与研究农业与营养之间的关系，比如，更好的规划设计，更深入地分析和了解规划的影响途径[38]。对不同方法的成本效益分析（到目前为止还非常有限）也将有助于指导公共投资决策。大型研究伙伴关系，如"CGIAR营养与健康农业研究计划"（A4NH）和"南亚营养平衡农业"（LANSA）联盟在这些领域内取得了长足的进展。

未来几年，营养和农业的交叉一定会碰撞出更深刻的见解。研究的进展可以使项目和政策更加向营养倾斜。在某些情况下，还可以用来彻底检查整个食品系统。与其他经济投资相比，农业投资具有较高的经济回报[39]。世界上75%的贫困人口生活在农村，以务农为生[40]，这意味着农业—营养综合干预措施不仅可以改善目前世界上最贫穷、最弱势人群的营养和健康，还有利于他们的生计、有利于提升总体幸福感，前景非常光明。

第七章　加强营养保障

社会保护与营养

SCOTT DRIMIE，SIVAN YOSEF

20世纪90年代中期，来自世界不同地区的孟加拉国、巴西和墨西哥3个国家的政府和研究人员开始探索一种新型的扶贫项目。他们努力通过各种扶贫举措来满足贫困人口的需要，他们还想知道，如果为这些项目增加一些条件，结果是否会有所不同。例如，如果项目受益人可以带他们的婴儿到当地的卫生所进行生长监测，或是让他们的大一点的孩子上中学，就给他们发菜篮子或者现金券，情况会怎样变化？这样的改变不仅可以满足公民的眼前需要，而且有助于改善他们的长期福利和发展而最终影响他们的营养状况。

社会保护已经存在了数千年。然而，这种"有条件援助"的方法已经超越了福利本身，更致力于解决人类发展的问题。今天，社会保护一般被理解为3种类型的公共干预：①社会安全网；②国家法定保险；③社会部门政策[1]。

社会安全网是有针对性的、非缴费性项目，它将资源转移给因收入、社会地位或营养状况不佳而食不果腹的家庭。这些项目包括，通过给付福利金进行的现金支援、实物援助如食品援助或学校伙食计划、援助儿童的津贴或抚恤金、为贫困人口购买或生产的补贴产品、公共工程或工作福利计划。在一些地区，如拉丁美洲、现金和食品援助越来越与营养、健康或教育附加条件相关。例如，要求带儿童进行常规健康检查，参加营养教育研讨会，派发营养补充剂，或不让儿童在小学或中学时期辍学。

社会保护的第二个组成部分是向公众提供国家法定保险，一旦发生疾病、干旱或失业等不幸事件即可领取。这种以保险为基础的计划汇集个人或家庭的财富，来保护他们免受风险，如社会保险（如养老保险和失业保险）或医疗保险。这些工具的作用是弥补保险理赔的不足或填补穷人储蓄与信用市场的空白。

社会保护的第三个组成部分是社会部门政策。例如，免除卫生保健设施的使用费用，免费初等教育，以及预防贫困学龄儿童营养不良的干预措施。这些政策由卫生部和教育部门制定，当通过考察确保只向低收入个人和家庭提供援助时，更是有效补充了社会安全网的干预措施[2]。

虽然世界各国都在使用社会保护计划，但工业化国家通常采取社会保障的形式，覆盖面更广[2]。而全球73%的人口只能享受部分或根本享受不到社会保护[3]。

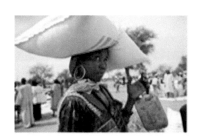

Panos Trayler-Smith

乍得Guerra地区的一名妇女顶着一袋食品援助——这是一种社会保护形式，
可以更有效地改善人们的营养

社会保护可以通过许多途径对人们的营养产生积极的影响。有些途径是直接的，包括针对营养的干预措施，解决营养的直接决定因素。例如，食品援助等社会保护手段可以提高人们的整体食品消费水平，为他们提供更多样化的饮食。如果社会保护可以联合行为改变、营养信息交流、营养补充等条件一同发挥作用，也会直接影响人们的营养行为或营养知识。其他的间接途径也很关键，即通过对营养有间接影响的潜在决定因素（如贫困）进行干预，来解决营养不良的问题。可以说，大多数社会保护的干预措施是以增加收入为目的，让家庭能够买得起日常需要的物品和服务，不仅让人们花更多的钱买更多的食品，更是要消费得起副食品，包括水果、蔬菜、动物食品。研究表明，现金、食品券和食品援助都极大地提高了人们消费食品的数量和质量。与现金和代金券相关的影响要视具体情况而定。

社会保护工具也可以帮助家庭变得更有韧性，通过积累资产、储蓄或进行人力资本投资，如通过教育来帮助他们抵御未来的冲击，从而改善他们的营养状况[4]。当家庭备有更充足的食品时，就能更好地应对季节性的食品储备波动，或是自然及人为灾害带来的冲击[5]。通过加强收入保障和投资于农村生计，社会保护还可以促进提高农业生产率、刺激地方经济发展、增强韧性、鼓励可持续的自然资源利用，促进社会包容。它还有助于降低儿童死亡率，特别是与贫困相关的死亡，如营养不良和腹泻。此外，如果规划得当，社会保护还可以通过提高妇女的经济、社会权益而使她们受益[6]。

社会保护计划究竟会对营养产生哪些影响，从证据上看，无法得到统一的结论。2013年，一项针对全球15个有条件现金转移支付（CCT）项目的系统性研究发现，这些项目通常都产生了积极的影响。但是，它们对营养状况的影响，尤其是对儿童身高的影响，却并不显著。这刚好与之前研究人员的观察结果一致，即不同的项目对儿童营养状况的影响各不相同[7]。这些项目在许多其他方面均取得了成功，如改善教育、减少童工、增加获得卫生保健服务的机会（如接种疫苗）。另一项系统性综述通过研究16个主要发生在拉丁美洲国家的项目发现，这些项目对于更方便地获得卫生保健服务、改善儿童和孕（产）妇营养、降低发病风险、提高免疫接种率、改善家庭贫困都具有积极影响，在中等收入国家更是如此[8]。然而，对这些结果的解释应该更谨慎一些。例如，在研究现金援助是否对与儿童成长相关的结果有积极的影响时，通过案例回顾，我们发现结论各不相同。尤其是在撒哈拉以南的非洲。一些研究回顾发现，现金援助对孩子的体重和身高仅有很微弱的积极影响，而另外几项研究发现，现金援助对儿童营养状况并没有什么明显的影响[9]。本章重点讨论了两个干预项目：墨西哥的进展/机会/繁荣项目和孟加拉国的多项举措，后者在改善人民营养方面取得了显著的成效。

这些举措说明，社会保护可以在多部门参与的项目中贡献力量，直接解决营养不良问题或是对影响营养不良的主要基本决定因素发挥作用[10]。进展项目的结果和孟加拉国的经验表明，如果能与营养为导向的行为改变交流相结合，社会保护就会有效地发挥作用。

墨西哥的"进展/机会/繁荣项目"

Programa de Educación，Saludy Alimentación（进展）——即"教育、健康和营养项目"是墨西哥联邦政府于1997年启动的一项社会保障和扶贫项目[11]。2002年，项目更名为"机会"，后来又改名为"繁荣"。该项目属于一个多部门综合扶贫计划，旨在通过帮助父母投资于他们的孩子，打破代代相传的贫困局面，改善国家中最贫困家庭的健康、营养和教育状况[12]。联合国儿童基金会对营养不良的概念框架中提到了营养不良的决定因素分为3个核心层面（基础性、根本性和直接性层面），该项目对于这3个层面一一实施了干预。具体表现为：致力于解决家庭财力和粮食安全问题、加强妇幼保健和教育、纠正儿童喂养做法、改善妇幼营养不良等方方面面。针对营养的干预措施包括给母亲发放CCT，因为研究表明，当资源分配给母亲而不是父亲时，儿童的健康和营养方面的投资比例会更高[13]。该项目旨在通过提供食品援助、现金援助来提高家庭购买更多营养食品的能力，如购买肉类、蛋类、乳制品、水果和蔬菜，来加强儿童食品摄入的营养与多样性。对儿童发育迟缓进行早期干预以及持续对父母进行健康和营养教育则进一步加强了这项措施的效果。其中，教育可能是关键的因素。孟加拉国的一项最新研究表明，社会保护与以营养为导向的行为改变交流结合起来可能效果最好。

符合条件的墨西哥家庭多在农村地区，尽管要求这些家庭所在的社区必须有小学、中学和一个卫生所才能长期符合要求，但它们由于社会经济因素或地处偏远，仍被认为是最边缘化的家庭。最初的计划覆盖了3 400个地区的140 500个家庭。2000年，该计划扩展到城市地区，覆盖了所有州72 300个地区的260万户家庭。到2008年，该项目覆盖了大约1/4的墨西哥人口[14]。自实施以来，这一项目已在全世界52个国家推广。

在"进展"项目的最初阶段之后，据2001年的一项评估显示，仅仅一年之后，对在该项目里也得到了辅食的儿童进行调查，发现他们的营养状况受到了显著、积极的影响[15]。具体体现在：12～36月龄的儿童平均年生长量增加了1/6；得到食品补充剂的儿童，其发育迟缓率是对照组的1/3。项目对于来自贫困社区、母亲受过教育的儿童影响更大。据估计，这些儿童随后成年期的收入增加了2.9%[16]。另一项研究发现，该项目对6～24月龄的儿童的生长结果没有显著影响。然而，研究确实发现，6月龄以下的儿童在两年后比未接受干预的同龄人长高了1.5厘米，增加了0.76千克，数字具有统计学意义[17]。研究人员无法分离出是项目的哪个组成部分造成了这种影响，但他们得出的结论是，提供营养强化食品并不是主要的决定因素，因为提供的食品水平过低。

其他研究也记录了营养带来的收益。其中一项研究将接受PROGRESA援助两年的小组与仅接受该项目援助一年的小组进行了比较。第一组中，0～6月龄的儿童身高较高（身高值高出1.1厘米），贫血患病率较低（44.3%比54.9%）[18]。

埃塞俄比亚的生产安全网方案见专栏7.1。

专栏7.1　埃塞俄比亚的生产安全网方案

生产安全网项目（PSNP）是非洲最大的社会保护措施之一。2011年，为800万粮食短缺的埃塞俄比亚人提供了两项援助：为有劳动能力的家庭提供了公共工程援助（临时就业），为劳动能力有限的家庭提供了直接援助（无条件的现金或食品援助）（详见第十六章）。项目总目标是改善埃塞俄比亚每年都要依赖呼吁紧急粮食援助的现状，方法是通过道路建设等公共工程积累社区资产，并向家庭提供持续多年、可预见的援助。最近的一项评估使用了一种广义倾向评分的方法来检验参与PSNP时间的影响。2006年，当该项目启动时，参与项目的家庭报告平均有3.6个月食品匮乏，这个数字在2008年下降到2.2个月，改善了39%。此外，PSNP在反复出现冲击的情况下，保护了粮食安全和资产水平[19]。一项研究的初步结论指出，该项目75%的参与者改善了饮食的数量与质量；受益者比非受益者更有可能每天摄入所需的1 800卡路里[20]。初步结果表明，PSNP通过为家庭提供额外的资源来支付日常所需的产品和服务，使这些家庭能够花更多的钱买副食品，包括水果、蔬菜和动物食品，从而提高了饮食的数量、质量和多样性[21]。

另一项评估发现，"PROGRESA"项目中，食用了项目提供的微营养素强化食品的儿童，摄入的铁、锌和维生素A的量均有所增加。但是，该强化食品的使用率不高，所以，对参加项目儿童的平均血红蛋白水平和贫血发生率的影响都微乎其微[22]。

将给母亲的现金援助增加一倍，其子女的年龄—身高Z评分就会显著提高0.20，儿童发育迟缓和超重的患病率也会降低。囿于数据不足，研究人员建议未来再进一步研究，怎样用额外的收入积极影响儿童的发展。该研究还发现，母亲们将收到的70%的现金援助花在了孩子身上，用于给他们提供高质量的饮食，包括肉类、水果和蔬菜[23]。

也有其他研究（大多未被引用过）讨论了与营养相关的其他因素对健康的影响，也产生了初步的结果。"Oportunidades"实施6个月后，12月龄以下儿童的结核病疫苗覆盖率可能提高了4个百分点（88%至92%），而对照组的覆盖率仅提高了2个百分点（91%至93%）[24]。在实施PROGRESA的前6个月，麻疹疫苗接种覆盖率可能从92%增加到96%。在实施12个月后，麻疹疫苗接种低覆盖率社区的接种覆盖率可能从75%增加到92%[25]。研究结果还表明，虽然对年龄较大的儿童没有影响，但5岁以下儿童的发病率或患病率下降了12%[26]。PROGRESA实施一年以来，5岁以下的受益儿童与对照组儿童相比，患腹泻的可能性估计降低了32%[27]。最后，PROGRESA可能还影响了卫生服务的使用，促进了2岁以下儿童的生长监测，也提高了家访率，2岁及2岁以下儿童的家访率从30%提高到60%，3~5岁儿童的家访率从25%提高到45%[28]。

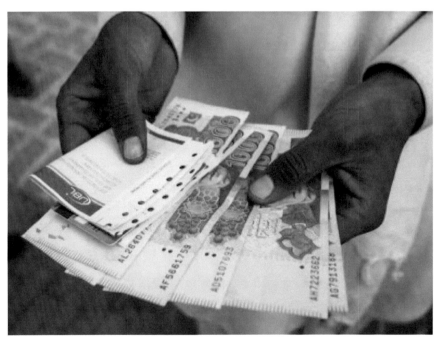

路透社　Soomro

一名巴基斯坦男子展示了政府拨给国内流离失所的家庭的现金援助

孟加拉国的社会保护

孟加拉国有许多社会保护措施。例如，SHOUHARDO（加强家庭应对发展机遇的能力）是世界上最大的非紧急粮食保障项目之一。2006—2010年，项目的第一阶段为200万人口提供了服务（详见第二章社区营养部分和第十二章关于孟加拉国部分）。另一个例子是粮食换资产项目（FFA），这是孟加拉国粮食安全综合项目的一个组成部分。FFA的受益人为公共工程付出劳动力，换取食品和现金（2千克小麦和20塔卡）作为每日工资[29]。与农村维护计划（RMP）一样，这些项目为农村基础设施的建设和维护作出了贡献，特别是连接偏远村庄和主要公路的支线公路。由于这些道路建在海拔较高的地方，它们不会被洪水和雨水冲毁，政府和捐助者利用这条道路网络在紧急情况下向贫困地区运送食物。初步结果显示，与对照组相比，参加FFA和RMP的家庭，每人每天食品消费平均分别增加了194千卡和271千卡（具统计学意义）。另一个可能对营养产生积极影响的社会保护项目是木炭民生项目（Chars Livelihoods Programme），该项目与孟加拉国西北部非常贫困的家庭合作，惠及100多万人口。从该项目中得到收入的女性报告说，她们把钱花在了营养丰富的食物上，比如鸡蛋、肉、鱼、豆类、绿叶蔬菜、牛奶和水果。10周后，他们中5岁以下的孩子比没得到援助的孩子平均高0.7毫米（具统计学意义），重210克，中上臂周长长1.39毫米[30]。

孟加拉国一个比较近期的社会保护研究项目是在2012—2014年进行的。由国际食物政策研究所（IFPRI）和联合国世界粮食计划署（WFP）发起的"援助方式研究计划"（TMRI）调查了各种形式的社会保护干预措施在提高收入、改善粮食安全和妇幼营养状况方面的有效性。根据项目计划，在孟加拉国西北部和南部地区的4 000位极度贫困的妇女和她们的21 600个家庭成员共收到5种形式的社会保障：仅现金援助、仅食品援助、50%的食品援助与50%的现金援助、现金援助结合营养行为改变交流、食品援助结合营养行为改变交流。营养行为改变交流的内容包括：向家庭传达营养和饮食多样性对健康的重要作用、洗手和个人卫生、含多种微量营养素的多样化饮食、婴幼儿喂养方法和孕（产）妇营养。

2015年公布的初步结果表明，在西北和南部地区，所有形式的援助几乎对所有消费指标都产生了显著的影响：提高了食品与非食品的消费支出，增加了卡路里摄入量、改善了饮食质量。附加营养行为改变沟通可能比单独的援助带来更大的改善。在西北地区，在研究的两年中，现金援助结合营养行为改变沟通可能导致参加项目的2岁以上儿童的发育不良率下降了7.3%，跌幅是全国平均水平的近3倍。其他形式的援助对儿童的身体测量结果没有任何影响[31]。这些结果表明，社会保护与行为改变沟通相结合可能是改善营养状况最有效的方法。

经验教训

世界各地的一系列社会保护项目显示了社会保护和营养之间协同运作的巨大潜力。社会保护干预措施一旦与行为改变沟通相结合，不仅可以改善粮食安全，还能进一步提高饮食多样性，解决疾病、儿童生长与健康的问题、改善其他大量与营养和健康相关的指标，如使用卫生服务和接受营养教育。社会保护干预措施在危机和灾难时期对贫困人口特别有帮助，因为他们往往不堪一击。社会保护干预措施有助于在整个危机期间缓冲粮食安全问题带来的剧烈影响，确保弱势家庭的营养和健康状况不受损害，从而有助于防止贫困和营养不良的恶性循环。

从这些故事中可以清楚地看到，营养需要明确地纳入社会保护计划。这种方法可能意味着"敏化"一个计划，在其中增加与营养相关的成分，例如，营养补充剂或营养教育相关的条件。或者可能意味着改变一个项目的全部目标，例如，除了保护从事生产性劳动的个人之外——这是许多社会保护项目的目标——也确保幼儿得到保护。与此同时，还应注意到，除非在设计项目时精心规划，将营养要素纳入社会保护计划也可能产生意想不到的后果。墨西哥的食品支持计划（PAL），是一个CCT与实物援助项目，它不仅提高了家庭膳食质量，还因为提供了食品篮（能量充裕的主食与基本食品）而增加了人口的总能量摄入值，导致了女性超重和肥胖症发病率高[32]。

社会保护现在已被提议为可持续发展目标（SDGs）的宗旨之一。SDG1中的宗旨3.1号召各国"根据每个国家的情况，将所有人纳入适当的社会保护体系和措施，包括最低保障标准，并在2030年前实现对穷人和弱势群体的可持续性覆盖"[33]。将社会保护列入SDG，也强调了它在2015年后发展议程中日益重要的地位。现在需要决策者、研究人员、规划设计人员和执行人员将营养纳入社会保护，使其成为一种变革的工具，能够解决造成营养不良的直接和根本原因。

第八章　清洁即营养

WASH与营养的联系

SIVAN YOSEF

世界上有超过6.6亿人的水源无法改善，有24亿人的卫生设施无法改良[1]。人们日益认识到，我们在改善水、卫生设施和个人卫生方面（一般简称为"WASH"）面临的全球性挑战，从而导致了这一问题在全球营养和卫生议程上占据了突出的位置。越来越多的研究表明，作为一套干预措施，"WASH"在改善营养和健康方面具有巨大的潜力。例如，多篇系统性综述表明，改善水质可以减少17%的腹泻风险[2]；实施手部卫生干预措施可以减少31%的胃肠道疾病和21%的呼吸道疾病[3]。

WASH包含了3套非常不同的干预措施，但它们为良好的营养状况而消除的环境障碍却是非常相似。水量少或质量低、卫生设施差（或缺乏卫生设施）、不良的卫生习惯这三者协同起来互相作用，与营养有着复杂的联系。除了WASH对营养的间接影响之外，比如，在制作食品或照顾儿童时，抽出一点时间来收集干净的水，在WASH和营养效果之间至少有3条直接的通道。一是腹泻，这是5岁以下儿童发病和死亡的主要原因。腹泻会影响食欲、营养吸收、免疫系统以及身体和认知发育[4]。2013年，全球有57.8万名5岁以下儿童死于腹泻，尽管从2000—2013年，这一比例逐年下降6.5%[5]。有证据表明，不良的WASH条件与腹泻之间存在一定的联系[6]。例如，研究提供了强有力的证据，表明较好的水质可以减少腹泻，但关于水质是否与腹泻有关，则缺乏高质量证据，特别是在洗手方面[7]。也有大量的证据可以表明腹泻和营养之间存在联系。2010年，低收入和中等收入国家的儿童每年平均出现近3次腹泻，这增加了他们在生命的头两年，即最关键的发展时期，产生发育迟缓的风险[8]。每5次腹泻就会使一个2岁大的孩子发育不良的风险增加13%，而在这一时期，腹泻可能会导致身高平均降低8.2厘米[9]。然而，我们需要对整个影响过程进行更严谨的研究，从水质、卫生设施和卫生习惯，到腹泻的流行，再到对营养状况的最终影响。最近的估测表明，采取不同的WASH干预措施，特别是安全可靠的管道供水（水质的改善）和下水道连接，可以防止低收入和中等收入环境中的36万多名5岁以下儿童间接死于痢疾，死亡率可降低5.5%[10]。

第二种是通过其他类型的感染产生联系。例如，恶劣的卫生条件会增加蠕虫（寄生蠕虫）的卵和幼虫污染土壤的风险。当人们摄入了受污染的水和食物时，或者赤脚行走在受污染的土地上时，这些寄生虫和污染物（能够携带细菌或寄生虫的物体或物质）会引起诸如蛔虫、鞭虫和钩虫等寄生虫感染[11]。感染反过来又阻碍了营养物质的吸收，减缓生长[12]。钩虫感染还会导致儿童和孕妇贫血，从而增加早产和低出生体重的风险[13]。此外，我们已经进行了大量的、关于各种WASH条件对感染的影响的研究（例如，妥善使用卫生设施与减少46%～78%土壤传播的寄生虫感染有关[14]），但关于整个WASH—感染—营养的路径却没有足够的数据支持。

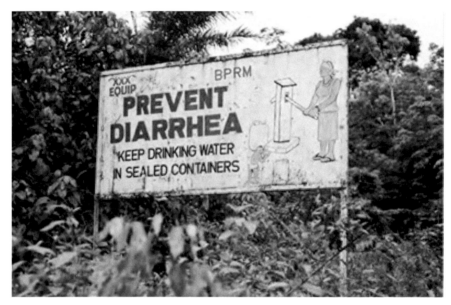

Panos　Wade

利比里亚的一个广告牌提出了一种预防腹泻的方法，腹泻是导致5岁以下儿童患病和死亡的主要原因

第三种是可能通过环境性肠病产生联系。恶劣的卫生环境中含有大量的病原体。当儿童摄入这些物质时，可能会损害肠道并导致营养吸收不良，这种情况被称为环境性肠病或环境性肠功能障碍（EED）[15]。虽然腹泻是急性的，但EED可能是一种慢性疾病。来自冈比亚的一项研究表明，如果儿童在2岁前有7.3%的时间患有腹泻，那他们在此期间的76%的时间里会患EED[16]。大多数关于改善WASH如何对EED产生影响的研究还仅限于动物研究；而基于人体的研究目前还仅限于观察性研究，这些研究只能建立关联，而不能确定因果[17]。例如，孟加拉国的一项观察性研究发现，与来自受污染家庭的同龄人相比，在卫生条件较好的家庭里，儿童更不易患上严重的EED，他们的年龄—身高Z评分更高（发育迟缓患病率低22%）[18]。

WASH是如何对营养效果产生影响的呢？尽管关于每个条件（水质差、卫生条件差和不良卫生习惯）的文献很多，但很少有研究关注它们对营养的影响。一项涉及140项人口与健康调查的生态学研究表明，在65个贫穷和中等收入国家中，超过一半（54%）的儿童平均身高差异可归因于户外排便的频率。当露天排便发生在人口稠密地区时，则有65%的儿童平均身高差是由于露天排便的频率而引起的[19]。一项对印度112个地区的研究发现，露天排便增加10%，与发育不良和严重发育迟缓的发生率平均增加0.7%有关[20]。关于WASH对营养会产生什么影响的研究也很少。对14项设计不同的研究进行的系统综述得到了5项随机对照试验的荟萃分析，这是研究中的黄金标准。分析发现，没有证据表明WASH干预对于年龄别体重和身高—体重Z评分产生影响。研究发现，水质和卫生干预措施对儿童身高的影响（具统计学意义）确实存在一个临界年龄，即对24月龄以下儿童的影响最大[21]。针对低收入和中等收入国家的研究表明，改善卫生设施与降低儿童死亡率和减少腹泻有关[22]。到目前为止，还没有研究表明水、环境卫生和个人卫生3项干预措施同时实施，会对营养产生什么样的影响。这表明，我们有必要探讨这3种干预措施对于营养的协同作用（详见专栏8.1）[23]。

从最近的两个WASH案例：马里共和国的社区主导的全面卫生设施举措和孟加拉国的一系列很有前景的卫生干预措施中，我们可以吸取有益的经验。我们也可以看到WASH措施在改变目标人群行为方面的巨大潜力，它有助于改善营养指标，如儿童生长指标。

马里共和国社区主导的全面卫生设施举措

社区主导的全面卫生设施（CLTS）是一种参与性方法，于1999年在孟加拉国启动，旨在彻底消除露天排便。与供给驱动的卫生项目不同，CLTS通常依靠农村社区——人口少于2 000人或200户的同类村庄，在没有财政或资金援助的情况下，主动解决露天排便问题[24]。研究表明，单独提供补贴建造家庭卫生设施的干预措施并不能有效地控制露天排便，最好与改变行为相结合。这一发现也支持了CLTS的原则[25]。

专栏8.1　方兴未艾的WASH-营养研究

研究水、环境卫生和个人卫生之间的联系、以及它们协同起来对营养产生的影响，现在已经到了令人激动的阶段。一些正在进行的研究备受关注，它们将有助于我们取得这些关系的有力证据：

孟加拉国和肯尼亚是WASH的效益研究试点国，两国正试验把环境卫生、水质、洗手和营养疗法进行六种不同组合，观察这些干预措施是否会影响腹泻、环境性肠病的标志物以及生命最初几年的生长和发育[26]。该研究预计将于2016年完成。

MAL-ED项目（营养不良与肠道感染的相互作用：对儿童健康与发展的影响）正在孟加拉国、巴西、印度、尼泊尔、巴基斯坦、秘鲁、坦桑尼亚和南非8个营养不良和腹泻率特别高的国家开展WASH-营养研究。该项目的重点是肠道感染对肠道完整性的影响，以及在随后的最初1 000天内身体和认知的发展[27]。预计将于2017年完成。

SHINE试验（卫生保健婴儿营养功效）是一个在津巴布韦开展的项目，研究WASH和/或改善婴儿喂养对于改善0～18月龄儿童发育迟缓和贫血的功效。这些被调研的儿童可能通过摄入粪便微生物，如露天粪便或鸡粪而暴露于高水平的真菌毒素环境中[28]。该项目预计将于2017年完成。

CLTS的流程由一次公共社区会议开始，人们在那里参加活动，接受有关露天排便的教育，了解相关信息，引发讨论，唤起对露天排便的厌恶和羞耻感。然后，参与者承诺使用适当的排便设施。监控是CLTS方法的关键组成部分，由项目执行人员进行跟踪访问。然而，CLTS干预措施的监测和评估工作还需要改进完善。据报道，在全世界范围内，宣称要监控实施的组织中，只有1/10真正做到了坚持到底[29]。

据估计，已有66个国家实施了CLTS，但项目实施的方式却极为多样[30]。各种方式也缺乏严格的证据支持，据说，在核实孟加拉国和印度尼西亚等国的无露天排便（ODF）社区数目方面存在问题，而由于印度的ODF村庄可以获得奖励，在评定ODF村庄时，还发现了贪污腐败现象[31]。虽然发现过这些不守承诺的现象，埃塞俄比亚、肯尼亚和赞比亚的报告却显示出振奋人心的结果，在12个试点村庄，卫生设施覆盖率即厕所数量与家庭数量之比在3个月内从23%增加到88%[32]。

CLTS在马里实施得特别成功。2009年，在联合国儿童基金会和比尔及梅琳达·盖茨基金会的支持下，马里政府率先发起了该国的CLTS运动。该干预遵循了CLTS的惯例，还进一步鼓励参与者自己建造私人厕所。此后的跟踪随访时间长达3个月；一旦了解到所有家庭都装好了厕所，并消除了露天排便，就举行庆祝活动[33]。在15个村庄试点取得了明显成功后（初步研究结果表明，所有试点村庄都已实现了ODF，装有厕所的家庭比例从30%提高至100%），马里国家卫生指挥部将CLTS与国家农村卫生战略结合，然后，将该方案推广到全国范围[34]。CLTS一直在马里实施，实施期间还经历了政局不稳定的阶段，包括2012年的军事政变。政府正在制定2015—2024年的国家CLTS计划，拟定后ODF战略、编纂CLTS实施指南和培训手册。据报道，截至2024年，有1 400个村庄达到了ODF的标准，使全国的露天排便率降低了1%[35]。

2011—2013年，在马里的121个村庄进行的一项整群随机对照试验表明，CLTS运动对提高厕所使用率和减少露天排便产生了积极影响[36]。参与研究的村庄有65%的家庭享有私人家庭厕所，而对照组村庄的这一数据只有35%。据参与者报告，成人露天排便率减少了71%；5～10岁儿童减少了49%；在5岁以下的儿童中，这一比例减少了51%[37]。

对健康和成长结果的影响也是积极的。在参与调查的村庄中，儿童（5岁以下）年龄—身高Z评分提高了0.18分，差异具统计学意义，发育不良的可能性降低了13%。当把样本限制在大约800名不到1岁的儿童时，这种影响甚至更大（年龄—身高Z评分为0.29），这意味着在关键的1 000天内会产生影响[38]。然而，该项目对减少儿童体重不足比例或改善儿童体重方面没有显著影响[39]。

孟加拉国的讲卫生运动

1995年，孟加拉国35%的人口在户外排便。到2012年，这个数字下降到了2.5%[40]。我们可以从孟加拉国在处理不良环境卫生和个人卫生方面得到很多经验教训，今天仍是如此。孟加拉国的政府已经通过了一系列包括2013年的《水法案》在内的、针对水和卫生部门的政策与方案；在2010—2021年的行业发展计划中，孟加拉国号召制定一个水与环境卫生的综合战略；其中最引人瞩目的是2014年国家供水与环境卫生战略，其目标是增加WASH干预和改善部门治理[41]。2003年，政府发起了一项全国卫生运动，旨在到2010年实现100%的卫生设施覆盖率，后来修订为2013年。这场运动运用了许多CLTS的原则，并强调对粪便的无害化处理，而不是施加修建卫生厕所的压力。为了大规模实施该项目，政府从地方发展资金中拨出20%，其中大部分用于为极端贫困人口（主要在农村地区）采购卫生设施和用品（这种干预未能触及农村经济增长中心、城市贫民窟和偏远地区）。此外，还实施了一项奖励计划，即经核实家庭厕所覆盖率为100%的村庄有资格获得3 000美元现金[42]。区域和地方政府以及非政府组织也加入了进来，动员社区成为ODF，并帮助社区发展一种分散式的卫生模式。全国卫生设施覆盖率以每年9%的速度增长[43]。到2014年，有57%的人口可以使用改善后的卫生设施[44]。研究表明，快速减少露天排便与儿童平均身高的长期改善有关，是相关因素之一，这可能是因为减少了儿童患EED概率的原因[45]。

有关孟加拉国其他WASH干预措施的影响，目前正在评估取证之中。例如，SHOUHARDO项目的第一阶段（加强家庭应对发展机遇的能力，由美国国际开发署资助，由美国援外社和孟加拉国政府设计并实现），

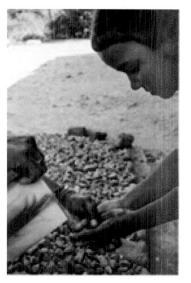

Panos　Das

在印度安得拉邦的一个村庄里，一名*anganwadi*工作人员正在帮助一名儿童用正确的方法洗手

在2006—2010年惠及200万人（详见第二章和第十二章）。SHOUHARDO提倡WASH行动，如洗手、配餐、使用厕所和个人卫生操作，并与健康教育、纯母乳喂养和营养补充相结合[46]。一项混合方法的非实验和准实验性研究发现，在第一阶段，拥有卫生厕所的家庭比例从13.8%增加到54.6%[47]。项目实施区6~24月龄的儿童慢性营养不良率从56%下降到40%；相比之下，在同一时期，孟加拉国农村地区整体发育迟缓的现象并没有减少，在后来的几年里甚至还有所增加，当然可能也有许多混杂因素在共同起作用。参与该项目的家庭饮食多样性也增加了25.7%[48]。单看卫生设施对儿童年龄—身高Z评分的影响，发现参与组和对照组之间没有显著差异。然而，当卫生设施与其他妇幼保健和营养干预措施相结合时，对儿童身高的影响似乎翻了一番，这表明卫生设施和直接营养干预具有很强的协同效应[49]。该项目的第二阶段（2010—2015年）将很快公布其研究结果。

经验教训

从马里和孟加拉国的经历中，我们可以得出一些经验。首先，各级政府和民间团体，特别是社区本身，在许多举措中发挥了关键作用。政府和民间团体都可能是成功的必要组成部分，政府提供战略方向、资金、进行多部门协调，社区因地制宜地调整实施诸如CLTS等模式，提高可持续性。

其次，行为的改变对WASH的成功至关重要（详见专栏8.2）。如果不呼吁个人、家庭和整个社区做出改变，改善个人卫生和环境卫生，尤其是后者（不像改善水质）是很难实现的。因此，在沟通如何改变行为时，可以传递WASH信息，同时还要强调洗手对营养和健康的积极影响，这都是收到良好成效的必要条件。

专栏8.2　意想不到的WASH切入点

2011—2014年，在孟加拉国开展的"生存与兴旺"项目的目标是850万个有2岁以下儿童的家庭，旨在减少这些家庭中的儿童发育迟缓和贫血。最初，该项目的干预措施与媒体宣传活动主要集中在改进婴幼儿喂养的做法方面（见第三章）。经研究发现，儿童的腹泻率高，卫生习惯差。于是，该项目很快就开始推广用肥皂洗手，培训社区工作人员，让他们了解WASH对健康和营养的重要性。项目结果表明，母亲在准备食物和喂养孩子之前，洗手行为的改善率提高了67%，近2/3的参与家庭在准备食物和喂养地点附近准备了肥皂和水[50]。然而，有些参与项目的家庭把洗手用品用在了其他方面，导致我们很难评估项目的长期效益。虽然如此，研究的结果还是强调了行为改变沟通对WASH和营养非常重要。

与此同时，我们也面临一些挑战。事实上，WASH取决于行为的改变，因此很难衡量它对营养的影响。进行有效评估全靠干预措施改变行为的能力。首当其冲的是要做到改变行为，然后才能衡量干预措施对营养的具体影响[51]。除最新的一些案例之外，大多数大规模的讲卫生运动干预措施在卫生行为方面只取得了很小的改善，这使得我们很难得出研究结论[52]。即使成功地改变了行为，WASH计划评估的重点也很少放在营养与健康的成效上。WASH和营养干预的不同目标带来了另一个挑战。WASH的目标是普及与应用，如便捷地得到水、普遍使用卫生设施或普遍改善个人卫生。而营养干预的目标则更加多样化。有些干预的目标是普及推广，如纯母乳喂养或营养强化；但还有一些，比如给幼儿补充营养，则更有针对性[53]。在设计有效的方案和干预措施时，负责推广实施的人员和地方社区必须考虑到这些差异。

讲卫生运动和营养都是全球政治议程上的重要议题。2014年11月，第二届国际营养大会通过的《罗马营养宣言和行动框架》建议"要在水、卫生环境与个人卫生方面采取行动"。联合国于2015年通过的可持续发展目标明确提出了"确保人人可享有水与卫生设施、对水与卫生设施进行可持续管理"的目标[54]。跨部门合作的时机已经成熟，可以将过去的经验用于未来的讲卫生运动与营养干预措施中。

第九章 营养不良的新前沿

肥胖的挑战

JUDITH HODGE，ROOS VERSTRAETEN，ANGÉLICA OCHOA–AVILÉS

在过去几十年里，超重和肥胖患病率大幅增加，影响到全球21亿人，并导致全球340万人死亡[1]。目前，有4 200万儿童超重或肥胖——1980—2013年期间，患病率上升了47.1%，令人咋舌[2]。超重和肥胖已经不再是富裕社会的专利了，在许多低收入和中等收入国家（LMICs）中，肥胖程度也居高不下，令人担忧[3]。事实上，超重或肥胖的人数已经超过了没有摄入足够热量的人数（7.94亿）[4]。在所有5岁以下的超重儿童中，近一半生活在亚洲，另有25%生活在非洲[5]。

不健康的体重会带来与生活方式相关的非传染性疾病（NCDs）的高患病风险，包括Ⅱ型糖尿病、高血压、血脂异常（定义为各种级别的脂类异常，如血液中的甘油三酯或胆固醇异常）。儿童的体重不健康则更让人担心，因为它增加了日后成年期发展为非传染性疾病的危险因素[6]，特别是那些线性生长不良的儿童[7]。虽然在一些高收入国家（HICs），超重率的增长速度明显放缓，但预计中低收入国家的超重率将继续增长[8]。肥胖和糖尿病是由遗传、生活方式、文化、医学和社会因素造成的复杂的多因素问题[9]。随着经济、社会和文化的快速发展，包括城市化、饮食模式改变、缺乏体育活动和久坐不动等因素，都会导致LMICs的肥胖率增加，之前被称为全球"营养变迁"[10]。此外，肥胖率的增长出现在城市和农村、以及包括最贫困人口在内的、所有社会经济阶层的人群，导致这一问题更加复杂[11]。

迄今为止，没有一个国家扭转了肥胖肆虐的趋势，因此，成功的案例很少，也没有发现哪个案例取得了大规模的成功。星星点点的"进步"主要源于某些儿童肥胖发病率较高的城市和国家，那里的儿童肥胖水平逐步趋向稳定[12]。即便如此，在中低收入国家，预防肥胖仍然是一个极具挑战性的问题。然而，这个问题并不是无解的难题。如果对肥胖和糖尿病负担重的中低收入国家采用以人口为基础的战略进行分析，就可以看到，多种干预措施（包括财政和管理措施、卫生信息和传播战略）可以带来巨大的、成本效益很高的健康收益[13]。关于哪些行动最能促进健康饮食，我们正逐渐达成共识[14]。一些国家已经成功地实施了前景远大的干预措施。例如，有针对性的粮食税和补贴、营养标签、学校食物营养质量管理与食物营养可用率管理、大众传播媒介活动（专栏9.1）[15]。然而，尽管官方承诺要采取全球行动[16]，据Lachat等人的报告，目前140个中低收入国家中，只有82个国家制定了应对至少一个针对非传染性疾病风险因素的政策[17]。通过每年向每人投资1~3美元（全球每年投资112亿美元），低收入国家可大大减少非传染性疾病造成的疾病和死亡。相反，如果各国不采取行动，预计2011—2025年，非传染性疾病所造成的累积成本将达到7万亿美元[18]。

预防肥胖症的"系统性方法"

在不增加肥胖和非传染性疾病负担的情况下，应对食品匮乏与饥饿的规划和政策可能会面临挑战。例如，在埃及，由于对面包、小麦粉、糖和食用油发放补贴而造成了过多的能量摄入，这也可能是该国超重和肥胖高发的部分原因[19]。相比之下，解决肥胖问题的"系统方法"需要广泛、有利的环境，即社会、经济、政策以及物理环境[20]。世界癌症研究基金的营养框架根据研究和实践得出了"哪些措施有效"的共识，汇集了促进健康饮食的核心政策行动（表9.1）[21]。

表9.1 世界癌症研究基金的国际营养框架

领域		政策	可能开展的整治行动举例
食品环境	N	食物标识及间接标识的营养标签标准及规例	食物包装营养列表：清晰"易懂"的卡路里标签；菜单；架标：关于营养健康标识的规定
	O	提供健康的食物，并在公共机构和其他特定的环境中设定标准	水果蔬菜方案：教育、工作、健康设施标准；奖励计划；建筑物甄选
	U	运用经济工具解决购买食物的支付能力问题，提供购买奖励	目标人群津贴：销售点价格优惠；拟定单价；健康相关的食品税
	R	限制食品广告和其他形式的商业推广	限制用各种媒体广告向儿童宣传不健康的食物；促销；包装；赞助
	I	改善整个食物供应链的营养质量	调整配方减少盐与脂肪；消除反式脂肪；减少高能量加工食品；限制份额大小
	S	建立激励机制与规则，创造健康的食品零售与服务环境	为入驻不发达地区的商铺提供奖励，规划对食品批发店的限制措施；店内促销
食品系统	H	管理食品供应链与跨部门行动，确保健康措施一致	奖励供应链、促进生产；政府"短"链采购；全健康政策；为多部门参与设立政府架构

（续表）

领域		政策	可能开展的整治行动举例
改变行为沟通	I	告知食物与营养的信息，改善公众意识	以食物为基础的饮食方针教育，大众媒体，社区营销；社区及公共信息活动
	N	在卫生保健环境中提供营养建议及咨询	高危人群营养建议；电话建议及协助；为卫生行业专业人士提供有效进行营养干预的临床方针
	G	提供营养教育与传授技能	教授营养，烹调/食物生产技能课程；工作单位健康计划；健康扫盲计划

来源：世界癌症研究基金会，经许可转载

关于中低收入国家的干预措施和案例研究见专栏9.1。此外，营养管理政策和食物供应对于防止发育迟缓和肥胖是非常重要的，因为它们共存于同一人群甚至是同一个体[22]。

专栏9.1　低收入和中等收入国家的一些营养干预措施

我们迫切需要对中低收入国家（LMICs）的这一类干预措施进行监测和评估，以拿出这些干预措施产生了影响的证据。

营养标签。2014年，厄瓜多尔公共卫生部在食品包装上增加了"红绿灯"标签，标明脂肪、糖和盐的含量（红色表示高，橙色表示中，绿色表示低）。

在特定的环境下提供健康食品（如学校）。哥斯达黎加的学校只允许出售符合特定营养标准的食品和饮料（政策在2012年实施并得到支持，但随后受到哥斯达黎加食品工业协会的挑战）[23]。

运用经济工具。参见本章关于墨西哥苏打税的讨论。

限制食品广告。自2003年以来，全球20个国家（包括马来西亚和泰国）已经制定或正在制定政策，限制向儿童播放不健康食品的电视广告[24]。

改善整个食品供应链的营养质量。匈牙利在2011年通过了一项法律，对糖、盐和咖啡因等对健康构成高风险的食品和饮料成分征税，于是，40%的制造商改变了他们的产品配方，以减少需纳税的成分。一年后，销售额下降了27%，人们对此类产品的消费减少了25%～35%[25]。

管理跨部门食品供应链（农业和食品系统）。巴西立法规定学校实施"自家种植"膳食计划，全国学校膳食预算的30%用于家庭农场的健康食品。强有力的政府领导、部门间决策过程、以及民间团体组织的政治压力都是实现这一综合办法的关键因素。然而，目前几乎没有证据表明学校供餐对学生的饮食和营养具体产生了什么影响[26]。

提供营养教育和传授技能。见本章对厄瓜多尔ACTIVITAL项目的讨论。

这种管理需要一个连贯的营养政策来解决所有形式的营养不良，不是过于强调管理超重，而是更关注早期健康成长，这样孩子才不会发育迟缓（低年龄—身高）或体重超重[27]（详见第三章婴幼儿喂养）。

墨西哥汽水税甜蜜的成功

墨西哥是世界上糖尿病、超重和肥胖发病率最高的国家之一，因此迫切需要制定应对肥胖症流行的战略。在墨西哥，近70%的人口超重（体重指数≥25千克/平方米），9%的儿童超重，约1/3的成年人肥胖（体重指数≥30千克/平方米）[28]。每年约有7万人死于糖尿病（目前是第三大死因），其中肥胖是一个重要的危险因素[29]。于是，墨西哥采取了一项政策行动，利用如税收等经济手段来改善食品环境。

在墨西哥，对含糖饮料征税是一个显而易见的政策选择，因为该国人口每年人均饮用160升以上的饮料（处于全球消费水平的前列），80%的青少年和71%的成年人每天至少饮用一瓶高卡路里的汽水[30]。2013年，墨西哥政府通过了对含糖饮料征收每升1比索（0.080美元）的消费税，对高热量食品征收8%的税费的法案。含糖饮料税适用于任何含添加糖的饮料，如含糖碳酸饮料（汽水或软饮料）、能量饮料、瓶装茶和咖啡。

提高税收等于降低消费

世界卫生组织（WHO）声称，对碳酸饮料征税、给水果和蔬菜补贴是改善饮食最有效的策略[31]。对含糖饮料征税可以减少肥胖和慢性病的证据主要来自理论模型，由于大多数国家对大量食品征税，因此很难单独举证说明对含糖饮料征税的影响。此外，也很难确定这些税费对肥胖和疾病的影响，部分原因是含糖饮料税实施得太少。

2014年1月1日，当墨西哥的含糖饮料税生效时，每升苏打水的平均价格上涨了约10%。第一年，每月购买的饮料平均数量比不征税时的预期要低6%[32]。购买数量最开始下降得比较缓慢，但下降的速度一路上升；截至2014年12月，碳酸饮料的销量比2013年12月下降了12%。

解决全球肥胖和相关非传染性疾病路障重重（专栏9.2）。

专栏9.2　路障重重

要制定大规模预防性政策和法规，解决全球肥胖和相关非传染性疾病，进展为何如此缓慢？最大的障碍之一是中低收入国家中，人们越来越容易接触到廉价、高能量的加工食品和饮料，这些食品也被称为"垃圾食品"或过度加工食品[33]。在最近一次有关肥胖的国际研讨会上，与会者认为，正是因为大型跨国食品和饮料制造商（统称为"大食物"）联合起来，一致破坏并反对许多预防肥胖的公共政策，从而使这种情况日益恶化[34]。其他障碍包括政府执行政策的能力有限或意愿不足，民间团体（特别是在中低收入国家）要求采取政治行动的压力不足，以及对已实施的许多方案和政策的效果缺乏有效评估[35]。

此外，社会经济地位较低的家庭减少幅度最大。到2014年12月，他们购买的含糖饮料减少了17%。而不征税饮料（主要是瓶装水）的购买量增加了4%，中等社会经济地位的家庭增加的购买量最多[36]。

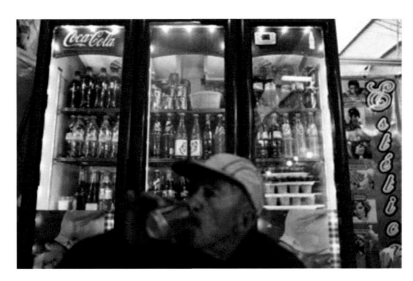

路透社　Garrido

2014年，当肥胖率和糖尿病患病率都很高的墨西哥开始征收碳酸饮料税时，含糖饮料的消费量开始下降

成功之路

2006年，全国健康与营养调查结果的发布敲响了警钟。1999—2006年，5～11岁儿童的肥胖率增加了40%——世界上从没有任何一个国家在这么短的时间内肥胖率增长得如此显著[37]。时任卫生部长拜访了Juan Rivera，急切地希望可以得到一些建议。Juan Rivera是墨西哥公共卫生研究所营养与健康研究中心的创始主任，他给卫

生部长提出了一个全面的计划，而这位政治家务实地回复说"太复杂了！就选一件事！"于是Rivera选择了减少汽水的摄入。但面对势不可挡的行业反对，适度的健康宣传（在每个健康中心都张贴海报，海报上展示一个水壶，说明每日饮料摄入的完美均衡配比）也只能无疾而终[38]。面对如此强大且资金充足的反对派，碳酸饮料税在不到10年后又是如何生效的呢？

在总统Enrique Peña把含糖饮料税纳入2013年9月的"一揽子"经济方案之后，很快就获得了通过。提议该法案的联盟基础广泛，早在讨论税收多年之前就制定了计划周密、协调一致的战略。联盟的每一部分都各尽其责：研究人员提供了客观的科学证据，说客分析了政治环境并确定了立法盟友，消费者权益倡导者有力地展开了媒体宣传攻势[39]。

12勺糖

Alejandro Calvillo（曾就职于墨西哥绿色和平组织）是一位颇有影响力的营养倡导者，他创立了消费者力量组织，这是一个致力于健康和环境问题的非正式团体网络（营养联盟）。该联盟成功地影响了政府，倡议禁止垃圾食品进入学校，并限制了儿童电视广告。苏打税（更广泛的政策议程中的一部分）被选定为高度优先的目标，布隆伯格慈善机构提供了一笔1 000万美元的三年期资金，让该联盟能够发起一场声势浩大的媒体宣传活动，并吸引了很多说客参与，使得这场对战食品行业的竞争的环境变得公平起来[40]。这则广告标题为"12勺糖"，后来成为该运动的象征，它把人们的注意力吸引到一瓶苏打水的含糖量上，并将其摄入量与糖尿病联系起来。当电视台拒播广告（以担心失去行业广告收入为由）的，支持者利用YouTube和Twitter等社交媒体着力宣传广告遭到了拒播的现象[41]。

抓准时机

2013年的政治变化（新当选的总统和立法机构）为联盟提供了一个很好的时机，其成员了解到，政府的首要任务是提高收入，而政府也主要对征收新税种感兴趣[42]。最初，有人提议征收20%的税（理论上对健康结果有影响的最低税率建议）[43]，而且预计实施时会有所降低。将碳酸饮料税带来的部分新收入与在学校和公共场所安装饮水机挂钩，这一努力获得了公众支持；由于进一步的倡议，参议院通过了一项决议，用部分税收为公立学校、特别是在低收入地区的公立学校提供饮用水[44]。

墨西哥的主要教训

虽然成功与否取决于不同国家的社会和政治背景，但墨西哥含糖饮料宣传活动的一些特点同样可以适用于其他环境[45]。

（1）争取让那些在媒体宣传和策略性活动发展方面背景雄厚、公认的、公众利益的合法捍卫者组织多多参与。

（2）深入理解科学文献，并关注如何利用证据来为政策措施辩护，以及如何为媒体宣传和游说起草信息。

（3）了解并利用政治环境，在适当的时候有效地影响政策（抓住适当的时机）。

ACTIVITAL：厄瓜多尔促进儿童健康的成功证据

据估计，25%（5 180万名）的拉丁美洲儿童和青少年超重或肥胖，这对他们的健康和生活造成了不良影响[46]。不健康的体重快速增长是由不良的饮食（如低水果和蔬菜的饮食）和缺少体育活动造成的[47]。厄瓜多尔的情况也与拉丁美洲的这一普遍趋势一致[48]，该国12～19岁的青少年中，有26%超重或肥胖，并伴有其他令人担忧的危险因素[49]。尽管厄瓜多尔儿童肥胖问题负担沉重，但由于缺乏适当的干预战略以及多部门协同的公共卫生政策，作为一个公共卫生问题，儿童肥胖仍然没有得到充分的重视。以学校为基础的、预防性干预措施能够促进健康饮食和积极的生活方式，是改善儿童和青少年健康、遏制肥胖负担攀升的一个良策[50]。然而，大多数关于干预措施的有效的证据都来自高收入国家、这些证据被完好地记录了下来，并得到了妥善评估[51]。中、低收入国家迫切需要强有力的评估设计、完整记录此类干预措施发挥作用的途径、也需要进行过程评估，加强相关的证据基础[52]。

校本健康促进计划

该案例研究描述了参与性理论和循证的ACTIVITAL项目（改善厄瓜多尔青少年健康干预措施，促进健康的饮食和体育活动模式），这是一个基于学校的健康改善计划，旨在改善厄瓜多尔11～15岁青少年的饮食和体育活动行为。2009—2012年，该项目对Cuenca市区20所学校的1 430名在校青少年实施了为期3年的干预措施。

干预包括两个部分：一部分旨在改变个人行为，另一部分旨在改变环境。个人策略包括一个互动工具包，由学校老师讲授工具包的内容，如何健康饮食和怎样开展体育活动。环境战略包括家长和提供食品的服务人员共同参与的培训班（主题包括健康饮食、体育活动、食品安全和份量大小）、准备健康早餐等社会活动、邀请当地著名的运动员来做励志演讲，以及在学校修建步行道。这些策略在10所实施干预措施的学校推进，而在其余10所学校维持正常课程。用来衡量项目成效的主要指标是饮食摄入的营养价值、体育活动、身体素质和屏幕使用时间。体重指数（BMI）、腰围和血压是次要指标。项目实施期间还进行了深入的过程评估。

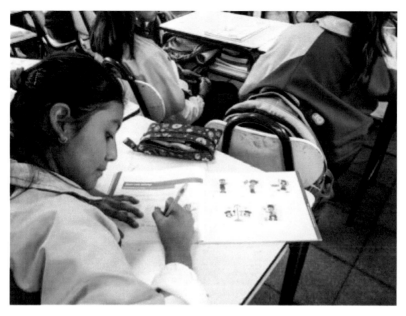

ACTIVITAL

厄瓜多尔的活动计划包括为Cuenca市区20所学校的青少年提供健康饮食和体育教育

该项目有效降低了干预组成员的零食、添加糖和精加工食品的摄入量，同时也达成了腰围减小、血压降低的效果。干预也弱化了减少水果和蔬菜的摄入、减少体育活动、增加久坐行为的趋势[53]。此外，干预无不良反应，未导致抵触，未增加营养不良，对社会经济群体均有好处。

经验教训

在中、低收入国家预防肥胖的更广泛背景下，ACTIVITAL的成果为校本健康促进干预措施的有效性提供了新的证据。ACTIVITAL的一个重要经验是，必须将这种促进健康的干预措施纳入一个更广泛的结构性平台，才能将成功推广开来。对未来研究的建议包括以下几项。

（1）将这一类型的项目纳入标准课程（没有获得政府对ACTIVITAL的支持）。

（2）将健康教育活动与改变环境结合起来（例如，要与管理学校附近地区食品的供应商携手并进、一起改变学校的食物供应；见滋养框架）。

（3）要采取因地制宜的干预策略。在积极的方面，厄瓜多尔已经开启了优先处理慢性病、以及肥胖危机的政治进程，导致了营养标签的改变（专栏9.1），也已经开始与政府发起讨论，将ACTIVITAL干预项目扩大到全国范围。

展望未来

肥胖和相关非传染性疾病是所有国家都在面临的复杂、多面的问题。虽然个人的行为变化很重要，但个人面对诸如全球化这样深刻改变食物系统的因素时，难免力不从心。要成功解决这些变化所造成的"致肥环境"，需要全社会的努力和多方参与，包括不同的政府部门（不仅是卫生部门，还包括农业、教育、食品生产、贸易、税收和城市发展）、民间团体组织、媒体、食品工业、卫生保健服务人员、运输服务人员和城市规划师[54]。我们可以从打击烟草行业的案例里学到一些经验，在这个方面，我们有确凿的证据。例如，需要运用媒体的力量、要让数据与政治挂钩，另外，社区行动也很重要，它可以激发干预市场行为的政治意愿[55]。

第三部分

改变国家政策与规划

第十章　从地方到国家

泰国的整合营养方案

STUART GILLESPIE, KRAISID TONTISIRIN, LAURA ZSELECZKY

泰国在10年内将儿童营养不良的情况减少了一半以上，这一成就被营养学界认为是国民营养方案取得成功的最佳范例之一[1]。1982—1991年，泰国5岁以下儿童的体重不足率从50%以上下降到20%以下，严重和中度体重不足率几乎为0[2]。到1996年，体重不足率进一步下降到10%[3]，到2012年下降到9%[4]。孕（产）妇保健干预措施也取得了成功。泰国提高了产前保健的覆盖率，从1981年的35%增加到2006年的近95%[5]。孕妇缺铁性贫血的患病率从20世纪60年代的近60%下降到2005年的10%[6]。

泰国在营养方面取得的进展在很大程度上是由强烈的政治意愿、明确的目标、有效的战略与规划、持续的综合行动与系统监测所推动的。最值得注意的是，广泛动员志愿者参与和社区的主动推进，都对成功起到了促进作用。营养被认为是社会各个级别、从卫生健康与农业、再到教育与农村发展等各个部门取得进步的一个基本因素。政府官员和业内专家支持社区评估的基本需求，并根据优先顺序制定发展规划。不断的监测提高了社区对营养重要性的认识，并反馈到国家和地区级的政策和方案。本章探讨了泰国在20世纪70年代和20世纪80年代对营养规划方式的演变，检视了使其取得成功的因素以及从该国经验中吸取的教训。

把营养不良当作贫困的症状

营养在20世纪70年代首次被纳入泰国的五年国家发展规划，并在随后解决贫困问题的计划中逐渐获得了重视。在20世纪60年代和20世纪70年代初，泰国的国家发展规划主要集中于扩大农业面积以增加产量，而不是关注营养方面的挑战[7]。然而，1960年，卫生部的一项调查显示，孕妇贫血的比例为57%，全国维生素缺乏率为维生素B_1（23%）、维生素B_2（47%），29%的学龄儿童患有甲状腺肿[8]。当时，营养被认为是卫生健康部门的职责范围。虽然在该国最贫穷的地区试点推行了一个"应用营养方案"，侧重于生产和消费高蛋白食物，但是，在国家规划方面，营养并没有被视

为 个主要的发展问题。

到20世纪70年代末,对营养作用的了解有所增加,专家们认识到,必须通过多部门的共同努力来应对与预防营养不足。1977年,第四个国家发展规划涵盖了该国的第一个食物与营养计划,该计划致力于提供卫生服务和解决关键的营养问题,包括蛋白质能量—营养不良、缺铁性贫血、缺碘、膀胱结石和维生素A、维生素B_1和维生素B_2缺乏[10]。干预措施的对象是孕妇和幼儿,特别是5岁以下的儿童以及经济水平较低的群体[11]。

由于营养不良的状况持续存在,泰国采取了措施应对挑战。在1982年出台的第五个国家规划中,营养不良不仅被认定为发展问题,还被理解为贫穷的一个症状。泰国实施了"扶贫开发项目"(PAP)来改善营养,促进发展。PAP的目标群体是38个最贫困省份的288个区与街道,覆盖了全国大约一半的地区[12]。政府还成立了一个"全国营养委员会",成员来自卫生、农业、教育、农村管理、规划和学术部门,它们一同支持PAP,为达成营养指标、推动项目执行而倾力投入。国家对营养的多部门政治承诺由省、区和地方社区各级规划、执行,完善补充。农村卫生志愿者(其中80%为妇女)接受了培训,学习如何提供基本卫生保健服务,特别是如何向妇女和儿童提供保健服务,以及如何传达重要的营养信息[13]。在项目最开始的时候,每10~20个家庭就有1名志愿者,最终达到了每10个家庭就有1名志愿者,社区中最弱势的成员都可以得到帮助。到1989年,50多万名志愿者都已接受了培训,覆盖了该国大部分农村地区[14]。PAP还纳入了食物与营养计划,其中强调在当地生产孕妇营养补充食品和婴幼儿辅食[15]。

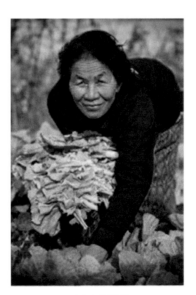

亚洲开发银行

泰国采取了整合营养政策,整合了包括农业在内的一系列部门

作为PAP的一部分，泰国还引入了基本最低需求（BMN）方法。社区开展了BMN调查，以确定优先发展领域，如充足的食物和营养、安全与保障、基本卫生和教育、有效的食品生产以及参与社区发展。然后，每个社区确定了一套解决本地问题的行动方案。中央政府确保了衔接多个部门的支持工作，如创造就业、农业生产、社区服务和基本卫生等。营养指标作为BMN指标的一部分，用于监测进展和制定目标。在这一制度下，成长监测和宣传的范围从大约100万名儿童增加到260万名儿童。BMN方法推进了多部门开展活动，以及以社区为主导的过程评估与监测。该方法的主要成功之处在于，产生了地区、省和部级监测所需的地方一级数据，并且对营养的重视使决策者和社区意识到营养在发展中发挥的关键作用[16]。

成功的因素

泰国的营养方案为我们提供了一个清晰的范例，印证了政府优先采取有效、明确的营养相关行动，可以在10年内改变一个国家的营养状况。导致泰国营养不良状况迅速改善的4个关键因素：规划、融合、社会动员和面向地方的行动监测。

规划

BMN方法促进了微观和宏观层面的规划，社区根据一项调查测量8个领域的32项指标，确定了优先发展事项；充足的食物和营养是社区在确定优先顺序过程中考虑的第一类指标。营养相关指标包括结果指标（如儿童营养不良、低出生体重和微量营养素缺乏）和过程指标（如免疫覆盖率、产前护理覆盖率、饮用水供应和卫生服务）。在微观层面，由社区领导、营养和卫生专家、中层政府官员、非政府组织代表、地区和街道负责人组成的团队进行社区规划，评估社区需求。他们商定一套BMN指标，这些指标将转化为当地优先待办事项，开展全程监测。服务提供商和社区领导共同针对易受伤害的弱势群体，制定了一套与营养相关的行动计划，以解决指标所揭示的问题。在宏观层面，设立由营养和健康专业、政府和国际机构代表组成的核心小组，通过促进卫生、农业、教育和农村发展部门之间的协同运作来支持社区工作进程。为区长举办培训和讲习班，讲授如何以社区为基础拟订营养方案，并通过对社区的实地访问加强理解。培训讲习班和种子资金由国际机构提供。

整合

营养可以理解为一个多方面的问题，不仅需要在卫生健康部门，而且需要在农业和教育部门做出改变。PAP跨越了多个部门，促进了国家、区域、地方和社区各级最低基本公共服务的均等化。健康部分主要侧重于孕妇的产前护理、婴幼儿的生长监测与促进、改善与支持母乳喂养和适当的辅食喂养。项目活动内容还包括了其他基本卫生服务，如疫苗接种、口服补液疗法、除虫、治疗当地地方病以及提供饮用水和卫生厕所。此外，个人、家庭和社区都参与了农业和教育活动，旨在通过改善食品安全、提高创收以及改变行为来实现自力更生，长期改善营养。教育部门还开设了项目，如学校膳食计划和微量营养素补充计划，力求改善儿童营养。更新的课程表里加入了营养和健康教育的内容，并通过投资学校花园和厨房，促进营养食品的生产和消费。除了正规的教育活动外，还力求卫生和农业推广服务的协调运作，开发了信息系统，以监测弱势群体的营养状况，并教育消费者以健康、安全的方式选择、制作和储存食品。扶贫项目还包括农业方面的投资，如园艺和畜牧业项目，以加强自给自足的粮食生产，支持家庭园艺；为孕妇和青春期少女在当地生产保健食品，为幼儿提供辅食。社区农业研究通过与大学和研究机构（如清迈大学社区基础研究中心）的合作来确定和解决当地农业面临的挑战[17]。

社会动员

由社区选出的社区卫生和营养志愿者或动员人员组成的骨干支持开展服务。这些动员人员经过培训，与服务提供人员或协助人员（通常是付费医疗工作者、非政府组织雇员、大学或研究人员）一起实施营养方案。力求做到每10～20个家庭配备1个动员人员，以达到方案实施的最佳覆盖率以及有效性（详见第二章关于"强度"的讨论）。这些职位是无偿的，但动员人员可以为自己和家人获得免费医疗服务，如果他们的工作得到公众的认可，还可以获得奖励和证书。

培训和支持构成了该方案的关键部分。动员人员参加了最初的两周培训，重点是基本营养和健康知识的理论与实际应用，特别是产前和产后保健、如何照顾产妇与幼儿、生育间隔、母乳喂养、免疫接种、辅食喂养、生长监测与促进。培训还强调技能交流，以便有效地提供关于妇女儿童营养与看护的资料。与此同时，培训还在妇女团体培养对自助活动的兴趣。各级的监督也是动员项目成功的关键。协助人员每1～2个月访问动员人员，不是视察情况，而是通过现场培训解决问题，共享技术和管理信息来提供支持。这种定期监督的形式是最有效的，而每月或隔月一次的审查会议，以及通过社会活动和印刷媒体进行交流，更是起到了补充作用。动员人员工作的关键点是跟踪与评估影响力指标，并使用增长图表讨论和支持社区内的儿童成长。

地方监测

每3个月对所有学龄前儿童进行定期称重和健康检查，这是动员人员和妈妈们筛查、教育、治疗的综合工具。用这种方式来进行生长监测与促进，其目的是将责任从卫生工作者转移到社区，使母亲能够对她们孩子的生长情况一目了然，并负责改善孩子们的营养状况。公共卫生部（MOPH）的一项评估和参与该项目的MOPH高级工作人员的访谈主要内容都表明，该项目在称重和绘图方面比分析营养不良的原因以及随后的咨询工作做得更好。20世纪80年代末，MOPH努力改进了生长监测与促进工作。后续评估结果显示，孩子们拒绝称体重的比率减少（从31%下降到8%），而准确称量的比例提高（从79%提高到92%），但营养不良的原因分析率仍较低，只有46%的案例做出了分析，只有64%的看护人员接受了营养教育[18]。社区还使用其他BMN指标来监测进程和指导发展活动。到了20世纪90年代中期，95%以上的村庄使用了这些指标。在迅速得到改善的领域，指标也相应做出了修改，加入了新的指标或是将成功的标准提高[19]。

经验教训

泰国的国家营养发展过程含9个关键组成部分：①认识营养问题；②评估营养状况；③利用成功的营养项目的经验，为关键影响者营造积极的决策氛围；④推进政治和社会承诺；⑤加强部门间的协作和规划；⑥提高认识和采取行动；⑦将营养纳入社会和卫生发展；⑧通过社区参与改善生活质量；⑨将服务和资源提供给最需要它们的地区和个人。该国在这么短的时间内在全国范围内成功改善了营养不良，为我们提供了一些经验教训。

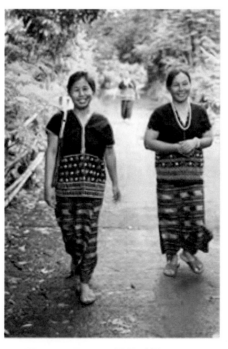

Thomas Fuller　纽约时报 Redux

广泛动员这样的社区卫生志愿者帮助泰国改善了营养

首先，政治制度中的最高层和所有部门都认识到了营养的重要性，这确保了营养方案在国家发展中的核心作用。政府总开支的近20%用于卫生保健投资，以及教育领域类似的投资[20]。营养不良不仅被理解为一个健康问题，也被理解为需要由农业、教育和创收计划涉及的多个部门共同解决的问题。此外，该国认识到需要国家规划委员会、区、街道和地方各级采取行动。社区一级的认识也得到了提高，这在很大程度上是由于生长监测与促进、BMN方案和教育运动共同促成的结果[21]。

其次，营养方案是各级战略规划与协调，再加上政府支持优先处理社区事务的结果。使用简单的指标为基于村庄的社会规划服务，设定当地有效的计划目标，提供一个评估框架，放权给社区成员，在政府的支持及引导下、参与发展活动。在国家和地区各级政策制定者和专家的支持下，BMN方法提供了一套标准的指标，可以根据社区的需要进行调整。一旦确定了优先范围，社区就能够从与营养有关的行动清单中进行选择，根据需要制定计划。这一行动清单在国家和地区两级得到了支持和协调响应，以确保在全国范围内采用标准办法，但同时仍可根据当地的需要灵活处理。通过这一过程，地方官员的作用从积极的代理人转变为协助人员和顾问。通过整合自上而下和自下而上的方法，社区与政府的伙伴关系也得到了加强（图10.1）。由于指标所涉及的部门和问题范围广泛，这一方法也促进了社区一级多部门服务的一体化，并有利于将资源用于最需要的领域。

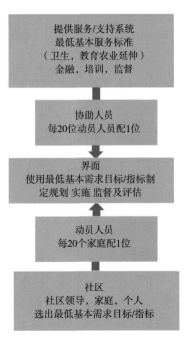

图10.1　泰国社区与政府营养伙伴关系的核心

来源：Tontisirin和Gillespie，"将以社区为基础的项目和服务提供联系起来，以改善母婴营养"，亚洲发展评论，1999，17（1-2）：50，由麻省理工学院出版社期刊提供

泰国经验的第三个教训是，为了有效执行国家的营养方案，必须使社区工作人员或志愿者与人口总量保持适当的比例。如此大规模的社区志愿者的参与有利于降低项目成本，也让当地人民可以行使权利，发展了自力更生的能力[22]。由于泰国的动员人员每人只负责10~20个家庭，他们就可以定期监测社区成员的营养和健康需求。这也使动员人员能够更容易地确定最弱势的个人、更有效地找准资源。此外，由于动员人员是志愿者，这一比例也防止了这些社区领导的负担过重。

泰国的经验是国家政策与战略的最佳范例之一，其政策与战略整合了地方决策，并结合了以社区为基础的营养方案与项目的实践[23]。强烈的政治意愿、多部门的协调、宏观和微观层面规划的整合、社区志愿者的广泛动员与支持都对该国营养方案的成功至关重要。

泰国营养的现状与未来

自泰国成功降低营养不良率以来，新的挑战层出不穷。一部分人口依然在与营养不良抗争，而超重、肥胖的流行以及非传染性疾病（NCDs）的危险因素也令人担忧。

根据《2015年全球营养报告》，泰国依然要面临许多营养不良的挑战，该国偏离了世界卫生大会制定的所有营养目标[24]。报告发现，发育不良仍然影响着16%的5岁以下儿童（约60.4万名儿童），自2006年以来几乎没有改善。5岁以下的儿童中，有7%患有消瘦症，2%患有严重消瘦症。6月龄以下婴儿的纯母乳喂养率为12%，24%的育龄妇女贫血。与此同时，超重、肥胖和非传染性疾病的问题日益严重。5岁以下的儿童有11%超重；近1/3的成年人超重，9%的成年人肥胖。成年女性超重和肥胖的比例都高于成年男性。与饮食相关的非传染性疾病的危险因素也隐患重重。

这些数字背后可能有许多因素在起作用。最贫困人口以及某些亚族群（如山地部落）一直存在营养不良问题，这表明，营养不良与更广泛的极端贫困和社会混乱问题有关，而该国的营养项目并没有解决这些问题[25]。超重、肥胖和非传染性疾病发病率的增加也可能转移了决策者对营养不良问题的注意力[26]。泰国还在继续招募社区卫生工作者，但现在动员的重点是预防和控制肥胖以及非传染性疾病。收入的增加和生活方式的改变导致大部分人减少了体力活动，而且更容易接触到加工食品。超市和快餐店的普及，尤其是在城市地区，改变了人们购买食物的地点和在家做饭的频率。这些生活方式的改变也减少了对传统泰国食物的消费，而这些传统食物往往含有很多营养成分[27]。

泰国政府已经承诺借鉴20年前的经验教训制定计划，应对目前面临的营养挑战。2008年，政府颁布了国家食物委员会法案，目的是在全国各部门、各级别制定食物政策和战略。该法案整合了来自10多个机构和30多个其他法案的活动。总理（或指定的副总理）担任委员会主席；委员会成员包括来自11个部委的专家和代表[28]。2010年，内阁批准了2012—2016年《食品管理的战略框架》，包括4个主题，涵盖从家庭到国家层面的食物链：食品安全；食品质量与安全；食品教育和食品管理[29]。还任命了专题委员会，以促进和协调国家一级的架构，同时在地方和工作地点的层级上执行。

与扶贫方案类似，该战略框架确定了应对营养不良和非传染性疾病双重负担的社区行动，包括通过动员志愿者提供基本的卫生、教育、农业和其他社会服务[30]。营养指标现在已经超出了营养不足的范畴，开始测量超重、肥胖和其他导致非传染性疾病的因素。该框架整合了一些零散的项目，包括大力促进营养食品的生产与营销；减少糖、盐的摄入和肥胖现象；改善标签和食品安全并促进体育活动、体育锻炼和营养教育。例如，正在曼谷的27所学校和全国600所学校进行项目测试，项目内容为通过监测、营养食品推广和体育锻炼来控制学生超重和肥胖。

最近的研究表明，泰国在减少儿童营养不良方面的成功已经停滞不前，在超重和非传染性疾病方面的新挑战正在与日俱增。因此，泰国正致力于总结经验、继往开来。今天的营养挑战可能有所不同，但是，政府与社区的强有力伙伴关系一旦与多部门努力相结合，辅以良好的监督，就会产生显著的效果。

第十一章 营养与平等

巴西在减少最贫穷人口发育迟缓方面的成功经验

MEAGAN KEEFE

近几十年来，巴西的经济与医疗保健快速进步，为显著改善儿童健康和营养状况作出了贡献。巴西实现了世纪发展目标1——将每日收入低于1美元的人口比例减半，将饥饿人口比例减半；也实现了目标4——将5岁以下儿童的死亡率降低2/3。除了在减少贫困、改善全国食物与营养安全方面取得了重大进展外，巴西还成功地减少了营养不良方面的社会经济不平等[1]。成功背后的原因是什么？本案例研究分析了有利于减少儿童发育迟缓和改善其他主要的营养不良指标的政策、方法和过程。

儿童发育迟缓水平是巴西在消除饥饿方面取得进步的显著证据。1974—1975年至2006—2007年，儿童发育迟缓的总体患病率降低了80多个百分点（从37.1%降至7.1%）。随着时间的推移，这一下降速度逐渐加快，1974—1975年至1989年，下降了4.2个百分点，1989—1996年，下降了5.4个百分点，而到了1996年至2006—2007年，下降率达到了6.0个百分点[2]。巴西在母乳喂养方面也取得了类似的成功。在巴西27个州的首府，6月龄以下婴儿纯母乳喂养率（根据UNICEF的建议）从1999年的26.7%上升到2008年的41.0%[3]。此外，部分母乳喂养也从20世纪70年代的时间中位数2.5个月改善到1996年的7个月，并在2006—2007年达到了14个月[4]。

与此同时，在巴西全国各地，由社会经济和地域导致的儿童发育迟缓差异现象也显著减少。1989年，在1/5最贫穷家庭里成长的孩子患上发育迟缓的可能性比1/5在最富裕家庭成长的孩子多7.7倍。到2007—2008年，这个数字变成了2.6[5]。从历史上看，在巴西最贫困的东北部地区，发育迟缓的患病率要比相对富裕的东南部地区高得多。但是，随着东北地区发育迟缓的患病率从1995年的22.2%下降到2006—2007年的5.9%，东北地区与富裕地区之间的差异已经很小了[6]。

多部门方式

2013年，《柳叶刀》妇幼营养系列提供了一个崭新的框架，阐述了如何实现胎儿和儿童的最佳生长和发育。通过对最佳营养、生长和发育的决定因素（饮食、行为与健康方面）进行研究，分析粮食安全、护理资源和环境条件对这些因素产生了什么影响，就可以了解到怎样做出有益的改变才能促进生长和发育。这一框架强调了间接影响营养的干预措施对营养问题发挥的潜在功效，它们解决了营养不良的潜在决定因素问题，并说明了如何建立有利的环境、支持干预措施、改善健康和营养效果[7]。巴西为减少贫困、不平等和粮食安全问题实施了多部门措施，对收入进行再分配，谋求教育、健康和卫生服务的平等权利。利用《柳叶刀》的框架，我们研究了几个政策和项目，它们可能与母亲的教育、家庭购买力、妇幼保健、供水和卫生服务的改善有关，而这些领域与营养互相关联。巴西在这些潜在决定因素方面取得了重大进展。然而，它们对减少发育不良的确切贡献却无法直接量化。

提高女性受教育水平

1996—2007年，妇女受教育程度的转变是儿童营养不良率下降的最重要相关因素[8]。巴西实施了一系列政策，旨在确保普及初等教育，提高所有城市的中小学教育质量。巴西母亲的受教育程度比以往任何时候都高[9]。除了在公共教育方面的大量投资外，巴西的政策还力求减少贫富城市之间的巨大差距[10]。从1996年开始，巴西改变了小学教育的资助方式。从基于人口密度的计算方法，转向基于每名学生需要分配的最低资源的评估体系，以便减少对大城市的偏重，使教育资金的分配更加公平。联邦、州和市政府的税收中有一定比例的资金用于基础教育和中等教育。为了确保在所有小学里，每个学生的资金分配提升到最低配额，政府为资源较少的州提供了额外的联邦资金[11]。

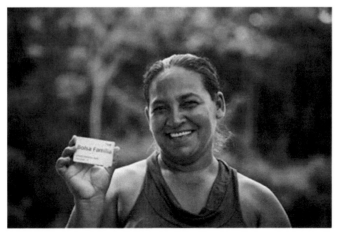

社会发展和消除饥饿部　Amaral

一名妇女拿着她的Bolsa Familia卡，如果她的孩子上学并定期体检，
她的家庭就可以从这张卡里提取现金

与此同时，巴西采取措施鼓励父母送孩子上学，减少童工。2001年，巴西建立了Bolsa Escola，这是一个有条件的现金援助项目，送孩子上学并让他们定期体检的父母可以得到收入补贴。尽管该项目未能成功地增加入学率，但它的确将最贫困家庭的生活状况提升到最低水平线以上，并提高了已入学儿童的出勤率[12]。

最贫困人口的购买力提高

尽管在20世纪70年代的军事政权统治下，巴西经历了显著的经济增长，但社会经济和地域不平等却在扩大，穷人几乎没有受益。20世80年代中期，巴西在经济不稳定时期恢复了民主，但直到20世纪90年代末和21世纪初，巴西才恢复了经济增长，并开始改善社会保障[13]。1996—2007年，巴西家庭购买力显著提高，这反映出巴西最近改善收入分配、减贫的趋势[14]。由于国家经济增长复苏，失业率下降，非技术工人官方最低工资提高，以及为贫困家庭提供的现金援助项目的覆盖率增加，家庭收入，尤其是贫困家庭的收入出现了显著提高[15]。

2003年，巴西启动了国家粮食安全政策框架Fome Zero（"零饥饿"），这标志着巴西发生了重大转变——整合经济与社会政策，抗击饥饿与贫穷。2004年，政府合并了包括Bolsa Escola在内的健康与营养现金援助，创建了一个更广泛的社会保障项目Bolsa Familia，它是Fome Zero政策框架下的一部分，包含了54项不同的工具、方案和倡议[16]。Bolsa Familia是世界上最大的有条件现金援助项目，也是该国粮食安全战略的关键组成部分。2006年，该项目覆盖了巴西全部5 564个自治市或区的约4 600万人（占巴西人口的25%）[17]。

在农业方面，巴西通过"粮食收购计划"和"全国学校供餐计划"，成功地将小农户的供应和以粮食为基础的社会保障计划的需求联系起来。由于小农户的收入通常较低，因此，将提高其购买力的项目与健康和营养项目相结合，可能有助于改善巴西的粮食和营养安全，扩大农业生产，提高农村收入。随着2003年"粮食收购计划"的发展，巴西开始购买粮食，用于粮食储备、价格调控和向弱势群体提供粮食援助，同时为农民的粮食作物提供市场准入。虽然"国家学校供餐计划"成立于20世纪50年代，直到2009年，巴西政府才开始将投资学校餐饮与小农产业政策结合，旨在同时改善粮食与营养安全、提高学生出勤率和成绩水平，加强小农产业[18]。除了这些支持需求的项目以外，巴西还重新定义了"国家加强家庭农场方案"（PRONAF），通过技术援助、增加信贷、市场支持和改善基础设施来帮助小农户，提高粮食产量和质量。

扩大妇幼卫生服务覆盖面

20世纪80年代，声势浩大的巴西民间社会运动推动了医疗改革，最终在1988年建立了由税收资助的全民医疗体系[19]。然而，直到1994年才开始了医疗体系的真正改革，新一届行政当局加强了各级行政部门的权力下放和社区参与，并发起了"家庭健康计划"。卫生部门在该国进行了彻底的权力下放，允许利益相关方更多地参与决策进程，并保证各级政府支持国家卫生政策的执行[20]。

"家庭健康计划"为特殊地区建立了由医生、护士和社区卫生工作者组成的家庭医疗保健小组，目标是覆盖全国最贫困的地区。到2006年，26 000多个家庭医疗保健小组（在90%以上的自治市或区工作）为8 600万人提供了服务，其中大多数是低收入家庭[21]。该计划服务了最贫穷的自治市或区以及城市周边的贫民窟，降低了儿童死亡率，取得了巨大成功[22]。尽管卫生系统仍在努力确保公平、全民健康，但它已大大增加了获得卫生保健服务的机会，实现了疫苗接种和产前保健的全民普及，并在全国范围内为拓展人力资源和推广技术进行了投资[23]。

在此期间，巴西还采取了重大行动，推行最佳母乳喂养法。1981年，它建立了"国家促进母乳喂养项目"，项目内容包括需求评估、宣传活动，旨在强化决策者和公众的意识，了解母乳喂养与孕（产）妇、儿童健康之间的关系，培训哺乳期卫生工作者，加强民间社会组织的参与，例如"国际婴儿食品行动网络"，提高社区意识[24]。巴西于1988年颁布法律，实施了《国际母乳代用品营销法案》[25]，产假在1998年从2个月延长至4个月，到2006年，再度延长至6个月，使在职母亲能够选择母乳喂养。纯母乳喂养率从1986年的4%上升到2006—2007年的48%。从1974—1975年到2006—2007年，母乳喂养的时间中位数也从2.5个月增加到14个月[26]。

扩大公共供水与污水处理的服务范围

尽管巴西已经实现了"千年发展目标7"中的水与卫生目标（使无法持续获得安全饮用水和基本卫生设施的人口减半），但在供水和污水系统方面的公共投资一直不足。1990—2012年，获得改善的饮用水源的人口比例从83%增加到92%，而获得改善的卫生设施的人口比例从71%增加到81%[27]。而在这段时间内，似乎得益于这些改善和进步，儿童腹泻死亡率也有所降低[28]。此外，尽管卫生服务的覆盖面仍然并不全面，但在过去10年，由于卫生服务的推广，穷人比富人受益更多[29]。

不断增长的肥胖水平：一项全新的挑战

尽管巴西在减少营养不良和发育迟缓方面取得了巨大成功，但最近又出现了新的营养挑战，即超重和肥胖。高盐、高脂肪和高糖的食物、含糖饮料和即食食品的消费量都在增加，而大米、豆类、水果和蔬菜等传统食品的消费量则在下降[30]。尽管5岁以下儿童的肥胖率一直保持在较低和相对稳定的水平，但在年龄较大的儿童、青少年和成年人中，肥胖率一直在迅速上升[31]。而成年人的肥胖风险则超过了患营养不良的风险。相比高收入妇女，低收入妇女尤其明显地更容易受到营养不良和肥胖的影响，这表明孕产妇健康面临着重大风险[32]。

巴西只对母乳的替代食品实施广告监管政策，而对软饮料、高能量零食和其他营养价值有限的食品和饮料的大肆营销则缺乏监管。尽管政府和立法机构多次试图规范低营养食品的营销，尤其是婴儿和儿童的食品营销，但食品行业的大力游说阻止了所有额外的监管[33]。面对不断增长的肥胖发病率，巴西在2014年11月推出了新的膳食指南，为其公民提供了强有力的、明确的建议，即饮食应以现制的、加工程度最低的食品为基础，人们应避免超加工食品和饮料[34]。

巴西成功的关键因素

巴西成功地在国家减贫议程和整合经济与社会政策方面规划了营养挑战框架。1996—2006年，巴西的粮食安全框架也已经转变为国家法律，并继续完善，还建立起了体制架构，旨在促进实现获取充足食物的人权。本届政府的"没有苦难的巴西倡议"即建立在这种包容性发展的模式基础之上，最终目标是在全国范围内消除极端贫困[35]。除了坚持不懈地对抗营养不良的政治意愿之外，巴西的扶贫政策、多部门运作方式以及民间团体的积极参与都大力推动了它的成功。

扶贫政策

在全国范围内减少儿童发育迟缓的同时，巴西还显著减少了不同地区、不同收入水平之间的营养不良差异。通过推广并侧重该国的扶贫社会援助项目，巴西加速了扶贫的进度[36]。这些支出也可能有助于减少营养不良。广泛的社会保护计划还通过帮助人们积累资产、减少不平等、促进经济改革和更有效地分配公共资源，在全国范围内促进了更具包容性的增长[37]。

多部门运作方式

多部门运作的方式侧重于收入再分配以及增加获得教育、医疗和卫生服务的机会，支持了方案的实施，促进了巴西在扶贫和减少营养不良方面取得的成功。巴西的最低工资也得到了提高，实施了现金援助、小农信贷和农资采购计划。获取公共服务的机会在全国范围内得到了提高。然而，巴西的多部门运作方式不仅仅局限于跨教育、卫生、农业、社会发展和金融部门实施政策和项目。通过促进地方各委办局之间的跨部门合作，项目与方案还进一步拓宽了资金来源。例如，在实施Bolsa Familia项目时，为了确保满足现金援助的条件，卫生和教育部门必须共享出勤率和健康检查数据，并与负责管理该项目的社会发展部门协调行动。"学校供餐计划"（Programa de Alimentacao Escolar）的目的也是促进部门之间的协调。由于社会发展部门负责向从当地供应商采购的食品供应公司拨款，就需要与监管食品生产的农业部门和最终为学校提供午餐的教育部门合作[38]。《食品安全和营养法》强化了巴西在食品安全和营养方面的法律框架，并于2010年通过建立机构、促进了政府的跨部门合作和内部合作，将这种合作制度化。

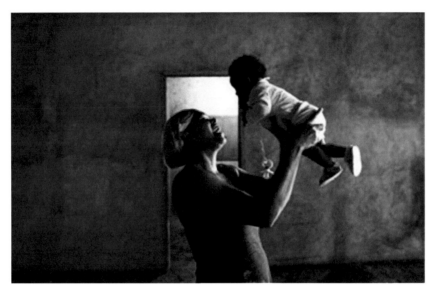

路透社　Doce

推广对母亲和儿童的卫生服务在巴西发挥了重要作用

民间团体的大力支持

巴西强大的民间团体和社会运动发挥了积极作用，它首先于20世纪90年代将食物与营养安全纳入国家议程，后来在国家营养政策的设计和执行方面也发挥了积极作用。国家粮食和营养安全理事会（CONSEA）的成员有2/3代表民间团体，有1/3来自政府，这为民间团体参与政策进程提供了一种机制参考[39]。CONSEA高度制度化，有明确的多部门授权和预算分配、正规的架构以及法律地位[40]。政府与CONSEA密切合作，采用同一套信息系统、监测食品安全和营养状况，指导政策决定，并记录进展。该信息系统包括食品安全6个关键方面（食品生产；食品供应；收入和生活条件；能否获得足够的食物和水；健康、营养和获得相关服务的机会；受教育情况[41]）的50多项指标。

结论

　　巴西显著地减少了发育迟缓，也改善了由于地理和社会经济的原因造成的营养不良差异，为该地区和全世界其他国家树立了一个强有力的榜样。该国通过有条件的现金援助结合卫生与营养项目，展示了投资于人力和社会资本的力量[42]。目前，维护营养保障方面的成果取决于维持经济增长和收入再分配政策，普及初等和中等教育，确保充足的医疗保健和卫生服务，同时还要应对包括不断增加的肥胖率在内的崭新的挑战。

第十二章　一叶知秋

孟加拉国不断变化的营养政策

PETER DAVIS, NICHOLAS NISBETT, NAZNEEN AKHTAR, SIVAN YOSEF

随着最近的经济增长，孟加拉国在福利和人力发展方面的指标显著改善（包括贫困人口的显著减少）[1]。营养方面的改善也非常成功。例如，1997—2007年，体重不足儿童的比例每年下降1.1个百分点，发育迟缓儿童的比例每年下降1.3个百分点[2]。而这一趋势一直持续了下来。到2014年，儿童发育不良率下降到了36%（图12.1）。其他国家的相关比率可能经历过更短、更快的下降阶段，但孟加拉国的情况是"有史以来用最快的速度、长期降低了儿童体重不足和发育不良患病率的几个国家之一"[3]。

本章讲述了孟加拉国营养情况变化的故事，借鉴了对营养相关的政策和项目进行的初步研究以及2007年进行的反映出了该国的社区生活水平变化的293次人物生活访谈（详见专栏12.1）[4]。孟加拉国1997—2011年的5轮人口和健康普查都提供了支持性证据，说明营养的背后有一系列广泛的驱动因素，而与发育不良减少有关的那些驱动因素，则更是至关重要[5]。

孟加拉国在营养方面取得的成就

孟加拉国采取了与营养直接相关的干预措施。但是，据参与项目的利益相关方评论，这些措施从一开始就存在管理和执行的问题，从而阻碍了项目的进展，限制了改善营养的效果。1995年通过的《国家营养行动计划》是该国第一次大规模地对营养进行政策性干预，其重点是利用该国强大的非政府组织网络、开展行为改变交流、进行营养补充和除虫[6]。尽管该项目惠及了16%的农村人口，但世界银行和其他国际发展伙伴认为，其进展不足以实现千年发展目标（MDG）中的营养宗旨[7]。于是，最初的项目在2002年进行了修订，新的项目通过社区营养中心的志愿者在社区内进行营养宣传，覆盖了大约30%的人口。然而，据报道，由于项目的设计存在不足，例如，社区卫生中心能力有限，不能持续地提供服务，2011年，在世界银行等捐助方的劝说下，孟加拉国政府只好结束了这个项目[8]。

专栏12.1　孟加拉国人的幸福度：个人生活逐渐变化的故事

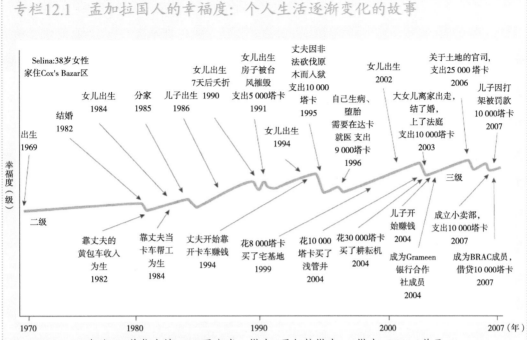

备注：1单位土地≈40.5平方米；塔卡=孟加拉塔卡，1塔卡≈0.011 8美元

　　我们记录了2007年孟加拉国的293个生活故事。上面的时间轴总结了其中的一个故事。像许多其他故事一样，Selina的经历说明了生活水平逐步得到了改善，这与经济和农业发展、享受卫生和计划生育服务以及家庭资产的积累相关。如时间轴所示，她从中等贫困（2级——贫困线以下，但有一些资产）上升为略高于贫困线（3级）。评估贫困级别的方法是多维度的，包括对受访者的饮食状况的评估。

　　2007年，Selina在接受采访时已经38岁了，她和丈夫Babul（43岁）、两个女儿（13岁和5岁）和一个儿子（21岁）住在Cox's Bazar的山区。Babul当过卡车司机。他们的大女儿（23岁）已经结婚，不和他们住在一起。

　　Selina的生活轨迹显示了她的生活水平不断进步，童年和早期的婚姻生活比较贫困，后来逐渐好转，不像从前那么窘迫了。1982年，她刚结婚的时候，她的家人经常吃不上饭。从1994年她丈夫开卡车赚钱开始，他们的经济状况得到改善。最近，她的儿子做佃农、开耕耘机又经营了杂货店，收入进一步增加。

　　Selina自己也积极参与各种由非政府组织贷款支持的创收项目。然而，在生活水平逐渐改善的过程中，也遇到了很多挫折，包括Selina的健康问题，夭折了一个婴儿，打了一系列官司，花了很多钱，包括和她的大女儿结婚有关的事情，土地纠纷，还有由灌溉用水引起的打架斗殴。这种经济水平逐渐提高、营养得到改善、又时而遇到挫折的模式，是许多生活史访谈的典型。

来源：生活史访谈2007年Peter Davis，Dilara Hasin，和Anowara Begum于Cox's Bazar区出品，有关所使用方法的描述，请参见P. Davis，"孟加拉国农村社会经济流动模式：生活故事访谈的教训"，《国际发展研究的方法论挑战和新方法》由L. Camfield主编，（Basingstoke，UK：Palgrave Macmillan，2014）

备注：为了保护研究参与人员的身份，所有名字均为化名

2011年，国家营养服务部门宣布了新的目标，要实施一揽子"主流的、综合的营养服务，以减少孕（产）妇和儿童营养不良……并加强与关键相关部门的协调机制"[9]。虽然目前对现行政策下结论还为时尚早，但一项临时评估指出，营养干预措施要实施到位，尤其是在社区这一级别，依然是困难重重，包括对第一线卫生助理人员和家庭福利志愿者的培训还远远不够[10]。综上所述，过去和目前的经验都指出了实施特定的营养干预会面临严峻的挑战。那么，有哪些因素促成了孟加拉国的成功呢？下面几部分将探讨可能引发变化的主要动因。

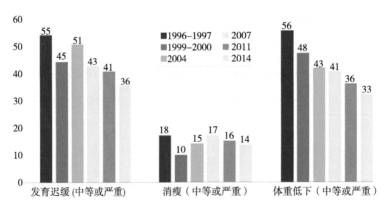

图12.1　孟加拉国5岁以下儿童的营养状况趋势，1996—1997年至2014年（％）

来源：作者编译，1996—1997年数据来自国家人口研究和培训研究所（NIPORT），Mitra和Associates研究公司，以及1996—1997年孟加拉国人口与健康调查宏观国际调查（Dhaka，Bangladesh，Calverton，MD，USA，1997）；1999—2000年数据来自NIPORT，Mitra和Associates研究公司，ORC Macro咨询机构，孟加拉国人口和健康调查1999—2000年（Dhaka，Bangladesh，Calverton，MD，USA，2001）；2004年、2007年、2011年和2014年的数据来自NIPORT、Mitra和Associates研究公司以及ICF International咨询与技术服务公司、2014孟加拉国人口与健康调查，主要指标（Dhaka，Bangladesh，Rockville，MD，USA，2015）

益贫式经济增长有助于减少贫困

在孟加拉国，益贫式经济增长与营养指标的改善有很大关系。在过去20年里，极端贫困和中等贫困人口的比例都大幅度下降[11]。极端贫困通常伴随着营养不良和高

发病率，家庭财富的增加与营养改善密切相关。减轻贫困也可能改善了孟加拉国儿童发育迟缓的状况。在家庭困难时期，非常贫困的人们经常要勒紧肚子——每天只吃两顿饭而不是三餐，他们少吃贵的食品，如肉、鱼、牛奶、水果和蔬菜，多吃便宜的大米、扁豆、蔬菜和小鱼[12]。妇女和女孩子往往要更痛苦更吃亏一些[13]。但是，随着贫穷的减少，严重的粮食短缺也减少了。即使在孟加拉国西北部的容易发生饥荒的地区，在每年收获前粮食最紧缺的季节，也很少有家庭迫不得已要削减粮食开支了[14]。

更广泛的分析使这一情况更加复杂。尽管人均消费支出增加，但孟加拉人的饮食多样性在2005—2013年却并没有改善[15]。然而，有几次人物生活访谈提到，他们再也不像20世纪70年代和20世纪80年代饿得时间那么长、那么严重了，除了日渐减少的极贫人口，对大多数人来说，已经不存在饥饿问题了。

家畜是孟加拉国农村地区常见的家庭资产，它可以用作生产性投资，还可以供人们获取肉类、奶制品和蛋类，从而直接改善营养。在人物生活访谈中，超过1/4的受访者认为家畜是改善人们生活的主要原因之一[16]。随着财富的逐渐增加，家庭条件日渐改善，人们增加了对儿童教育的投资，也可以获得合格的卫生服务、更好的水与卫生设施；人们的电气化程度、饮食质量均得到提高，同时也会进行一些畜牧业投资。

近年来，孟加拉国增加了非农业和制造业的就业机会。这也是经济发展的一部分[17]。这些新机会对于制造业的从业妇女特别重要，成衣部门更是如此。此外，孟加拉国为最贫穷的家庭提供收入和粮食保障，也可能有助于实施广泛的社会保护政策。而这些政策与营养结果之间还没有展示出直接的关系。然而，最近在孟加拉国进行的一项初步研究表明，社会安全网现金援助与营养行为改变沟通相结合，对减少儿童发育不良有极大的积极影响[18]。

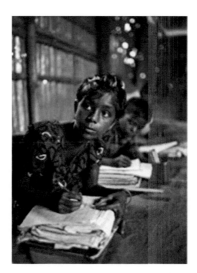

Panos　Akash

孟加拉国使用助学金鼓励家庭送孩子上学，入学人数的增加可能有助于改善营养状况

农业

从20世纪60年代末至20世纪80年代，绿色革命促进了孟加拉国的经济发展。水稻和小麦出现了高产品种、灌溉得到了广泛的推广、大量使用了化肥和农药、一些地区还引进了马铃薯和玉米等全新作物，蔬菜的集约化种植程度也得到了提高，这些都促进了产量的提高[19]。自独立以来，孟加拉国的谷物产量增加了1倍多[20]。虽然在同期内，人口也增加了1倍多，但该国现在的大米生产已经实现了自给自足。大米产量的提高在很大程度上是由于引进和推广了boro（旱季）水稻的种植，这些品种可以在冬季使用管井灌溉种植[21]。农业生产的改善和农产品供应的增加很有可能在孟加拉国改善营养方面发挥了重要作用[22]。然而，由于数据的限制，这种贡献很难计算[23]。目前还无法得知在改善饮食多样性方面是否也取得了同样的进展。

虽然季节性食物短缺已经不那么常见，但近年来，所有家庭的最低膳食供应量的提高、以及膳食多样性的改善依然进展缓慢。大多数人仍然主要依赖谷物来获取热量[24]。对大米的研究和政策性倾向、以及本综述调研时，更广泛的食品价格驱动因素都与这种停滞有关[25]，与大米相比，扁豆和肉的价格在这一时期稳步上涨，这使得最贫困的家庭更难做到饮食充分地多样化[26]。2013—2014年，由于选举抗议和燃料价格上涨，食品供应中断，即便当时全球的食品价格相对较低而且稳定，孟加拉国的食品价格还是经历了大幅度的上升[27]。

计划生育和人口趋势

孟加拉国在人口和计划生育方面的成功，特别是在降低生育率和儿童死亡率方面的成功，可能是其在营养方面大获全胜的最强有力的动力之一。与此同时，赋予妇女权力和改善妇女教育也与营养方面的成果息息相关。1971年独立时，孟加拉国的生育率很高，避孕率很低。1969年，只有不到10%的夫妇采取了避孕措施，总生育率在7%左右[28]。独立战争后，许多项目都成功地支持了计划生育的推广，如女性家庭福利助理直接在社区推广了计划生育。在对主要利益相关方的访谈中，他们也提到，这些政府项目，以及基于NGO的项目都增加了避孕措施的使用率。在更广泛的文献中，这些项目也与某些健康指标的强劲表现有关[29]。起初，总生育率下降缓慢，但是，1979年后，总生育率下降速度开始加快，从6.8%下降到1988年的4.6%。最近，2008—2010年的总生育率为2.3%，预计到2016年将达到2.0%左右[30]。

生育率的降低与营养状况的改善有关[31]。随着人口结构的巨大变化，人们的态度也随之转变，而营养状况也可能会有所改观。实地采访发现，受访者普遍认识到拥有健康小家庭的重要性，这反映了全国家庭规模下降的趋势。计划生育信息交流、与初级卫生专业人员见面、和非政府组织工作人员互动，都可能是态度变化的原因[32]。

医疗卫生服务

在孟加拉国，改善卫生服务和改善营养之间的关联在某些方面是非常紧密的，但在其他方面则不尽相同。卫生部门有很多成功的案例：疫苗接种覆盖率引人瞩目、相对便宜的药品也很容易买到、私立卫生诊所非常普及；最近还建立起社区诊所，进一步普及了一系列初级医疗卫生、计划生育以及越来越多的营养服务[33]。

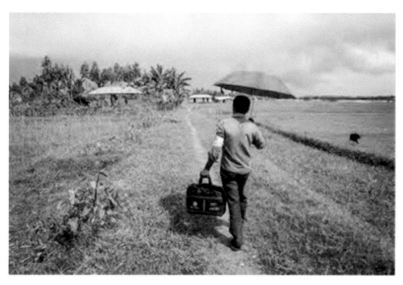

Panos　Akash

一名社区卫生保健人员巡视了这个位于孟加拉国雅鲁藏布江上的小岛，为岛上的人们提供医疗服务

孟加拉国在新生儿、产后和儿童卫生健康方面也取得了显著成就。孕产妇和婴儿死亡率以及发育迟缓率都已下降。产前护理覆盖率从2004年的58%提高到2014年的79%，而2014年64%的妇女享有产前护理服务，且服务人员都接受过良好的培训[34]。在过去10年里，技术熟练的医护人员接生率增长了近2倍，从2004年的15.6%增至2014年的42.1%[35]。有统计分析强调了改善孕产妇健康非常重要，这是减少发育迟缓的一个潜在驱动因素，能够使用医疗设施分娩、可以进行产前护理，都与减少儿童发育不良显著相关[36]。

矛盾的是，这些成功是在卫生系统相对薄弱的情况下取得的。虽然死亡率和出生率等指标大幅下降，但总体发病率仍然很高。与医疗卫生领域其他指标的迅速提升相比，妇女和儿童的营养指标还是很差[37]。尽管儿童发育迟缓率迅速下降，但总体水平仍然偏高，其他一些指标也是如此。例如，2013年只有36%的母亲和儿童在产后两天内接受了产后护理，而在2013年，19~49岁的女性中有17%患有营养不良[38]。

教育

近年来，孟加拉国的入学率迅速上升，小学和中学的助学金计划有助于提高入学率[39]。孟加拉国多年以来一直在实施送孩子上学的激励计划。从1993年开始，"教育粮食"（FFE）计划就向上学儿童的父母提供小麦（有时是大米）。2002年，FFE被现金形式的"初级教育津贴"所取代。尽管按实际数额计算，提供的现金很少，对扶贫的作用有限，推广的速度也很慢，但津贴鼓励了儿童入学，并为非常贫困的家庭提供了救济[40]。在生活故事访谈中，人们提到，家长们通常会把这些钱花在与学校有关的开支上，如文具和食物。从1994年起，孟加拉国对中学女生实施了"女性津贴计划"。该计划提高了入学率，扭转了成绩方面的性别差距，与此同时，妇女的结婚年龄也有所提高[41]。这个计划也可能对改善营养有帮助。虽然很难得出结论，但一项研究表明，父母的受教育水平与营养状况呈正相关[42]。父母双方都是高中毕业生的孩子，比从未上过学的父母的孩子身高要高一些。

卫生条件以及更便捷地喝到清洁的饮用水

孟加拉国在改善饮用水源和卫生条件方面取得了重大进展。从1990年到2015年，获得改善水源的人口比例从68%增加到87%，足以实现MDG中提到的"将无法获得安全饮用水的人口数量减半"的目标。农村供给增长较快，城乡差距消失[43]。清洁的饮用水有益健康，对改善营养也有间接的效用，特别是在减少儿童疾病方面，而这些疾病反过来又会加剧营养不良[44]。

卫生方面也有积极的进展。孟加拉国是MDG期间减少露天排便超过25%的16个国家之一[45]。露天排便次数的减少很有可能是发育迟缓率降低的一个原因[46]。农村社区的变化似乎尤为显著，1990—2012年，露天排便的比例从34%急剧下降到3%。对南亚地区来说，不同寻常的是，这一成果具有广泛的基础，农村地区最贫困人口的进步比任何其他国家都要快得多，并在很大程度上推动了露天排便的减少。尽管现在几乎很难看到随地大小便的现象，但可以使用卫生设施的概率仍然很低，只有61%[47]。在使用卫生设施方面，各地区仍存在巨大的差异，特别是在不断增长的城市人口中，财富五分位数之间的差距[48]。

赋予妇女权益

最近的一项分析探讨了营养效果与妇女权益之间的关系，但未能发现二者的指标之间存在显著关联。这些指标包括独自前往卫生诊所的能力，这一指标可能无法很好地反映更广泛意义上的妇女权益，以及家庭中妇女决策的各个维度。这些结果在某种程度上与同一分析中的另一项观察结果相互矛盾：虽然父母双方的受教育程度与发育迟缓的变化有显著的相关性，但儿童发育迟缓的变化更多是由母亲的受教育程度而不是父亲的受教育程度来"解释"的[49]。最近在孟加拉国进行的另一项研究发现，提高女性在农业领域的权益与可摄入的热量和饮食多样性呈正相关[50]。然而，同一项研究还发现，家庭财富、教育和职业与成年人营养状况的关联比赋予妇女权益与其的关联更强。

生活故事访谈也留意了类似的问题。虽然妇女权益很难衡量，但从生活故事访谈来看，近几十年来，妇女的权力越来越大，这也可能有助于改善营养。提高妇女权益包括显著提升学历、促进中学入学率的性别平等，妇女广泛参与非政府组织支持的创收和其他活动，改善妇女就业以及他们支配收入的能力[51]。

对社区和利益相关者的采访都说明了，通过改善年轻女性权益，提高年轻女性的自身价值，可以增加就业机会，帮助她们推迟结婚和首次怀孕的年龄。而中等教育助学金计划提供的援助就可以帮助年轻女性达成这样的目标。社区采访显示，人们相当普遍地接受了一份国情咨文，强调妇女在国家发展中的积极作用，也重点说明了妇女对于小家庭培养受过良好教育、健康的孩子的重要性。

经验教训

孟加拉国近年来营养状况的改善，说明了在更广泛的、有利于扶贫型经济增长的环境中，什么样的驱动因素可以间接地影响营养。扶贫型经济增长与以下因素相关：改善农业生产和农业多元化、支持创收的、活跃的非政府组织部门、扩大非农企业和制造业部门创造就业机会、劳动力移民带来的汇款、改善基础设施和电气化。此外，改善教育机会（特别是女童）也非常重要；其他因素还包括：医疗卫生和计划生育服务的提供与使用；人口结构的变化，如家庭规模的缩小、出生间隔时间的增加，首次怀孕年龄的降低；更广泛地使用安全的水源和更好的卫生条件。而这些因素也可能推动了营养的改善，它们影响范围多样、相辅相成，而且确实是间接性地发挥了作用——也就是说，它们主要是经济和社会发展的成果，而不是为了改善营养而实施的项目与干预措施所带来的结果。

然而，孟加拉国仍有数百万儿童因营养不良而发育迟缓[52]。因此，虽然认识到间接驱动因素的重大贡献，以及它们在巩固成果方面的重要性，然而，我们面临的挑战是如何进一步改进。尽管以改善营养状况为目的、直接干预措施的实施范围已经在不断扩大，其覆盖率也在日益提高，但与间接促进营养改善的更广泛因素相比，其影响力依然有限。展望未来，这些间接因素达成的显著进步（包括收入、健康、生育率下降和卫生条件改善）可能也不会以同样的速度保持下去，直接针对营养的干预措施仍需在孟加拉国发挥更大的作用。

第十三章　再攀新高

尼泊尔改善营养20年

KENDA CUNNINGHAM，AKRITI SINGH，DEREK HEADEY，
POOJA PANDEY RANA，CHANDNI KARMACHARYA

尽管经济有了显著增长，但南亚的营养不良率仍是居高不下。长期以来，这个"亚洲之谜"让研究人员和政策制定者百思不得其解。然而，尼泊尔最近的情况又呈现了另外一个谜团：内战期间，政治和经济长期不稳定，但妇幼营养不良的水平却迅速降低。1996—2011年，2岁以下儿童发育迟缓的患病率从48%下降到27%，孕妇体重不足的患病率从28%下降到20%[1]。

为什么会出现这么显著的进步？尼泊尔又是怎样维持这一惊人成果的呢？要找到这些问题的答案颇具挑战，因为许多因素都会影响营养健康，而不同的决定因素还会以复杂的方式相互关联、相互作用[2]。由于营养的潜在决定因素涉及了广泛的社会与经济部门[3]，在全球范围内，相关的建议包括：争取更多的利益相关方、建立多部门的平台，以应对营养方面的挑战。尼泊尔在减少营养不良方面取得的成功，可能有助于我们思考哪些部门需要优先考虑和协调，以及如何解决偏远和贫困农村地区的营养不良问题。

营养效果、哺育方式以及潜在决定因素的趋势

尼泊尔在减少儿童发育迟缓[4]和孕（产）妇营养不良[5]方面取得了显著的进展。事实上，1996—2011年，尼泊尔儿童发育迟缓率猛降，是世界上儿童发育迟缓率下降最快的国家之一（表13.1）。然而，尽管进展迅速，仍然有数百万尼泊尔人营养不良：2岁以下儿童有1/4发育迟缓，1/5的母亲体重不足。

表13.1　尼泊尔的妇幼营养不良（1996—2011年）

年份	母亲体重过低[a]（%）	儿童发育迟缓[b]（0~60月龄）（%）	儿童消瘦[c]（0~24月龄）（%）
1996年	27.6	47.8	15.5
2001年	26	41.1	11.7
2006年	25.9	34	12.9
2011年	20.3	27	11.3
每年变化	-1.8	-2.9	-1.8

来源：作者由1996年和2011年《尼泊尔人口与健康普查》（DHS）得到的数字推算

注：[a]母亲体重过低指身体质量指数（BMI）<18.5；[b]发育迟缓，根据2006年世界卫生组织生长标准，与参考人口的中位数相比，年龄—身高Z评分（HAZ）<-2.0个标准差；[c]消瘦，根据2006年世界卫生组织生长标准，与参考人口中位数相比，体重—身高Z评分（WHZ）<-2.0个标准差

要了解尼泊尔在减少孕（产）妇和儿童营养不良方面取得的进展，我们需要进一步检视直接与营养相关的因素（如婴幼儿哺育方式）和间接与营养相关的因素（如财富和教育；可提供的医疗条件；水、环境卫生设施和个人卫生设施），以及更广泛的政治经济背景。

尼泊尔的婴幼儿喂养（IYCF）做得很差，而且随着时间的推移基本没有改变。2001—2011年，尼泊尔0～6月龄儿童的纯母乳喂养率（约80%）并没有提高。辅食喂养应在6～24月龄进行，因为婴儿需要从母乳喂养向家庭成人食品过渡。但在尼泊尔，6～8月龄婴儿中，只有大约60%吃固体或半固体食物。在6～24月龄的儿童中，不到20%的儿童至少食用了全球推荐的7种食物中的4种。IYCF唯一能改善的指标是最低进餐频率，即根据孩子的年龄以及是否母乳喂养来确定该喂多少次[6]。最低用餐频率的提高反映了家庭社会经济地位和食品储备情况可能得到了改善。

影响营养的间接性决定因素由一系列相关指标来衡量（表13.2），然而，医疗卫生保健、人口因素、家庭资产所有权、父母教育以及水、环境卫生和个人卫生（WASH）可能对营养都特别重要。1996—2011年，尼泊尔人在健康卫生服务方面取得了很大的进步。例如，医院分娩率从9%上升到41%，如厕率从18%上升到52%。生育率也大幅度降低（由孩子排行的平均数计算得出），生育间隔时间拉长。这可能是由一系列原因造成的，如计划生育项目、财富水平及教育水平提高，或是有更多人口移民海外——一般是家庭里的男性成员——他们汇款回国也往往会增加家庭的现金收入。资产所有权和父母教育，特别是妇女的资产所有权和女性受教育程度也迅速地得到了改善和提高（表13.2）。而这些改善和提高还可以通过多种渠道对营养产生影

响。例如，增加与营养有关的食品和非食品类开支，提高妇女权益有利于改善母亲及其子女的营养状况。

表13.2　尼泊尔营养变化的基本驱动因素的趋势（1996—2011年）

驱动因素	1996年	2011年	年变化（%）
厕所使用率（%）	18.2	51.6	12.2
四次以上产检比率（%）	6.3	29.6	24.7
赋予母亲权力比率（%）	9.6	19.9	7.2
母亲受教育（年限）	1.2	3.9	15
怀孕时补铁（%）	11.6	82.3	40.6
父亲受教育（年限）	4.0	5.7	2.8
家产所有权（1～10）	1.5	4.9	15.1
孩子在医疗卫生机构出生的比率（%）	8.6	41.1	25.2
孩子充分注射疫苗的比率（%）	25.9	51.2	6.5
水源：自来水比率（%）	30	37.1	1.6
水源：管井（%）	32.7	43.7	2.2
母亲身高（厘米）	150.5	151.1	0.0
孩子排行	3.3	2.5	-1.6
孩子出生间隔（年）	3.9	4.6	1.2

来源：作者由1996年和2011年《尼泊尔人口与健康普查》（DHS）得到的数字推算

备注：家产所有权为由10项成分构成的指数，含电力供应和收音机、电视和自行车的所有权；母亲所受教育，正规教育年限；父亲所受教育，正规教育年限；产前检查，母亲在怀孕期间进行4次或4次以上检查为亚变量；铁质补剂，母亲在怀孕期间服用铁质补剂为亚变量；卫生机构，医院、诊所、卫生所；排行，对孩子出生顺序的排序，第一个出生的孩子等于1；出生间隔时间，上一个孩子出生到下一个孩子出生的时间；管井水，家庭饮用管井水为亚变量；自来水，家庭饮用自来水为亚变量；赋予母亲权力，母亲参与3个决定（她自己的健康、大宗家庭采购和探亲）

关于随时间变化的营养变化驱动因素的统计探索

近几十年来，尼泊尔营养状况的许多因素都得到了改善，但目前还不清楚到底是哪些因素对改善该国的妇幼营养指标作出了重大贡献。为了找到这个问题的答案，我们分析了《尼泊尔人口与健康普查》（DHS）的数据资料，看哪些潜在因素的变化与哪些营养指标的改善有关（图13.1）。如果一个潜在因素与营养的结果有重大联系，而且随着时间的推移迅速变化，则可以用这个因素来解释营养的变化（表13.2）[7]。

然而，图13.1也不能严格按照因果关系加以解释，而是应该基于随着时间的变化，不同的因素在统计上如何与营养相对应，而做出判断。

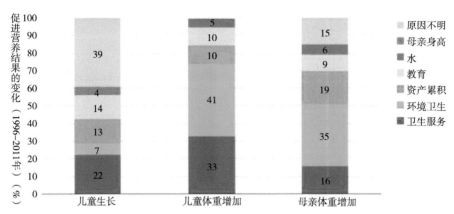

图13.1　促进尼泊尔儿童生长、儿童体重增加和母亲体重增加的基本因素的估计

备注：儿童生长基于0～2岁儿童年龄—身高Z评分（HAZ）；儿童体重增加基于0～2岁儿童身高—体重Z评分（WHZ）；母亲的体重增加基于体重指数（BMI）；图中的统计数据报告了1996—2011年分解模型估计的总营养变化份额，该分解模型是各平均值的简易分解，每个说明变量对应的营养效果改变是该变量在1996—2011年平均值的变化再乘以1996—2011年期间四轮尼泊尔人口及健康普查混合模型的回归系数

与改善儿童成长发育有关的最重要因素是便捷的保健服务（产前和新生儿保健）。然而，家庭资产积累和父母的受教育程度——主要是母亲——也是儿童成长发育的重要相关因素。不出意料的是，母亲身高——一个缓慢移动的代际间驱动因素——在提高儿童年龄—身高Z评分（HAZ）方面似乎只起到了很小的作用。然而，有趣的是，1996—2011年，提高的HAZ数值中，有很大一部分无法由统计模型解释，这可能是因为该模型没有包括某些因素，如气候冲击、农业生产、粮食安全，以及是否可以参与和营养直接相关的项目。

改善卫生条件似乎是增加儿童和孕产妇体重的最重要的因素。这表明，厕所的数量增多可能会导致孕产妇与儿童的感染率大幅下降。更便捷的医疗卫生服务（产前和新生儿保健）与母亲的体重指数和儿童的身高—体重Z评分（WHZ）的提高显著相关，家庭资产的积累和受教育程度也与WHZ相关。相比之下，更方便地使用到自来水似乎只起到了很小的作用。值得注意的是，虽然孕产妇BMI模型相当准确地解释了总BMI的变化，但WHZ模型却过度预测了营养变化（即1996—2011年，预测的WHZ变化大于实际变化）。

社区群众对营养和其潜在决定因素随时间不断变化的看法

我们对20位母亲进行了定性访谈，以便对定量研究的结果进行补充，访谈内容是关于在大致相同的时间段内，母亲们怎样看待社区内发生的、与营养直接相关和间接相关的变化。这些接受采访的妇女是从terai地区的Rupandehi和Chitwan挑选出来的，她们分别在以下的一个五年之内完成了生育：1990—1995年、1995—2000年、2000—2005年、2005—2010年、2010—2015年[8]。

所有的母亲都说她们母乳喂养过婴儿；她们根据自己母乳的供应量决定纯母乳喂养多久，以母乳为主喂养多久。大多数母亲都说，她们在孩子6月龄的时候没有添加多少辅食，这表明她们基本上都延后了添加辅食的时间。许多母亲反映，她们在卫生机构接受了产前检查，而最近生育的母亲则更普遍地接受了产检。同样，最近生育的母亲说，她们在怀孕期间服用了铁补充剂，并在医疗机构分娩，即使是以前在家分娩的母亲现在也是在医疗机构生育的。

据我们了解，在社区发展变化里有更广泛的、对营养存在潜在影响的因素，而母亲们留意到的则是住房、收入、教育、改善的水源、厕所以及避孕措施方面的改善对营养起到的促进作用。母亲们观察到，现在住的房子往往会更大一些，屋顶和墙壁用更耐久的材料建造。大多数母亲表示，她们的丈夫或儿子已离开尼泊尔到印度、马来西亚和中东工作，并提到了与移民有关的家庭收入增长，然而，有些移民也没有带来积极的经济利益。年轻的母亲比年长的母亲受教育程度更高，所有的母亲都说要送孩子上学，包括女儿。许多母亲表示，现在家里有了厕所，并提到使用清洁的饮用水更加便捷了。最近生育的母亲有1~2个孩子，而在2010年之前生育的母亲最多有5个孩子。一些母亲谈到，永久性避孕方式越来越多，她们也更愿意采用这种方式避孕。

定性访谈倾向于确认定量研究的发现，清晰地表明母亲的观点，包括为什么在某些领域取得了进展，或没有取得进展，这些结果是怎样造成的。例如，母亲们注意到，尽管出现了许多积极的变化，例如，她们更容易获得卫生服务，整个社区也发展得更好，但婴幼儿喂养的做法并没有多大的改善。

政策、项目和社会经济变化的作用

经济和社会变化促进了营养状况的改善，这其中的许多变化可能与增加公共投资、提供更好的公共服务以及非政府组织在提供公共服务方面发挥越来越大的作用有关。

更方便地获取卫生服务，包括产前保健和医院分娩，是减少营养不足的主要因素，这与尼泊尔其他儿童营养研究的结果一致[9]。在卫生服务方面的进展与几个因素有关。首先，尼泊尔公共卫生支出占总公共支出的比例从1988—1992年的4%上升到2001—2006年的7%[10]。其次，尼泊尔日益将卫生服务下放到地方，并持续努力让全国人民可以更便捷地获得基本的公共卫生服务。尼泊尔还扩大了卫生保健机构，如初级卫生保健中心招募了女性社区卫生志愿者（FCHVs）在村庄以下级别卫生机构或病房工作，这些措施都非常有效。自20世纪90年代以来，尼泊尔还增加了在农村工作的

FCHVs的数量，并扩大了他们提供的商品和服务的范围。这些志愿者不仅分发维生素A，还能治疗儿童疾病，提供计划生育服务，照顾孕妇和新生儿，并在发现严重并发症时，第一时间将病人转送卫生设施[11]。2005年，尼泊尔实施了"安全分娩奖励计划"，向在卫生诊所分娩的妇女提供现金，并鼓励卫生工作者帮助产妇分娩[12]。一项评估显示，如果母亲在分娩前知道该项目，那么在技术熟练的人员帮助下进行分娩的概率可以增加17%[13]。这些卫生行动的具体目的是，克服在尼泊尔常见的不能接触身体的问题，以及妇女在获得卫生服务时，特别是在怀孕期间要面临的文化障碍。

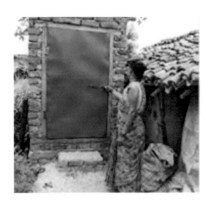

Das　Shrestha

更好的卫生条件，包括像这样的厕所，可能已经促使尼泊尔母亲和儿童的感染率大幅下降

长期以来，尼泊尔人口的微量营养素缺乏一直是一个主要问题。尽管自1998年以来，卫生与人口部已将孕妇和哺乳期妇女补充铁和叶酸纳作为产前保健的一部分，但覆盖范围依然有限。2003年，尼泊尔加强了"孕（产）妇和新生儿微量营养素项目"的实施力度，让卫生工作者和FCHVs在社区分发铁和叶酸，提高了覆盖率[14]。结果，补充铁和叶酸的覆盖率从1996年的12%上升到2011年的82%。据调查发现，给母亲补充铁对儿童的营养很重要。在尼泊尔，补充铁和叶酸以及产前保健都有助于预防新生儿出生体重过低[15]。

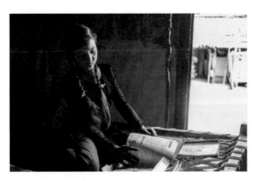

Das　Shrestha

尼泊尔显著增加了对女孩教育的投资，这与女孩未来子女的成长有关

虽然清洁的水源是人口稠密地区亟待解决的一个重要问题，但在为家庭提供清洁水源方面，尼泊尔取得的进展非常有限[16]，然而，尼泊尔在提高厕所覆盖率方面取得了重大进步，这与改善母亲和儿童营养不良密切相关。尼泊尔的水与卫生政策已经实施了几十年，但厕所的建设和使用仍然进展缓慢。2000年，公众和非政府组织重新开始致力于普及厕所的使用与宣传良好的个人卫生行为（很难观察）。2003年，尼泊尔试行了社区领导的全面卫生服务（CLTS），为实现可持续发展，尼泊尔组织了很多大众活动来强化人们的认知，鼓励社区建设、使用简易的厕所，而不是采用传统的方式、提供昂贵的硬件进行支持[17]。孟加拉国的成功是激励尼泊尔采取行动的部分原因。大量的非政府组织和发展伙伴随后迅速推广了CLTS。由于认识到需要提高学校，尤其是女童出勤率，也应该采取类似的CLTS方法，因此，在2006年，"学校全面卫生"（SLTS）办法出台，动员了以学校为基础的俱乐部。截至2015年底，尼泊尔75个地区中，有27个地区宣布已无露天排便现象[18]。

改善社会经济地位和提高父母受教育程度（尤其是母亲的受教育程度）等重要因素与减少孕（产）妇、儿童营养不良有关。在尼泊尔，1995—2010年，生活在贫困线（1.25美元/日）以下的人口从42%降至25%[19]。虽然这可能与任何特定的政策没有密切联系，但人们普遍认为，海外移民以及移民后向国内的汇款是尼泊尔收入增长、减少贫困的主要动力[20]。特别是21世纪初，移民的目的地发生了变化，越来越多的男性和一部分女性不再去邻国印度，而是移民到波斯湾国家，从事更赚钱的工作。农业是尼泊尔国内就业人口最多的部门，然而，农业的发展却一直难以跟上人口增长的步伐。自2006年以来，尼泊尔一直处于粮食短缺状态，这意味着它是一个粮食净进口国；而与此同时，农业领域的公共投资一直在下降[21]。然而，当前的《2015—2035年农业发展战略》旨在促进这一领域的发展[22]。尼泊尔的旅游业——另一个重要的行业——在20世纪90年代中期开始的内战中遭受重创，直到2006年战争结束后才开始强劲复苏[23]。

在教育方面，政府发挥了更直接的作用，承诺增加这一部门的财政资源。1990年，教育经费仅占总预算的10%左右，但到了2011年，教育经费已占总预算的近20%[24]。在1990年"世界普及教育会议"之后，尼泊尔通过了一项"国家行动计划"，其中，将性别平等作为六个目标之一[25]。自那以后，妇女受教育的程度迅速而持续地得到了改善。

尼泊尔政府近期更明确地采取了多部门运作的方式、协调一致，多次努力来解决营养不良的问题。2009年，世界银行和其他发展伙伴委托对尼泊尔进行了一项营养差距评估分析（NAGA）。2011年，尼泊尔根据该评估分析的举证与建议，通过了"多部门营养计划"（MSNP）[26]。MSNP是解决营养不良问题的国家蓝图，用于调动资源，协调营养项目和规划。包括卫生、教育、城市发展、农业和地方发展在内的各个部门一同参与，共同解决问题。

经验教训与未来的挑战

尽管尼泊尔有一段时间发生了内战、政局不稳，也没有像中国、印度或越南等国家出现显著的经济增长，但是，尼泊尔在过去20年里，在减少孕、产妇以及儿童营养不良方面取得了巨大的进步。对该成就进行调查时，可以发现，有4个主要因素引人瞩目：①获得和使用卫生服务更为便捷；②增加了厕所覆盖率；③财富积累；④父母的教育程度，尤其是母亲的受教育程度。取得这些进步的基础是重要的政策和规划的变化，特别是在卫生、教育和WASH方面的变化。在这些政策和规划中，改善服务至关重要，因为许多家庭在地理位置上与世隔离，在社交方面极易受到孤立，而许多妇女和女童由于属于特定的社会等级，是被边缘化的人群。多方协作的方式也同样备受瞩目，各级政府、双边和多边发展机构以及范围广泛的非政府组织都参与其中，而社区往往是通过志愿者组织来开展工作的。

尽管已经取得了显著的改善，但目前的情况仍然无法令人满意；要进一步减少营养不良，依然存在着许多挑战。尼泊尔还需要推广与营养有关的政策和方案，可能还需要找到一些新方法来实施各项政策和措施，才能帮助到那些难以触及的人群。截至2011年，只有大约30%的母亲在婴儿出生之前得到了充分的产前护理，在医疗机构出生的婴儿刚刚超过40%，可以接种所有疫苗的儿童也才刚刚过半[27]。尽管WASH设施迅速增加，但截至2011年，至少有一半的尼泊尔家庭还在露天排便，近2/3的家庭仍无法获得自来水[28]。在采访中，母亲们还指出，农村地区仍然缺乏足够的路网与卫生设施，教育和就业机会依然不足。要实现无论性别、种姓，机会面前人人平等还遥不可期。贫困与粮食储备不足问题，尤其是2015年地震、洪水和石油危机爆发之后，仍然普遍存在。

在尼泊尔，一些传统信仰和做法对营养有害，如无法加以解决，则可能会阻碍营养不良的进一步改善。我们的定量调查结果显示，婴幼儿喂养方式并没有随着时间的推移而改善，对母亲的访谈也反映出，不了解相关知识与文化信仰的问题导致了不良的家庭饮食和儿童喂养方式。母亲们说，她们的孩子到12月龄时才开始吃肉、鱼和蛋，因为她们觉得12月龄以内的孩子无法消化这些食物。几位母亲提到，她们没有做产前检查，因为附近没有这种服务，但也有许多人指出，她们对怀孕感到害羞，或者仍然怀疑是否有必要进行医疗检查。

长期存在的性别陈规会在许多方面影响到家庭里的营养状况，而文化陈规和做法往往根植于这种性别陈规之中。即使与其他南亚国家相比，尼泊尔妇女的权益也特别低，而且在过去25年里改善不大[29]。2011年"人口与健康普查"的结果显示，母亲在家庭决策中人微言轻，42%的母亲表示，她们是否可以就医是由其他人决定的。然而，妇女缺乏自主权和决策权也影响到其他方面，例如，家庭中食物的分配和使用、有权使用和管理收入、行动的自由、以及每天如何分配工作和家务的时间，包括做饭、喂养和照顾年幼的儿童。所有这些都会影响妇女自身及其子女的营养状况[30]。父权制结构带来了根深蒂固的挑战，但也为一系列发展领域——如农业、卫生、小额信贷、教育和WASH——的政策和项目提供了机会，以便于促进妇女权益的提高。

除了需要解决根深蒂固的文化陈规之外，政策制定者还面临着重大的制度挑战。MSNP是国家协调的蓝图，至少要使很多不同的项目和活动保持一致，在各行政单位统一开展起来，跨部门、机构和行动方共同运作，消除营养不良。然而，跨多部门开展工作，需要仔细协调和管理多个部门和发展伙伴，才能规划、实施和监测在地区和街道一级开展的大规模干预活动。尼泊尔在人力资源和体制能力方面还存在很大的差距，包括人员短缺、一线工人离职率高、各级技术和管理方面的差距。最近，又出现了新的挑战与良机：将多部门的营养协调工作、尼泊尔新通过的联邦宪法及其日趋形成的分权式治理结构三者结合起来。新的地方政府机构将负责提供公共服务以及促进更广泛的经济发展，这对解决长期存在的营养不良问题至关重要。

最后，尼泊尔还没有解决其他与营养有关的重要问题。例如，在全国范围内，妇女和儿童贫血比发育迟缓或体重不足更为普遍。此外，儿童和育龄妇女超重的比率正在上升，而且很有可能随着城市化的进程和收入的增加而持续上升；目前，针对营养不良的许多项目也可以用于预防营养过剩和非传染性疾病。尽管在患病期间喂养和照顾儿童对降低儿童死亡率和缓解病痛至关重要，但实际情况依然非常糟糕。食品卫生和安全也被忽视，移民对于其本身以及家庭成员的健康和营养福利所起的作用也没有得到过关注。

尽管面临这些挑战，尼泊尔仍有绝佳的机会维持甚至促进营养的改善。尼泊尔寻求更全面、更协作的多部门营养战略，MSNP不仅描绘了路线图，更体现了巨大的政治动力，以便维持现有进展并推动公共服务下放的重要进程。除了巩固政治与财政承诺，尼泊尔面临的挑战是有效实施MSNP以及其他支持营养议程的规划与政策，促进项目实施。还要特别集中精力、促进项目推广，进一步持续地减轻孕（产）妇和儿童营养不良给公共卫生与发展带来的负担。

第十四章　承诺与责任

秘鲁独特的营养之旅

SIVAN YOSEF，JAY GOULDEN

秘鲁在改善营养不良方面取得了飞速的进展，在很多领域成果丰硕、可圈可点。2013年，秘鲁5岁以下儿童只有3.5%体重不足[1]。中度或严重消瘦的比例甚至还要更少（0.5%和0.1%）[2]。然而，在营养成就方面，让许多营养学家津津乐道的数据是秘鲁儿童发育迟缓的比率（图14.1）。2014年，5岁以下儿童有14.6%发育迟缓[3]。虽然这一比率不像该国其他营养指标那么低，但它反映出了非常显著的进步。在不到10年前，这一比例是现在的2倍（29.5%）[4]。这种快速的进步不仅体现在国家层面上，更是推广到了秘鲁境内所有地区，包括安第斯高地在内的贫困农村地区、以及最贫困的20%人口，这究竟是怎样做到的？

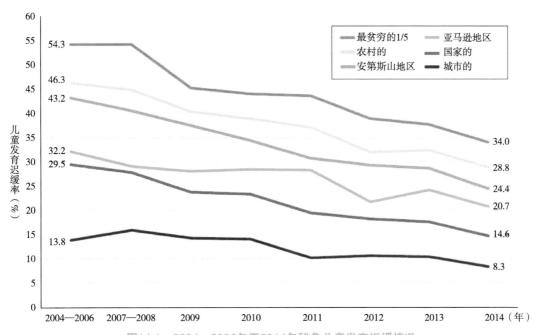

图14.1　2004—2006年至2014年秘鲁儿童发育迟缓情况

来源：作者根据人口和健康普查数据完成

　　一眼看去，强劲的经济增长可能是造成营养状况急剧变化的主要原因。2002—2010年，秘鲁年均经济增长率为6.4%[5]。大约在同一时期，公共预算翻了一番[6]。然而，对经济表现、财政支出和各地区营养不良率变化的分析显示，两者几乎没有相关性。营养不良的减少与城市化或矿业收入等其他因素之间也没有直接的联系[7]。经济增长尽管确实很重要，但它不能够完全解释营养方面的转变。

　　更深入的研究揭示出，有3个主要因素可能在过去10年里为秘鲁成功地抗击儿童营养不良打下了坚实的基础[8]。第一个是多部门合作，由民间团体、国家及区域各级政府发挥中心作用，并启用"受保护的发起人"，即不受制度冲突的约束、可以协调其他人的实际操作人员。第二个是政治意愿，强调了为营养投资、并要优先考虑营养的承诺，这为多个行政机构共同与营养不良作斗争提供了持续的动力。第三个是从国家政治层面到更务实的日常预算手续，全程都能恪守承诺、各尽其责。本章着眼于这些因素的作用，以及它们如何在近期秘鲁的营养之旅中相互作用，以帮助我们了解各国如何在国家和区域一级实现与维持营养的改善。

准备阶段：1970—2005年

　　秘鲁早期的营养政策主要集中在食品分配上。在20世纪70年代和80年代，该国主要依靠争取食品援助来改善饥饿和营养不良，食品援助主要由非政府组织（NGO）和两个大型食品援助项目协调——Programa de Asistencia Directa（PAD或直接协助项目），一个面向边缘化的城市和农村地区开展的、以就业为基础的项目，和针对6岁以下儿童推行的Vaso de Leche项目（一杯牛奶）。在20世纪90年代，"国家食品援助计划"管理了该国的大部分食品援助项目，包括一个有近2万个取食点或施食处（Comedores Populares）的网点。除了Vaso de Leche之外，PAD最终和其他与食品相关的计划一起，被并入了"国家食品援助计划"[9]。

　　在21世纪第一个10年的初期至中期，秘鲁处于一个需要抉择的十字路口。2000年，Vaso de Leche和"人民食堂"占秘鲁食品援助预算的近60%，但是，它们对儿童身高等营养不良问题并没有明显的影响[10]。自1996年以来，儿童营养不良率，特别是儿童发育迟缓（儿童营养不良的一种表现形式）率一直没有明显的变化。1995—2005年，全国儿童营养不良率每年缓慢下降0.3%，而农村儿童营养不良率保持在40%不变[11]。秘鲁的发育迟缓患病率在拉丁美洲及加勒比地区是最高的，比该地区平均水平高出7个百分点。考虑到秘鲁是该地区经济增长率第二高的中等收入国家，这一比例高得令人吃惊[12]。此外，在所有够资格享受"食品援助项目"服务的个人当中，只有28%的人能够确实地获得这些服务[13]。

　　2001年，新当选的总统Alejandro Toledo启动了一项广泛的社会政策改革，其中包括确保获得医疗保健服务和更好的政府问责制，宣传了"千年发展目标"，并设立了社会保护的基本制度，并将其纳入扶贫战略。2004年批准的"国家粮食安全战略"从未实施执行，但却启动了组织化进程，支持了后来的贫困与营养项目（CRECER）[14]。2005年，总统还设立了"携手并进"项目，这是一个有条件的现金援助项目，旨在减少贫困、营养不良以及降低儿童和婴儿的死亡率。总理办公室负责执行该方案，其中包括促进跨部门的协调机制。根据"携手并进"项目的规定，每个家庭每月可收到100索尔（30美元），条件是必须让他们的孩子上学，完成产前和产后的健康检查，3岁以下儿童要使用国家营养援助方案一揽子计划[15]。"携手并进"项目还向受暴力冲突影响的社区提供赔偿，这是一项独特的社会保护倡议。不幸的是，该方案在一开始就没有包含便于评价相关影响的评价框架[16]。该计划推广得非常迅速，从2005年在110个地区、为37 000个家庭服务，到2012年在1 140个地区、为810 000个家庭服务[17]。

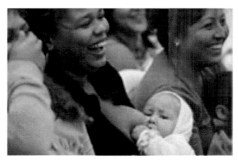

路透社　Castro–Mendivil

秘鲁的CRECER项目旨在改善儿童生命最初1 000天的营养

蓄势待发：2006—2011年

2006年，秘鲁改善营养状况的势头显著增强。"儿童营养倡议"（CNI）是民间团体、联合国机构以及捐助者对卫生保健和营养方面的联合倡议，还设立了CARE-Peru，进行协调工作。CNI在营养运动中发挥了核心作用，倡导将营养作为所有减贫倡议的关键组成部分，促进更好地协调外部捐助者的资金，并公开监督对营养的政治承诺。基于这种监督流程，CNI在2006年总统选举期间发起了一项营养运动，征集了10名总统候选人发出承诺：如果当选，将实现"5×5×5"，在5年内将5岁以下儿童的慢性营养不良率降低5%。该承诺还包括缩小城乡营养不良率的差距。据我们所知，这是世界上前所未有的、关于营养的高级别倡议。

当Garcia当选总统时，他的承诺比"5×5×5"更进了一步，在CNI的支持下，他把5年内减少发育迟缓的国家目标提高到了9%。他还设立了一个临时战略小组（ST-CIAS），负责协调各部之间的工作，并直接向总理报告营养方面的进展情况，这充分反映出了对营养的重视。

新政府还制定了一项多部门战略——CRECER（在西班牙语中是"发展"的意思），2007年秘鲁颁布了行政命令，由总理办公室直接管理。CRECER将政府现有的82个社会项目精简为26个项目，重点关注贫困和儿童营养不良。这些项目响应了CNI和"泛美卫生组织"的呼吁，超越了分发食品的范畴，并推动了其他对实现营养成果至关重要的部门实施了一些举措，如辅食（母乳或婴儿配方奶粉以外的食品）；水、卫生与健康；以及有条件的现金援助。CRECER还关注了儿童生命的前1 000天，从怀孕到2岁是公认的影响终身营养情况的良好时机。基于结果的预算由财政部提出，由世界银行支持，营养方案是其中最优先的项目之一（专栏14.1）。

专栏14.1　基于结果的预算分配

CRECER战略的年度预算在2007—2011年增加了1倍多，从2.16亿美元增至4.95亿美元[18]。其中，大部分资金是通过基于成果或绩效的预算来分配的。从2008年开始，经济部在5个项目中采用了这一方法，包括"联合营养项目"，一项新的营养资金机制以及"新生儿和孕产妇健康项目"。这些项目根据反映国际有效性证据的子项目提供资金，并在年审的基础上定期进行监测，在随后的方案整改中，纳入审计结果一同评估。考虑到其独特性和资金规模，项目的进程是至关重要的。进程是根据实现既定目标、效率与公平（花费在每个涉及的家庭的金额）的成果来衡量的。由国家和区域两级在达成共识的基础上进行监控，包括妇女和农民团体在内的民间团体也参与了监控。目前，还需要市一级对这些进程进行改善，然而，对于市政府是否与地方政府一样具有足够的技术能力，可以合理地吸收和使用资金，目前还没有达成共识[19]。

在国家政府和外部捐助者提供的大量资金的支持下，在民间团体和非政府组织的团结协作下，根据一项权力下放方案，与营养有关的倡议分别移交给了几个部、区域和市政府负责。2006年，在CNI的支持下，政府召集区域主席签署了《利马儿童营养宣言》，旨在到2011年将慢性儿童营养不良率减少5%，也强化了权力下放。立法也推动了移交工作，CRECER的日程表被移交给了市政府和地区政府，从而在1 100多个地区得以实施，目标是最贫困的2/5人口[20]。政府还鼓励各区、省以及市区当局制定明确的营养指标，但结果各有千秋[21]。实际上，仍存在很大的地方差异。一些地区的发育迟缓患病率高达35%（Huancavelica），而另一些地区的儿童患病率却低至3.7%（Tacna）[22]。然而，2007—2012年，在CRECER的目标地区，5岁以下儿童的发育迟缓患病率下降了21.4个百分点（从54.7%到33.3%），而在全国范围内，这一比

例则下降了10.4个百分点（从28.5%到18.1%）[23]。

CRECER的许多干预措施都集中在健康方面，Juntos也获得了大量资金。2007年，Juntos进行了重新设计，加入了与营养相关的条件，如生长监测与促进[24]。2012年，对Juntos的一项评估发现，该方案将受益人之间的中度贫困和极端贫困差距分别缩小了14%和7%。与拉丁美洲其他有条件的现金转移支付计划相比，100索尔的家庭转移支付占每月家庭总消费的15%，水平适中[25]。受益家庭的食品消费增加了15%[26]。而最近的一项研究发现，在参与Juntos的人口中，严重发育迟缓的患病率降低了，年龄—身高Z评分（HAZ或线性增长）显著增加了0.13[27]。另一项研究发现，参加Juntos的7~8岁男孩的HAZ增加了0.43~0.52，而7~8岁女孩的年龄—体重指数Z评分减少了0.60，超重率减少了2.7%[28]。

多部门协调也是这段时期秘鲁在营养方面进行探索的特点。CRECER由总理办公室管理，隶属于"社会事务部际委员会"，以确保CRECER在实施和评估方面有足够的政治和体制影响力来执行其日常事务。委员会可以和农业、教育、财政、卫生健康、妇女与发展、工作与创造就业等部门协调与营养相关的活动[29]。CNI继续发布年度进展报告，并帮助制定国家和地区的指导方针和战略，提交给总统、总理和各部。它还围绕其报道，在全国和地方选举期间发动了国家和地方的媒体宣传运动。2010年，该国加入了国际"营养强化"（SUN）运动。

在秘鲁，要持续地将承诺付诸行动、履行责任，营养数据是坚实的基石。"年度人口和健康普查"提供了关于营养趋势的重要信息，也分析了营养结果与各种倡议之间可能存在的联系。每年都能获得这样的数据，确实是令人瞩目，而且数据的样本量足够大，既可以在部门一级对各种变化进行追踪，也可以对大的地理分区进行追踪，例如，城市和农村地区、安第斯山脉和秘鲁亚马孙地区。财政部还提供了关于预算和支出的详细账目，以便各方对监测机制达成共识，并在此基础之上，对公平和效率进行复杂的监测。

践行承诺：2011—2016年

2011年，新一轮选举提出了一个问题：秘鲁的新的执政当局是否会坚持对营养的承诺？CNI的营养倡议者不想守株待兔，他们在选举开始前再次开展了活动，让国家和地区的候选人做出承诺。

随着Ollanta Humala总统的当选，政治意愿也确实延续了下来。Humala制订了新的目标，到2016年，将发育迟缓率从23%降低到10%，将儿童贫血率从50%降低到20%。他重组了政府内的营养管理机构，设立发展和社会包容部（MIDIS），并立即将其纳入政府的整体社会包容战略——Incluir para Crecer（包容促进增长）来协调修订后的营养战略。Incluir para Crecer在高危个体的整个生命周期提供干预，从儿童早期到青少年、成年，一直到老年。它还力求缩小弱势群体在获得基本社会服务方面的差距，提高社会项目和服务的公共管理绩效。这个新的部门还负责5个社会项目。

秘鲁的新一届政府深知，在营养的战役中，权力下放曾发挥了至关重要的作用。在欧洲共同体和世界银行的金融援助下，地方政府在实施一个名为"市政激励计划"的有条件援助项目时，成功地把当地的健康和营养政策与国家政府的政策统一了起来，因此获得了涨幅高达50%的资金作为奖励。虽然有报道称，这个方案取得了积极的经验，但最近的一项评估也表明，地方政府往往是希望与经济和财政部保持良好的关系，而不是因为得到了财政激励才更有干劲、倍受鼓舞，那些相对富裕、城市化的地区比贫困和人口密度大的地区表现得更好[30]。为鼓励各区域实现区域具体目标，政府还出台了奖励计划。奖励计划下的大多数指标与项目管理有关，但也有少数指标侧重于营养和健康，如免疫覆盖率、成长监测、儿童补铁以及孕妇补充铁/叶酸。截至2013年，目标地区已经获得了完美绩效所能获得的奖励资金总额的约75%[31]。

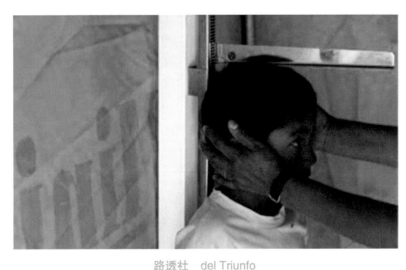

路透社　del Triunfo

在一次健康活动中，一个男孩在做身高检查；
秘鲁在不到10年的时间里，将儿童发育迟缓率降低了一半

经验教训

秘鲁的营养之旅今天仍在继续。该国面临着各区域之间、城市与农村地区、特别是偏远的小社区之间营养状况的不平等。缺铁性贫血仍然是一个严重的问题[32]。然而，秘鲁在减少儿童发育不良方面的成功可圈可点，给我们提供了一些经验。使用"受保护的发起人"成为该国成功的关键决定因素。例如，在2006—2011年的执政期间，秘鲁将促进营养发展的责任委托给了一个单一部门——总理办公室。这个部门由总统批准，具有撬动多方的力量，可以召集多个部门，大部分没有体制冲突[33]。

大力支持多部门的方式，采取多方协调的政策干预和办法，对于改善营养是必不可少的。有趣的是，秘鲁对待营养问题的方法发生了根本的改变，然而，这一改变却是在对政府和其他公共机构普遍不信任的背景下发生的。截至2008年，秘鲁公众对国会和政党的信任度远低于邻国（12%的秘鲁人信任国会，11%的秘鲁人信任政党，而拉美国家的平均信任度分别为32%和21%）[34]。同样值得注意的是，国会议员和政党成员对营养政策的认识非常有限。一方面，这避免了政治影响和党派偏见；另一方面，营养计划可以受益于国会的支持，包括营养立法、对行政部门的监督、以及直接对选民负责[35]。

　　包括总统候选人和政府部门在内的高层、以及各利益相关方都强烈认同营养问题至关重要，这可能也是秘鲁成功的原因之一。CNI成员做出了营养不良的直接和根本原因的明确框架，清晰地阐述了营养问题，并分享了相关信息，这也促成了对营养的坚定承诺[36]。这种看似简单的阐述不仅有助于抓住机会，比如国家选举，还确保了非政府组织的活动家——民间团体、捐助者、学术机构以及联合国机构—可以协调一致、与政府磋商。事实上，在秘鲁由联合国机构和一些主要的民间团体组织开展了一些联合项目，支持了CRECER和Incluir para Crecer战略的实施，这种协调实属罕见。在许多参与SUN运动的其他国家，社会团体、捐助者、联合国机构和其他部门（如学术界或商界）各自拥有不同的SUN网络，但没有采取明确的、共同的立场或方法。

　　秘鲁的情况也强调了收集国家和国家以下级别数据的重要性，这样才能及时监测重要的营养指标。能否得到结果、覆盖范围和融资的年度数据对于实现监测、以及按需调整项目的协作方式至关重要。高质量的数据可以反映出程序设计中存在的潜在问题。例如，对Juntos的早期评估表明，它对饮食质量的影响好坏参半。受益人食用了更多的营养食物，例如，蔬菜（每月人均支出2.86索尔，对照组为2.52索尔）和水果（2.06索尔，对照组为1.40索尔），但也食用了更多的面包与谷物（10.15索尔，对照组为8.15索尔）还有糖（3.17索尔，对照组为2.65索尔）[37]。这些数字表明，在未来对Juntos进行任何重新设计时，都需要更仔细地评估营养方面的影响，尤其是考虑到秘鲁的肥胖症在1996—2011年翻了一番[38]。秘鲁面临的一个挑战是需要在区域和城市一级培养执行、监测和评估的能力[39]。而取得成功的关键因素是政府对权力下放的承诺，以及捐助者、非政府组织和地方战略与国家战略的协调一致。然而，权力下放再加上以效果为基础的预算制，意味着效果较好的地区，通常是那些有较多非政府组织的地区，会得到更多的技术援助。这可能会让表现不佳的地区更加落后。而这些落后的地区和城市则需要更大的能力来接收和处理营养资金，实施项目、达成目标。培养能力至关重要，只有这样，秘鲁才能维持好在营养方面取得的成功，聚焦目前营养不良发生率最高、最集中的地区和人群。

第十五章 营养快行道

越南：全速降低发育迟缓率

MEAGAN KEEFE

在过去的30年里，越南在改善营养方面取得了巨大的进步。自1986年越南实施Doi Moi（"革新"）经济政策以来，该国的经济状况迅速好转。到20世纪90年代，越南已成为全球增长最快的经济体之一。1984年，越南是世界上最贫穷的五个国家之一，到1999年，越南的排名已经上升至206个国家中的167位[1]。随着向市场经济的转型，经济快速增长，贫困率也大幅下降，从1984年占总人口的近75%降至1993年的58%，再到1998年的37%[2]。经济增长使该国能够提供更好的公共医疗与卫生服务，这直接有助于减少儿童营养不良[3]。

越南在降低5岁以下儿童的发育迟缓率方面也取得了重大进展，特别是在20世纪90年代中期，发育迟缓患病率从50%下降到34%（1993—1998年）[4]。作为这一时期经济改革的一部分，越南卫生部门作出了重大调整，包括私人医疗服务合法化、制药业自由化，还取消了对医药零售的管制，所有这些调整都有助于改善卫生服务[5]。20世纪90年代，"国家营养研究所"提出了一系列营养和健康的政策倡议，可能对儿童营养不良产生了影响。提高饮食中的能量和蛋白质含量、大力促进母乳喂养、加强食盐碘化、促进儿童疫苗接种、提供更便捷的口服补液疗法、降低药物和医疗费用和增加学龄儿童的医疗保险覆盖率等项目可能也都发挥了一定的作用[6]。

21世纪第一个10年，越南的经济持续快速增长，到2014年，越南的国家富裕水平全世界排名第55位。在扶贫方面也取得了巨大进展，到2012年，贫困率下降到仅2%[7]。然而，虽然取得了这些成就，在21世纪第一个10年，发育迟缓的患病率并没有像前一个10年那样大幅度减少。考虑到家庭收入的增加、食品价格的下降以及全国农业产量的增加，营养不良的改善远不如预期[8]。从营养方面取得的成果来看，2000—2010年，5岁以下儿童体重不足的患病率显著降低，从32%降至18%，而在同一时期，发育迟缓的患病率却仅有小幅下降，从35%降至30%[9]。尽管在这段时间内，许多卫生指标都有所改善，但儿童营养不良率仍然落后，这表明需要特别关注如何减少发育不良[10]。

在经历了缓慢下降期之后，2010年，越南发育迟缓的患病率回归了快速下降的轨道、数字迅速减少。从2010年的29%下降到2013年的19%[11]。虽然很少有人研究这些快速变化的原因，但本章考察了可能促成这一加速进展的关键因素。

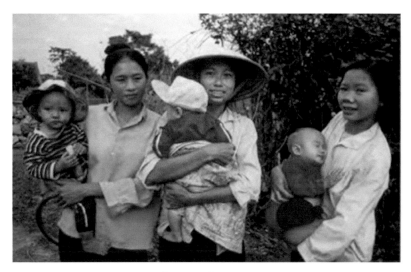

Panos　Sprague

为了提高相对较低的纯母乳喂养率，越南采取了一些措施让母乳喂养更轻松

营养相关政策与规划方面的成功

至少有3项成就可能有助于减少儿童发育迟缓：国家政府优先处理营养问题，制定政策改善婴幼儿喂养方式，大力减少微量营养素缺乏。

国家层面高度重视　优先处理营养问题

2006—2012年，越南发生了一系列事件，加强了减少营养不良的承诺。在内部，2007年，开展了有史以来的第一次国家营养战略审查，评估了进展情况，并为制定未来的战略提供了信息。还起草了"加速减少越南儿童发育迟缓的行动计划"，旨在积极协调、努力改善该国的儿童发育迟缓问题。与此同时，该国还主办了几项引人注目的国际活动，包括推出《柳叶刀》妇幼营养不良系列丛书、发起"联合国营养问题常设委员会"（SCN）年度会议[12]。

这些活动让越南赢得了国际与国内对其营养问题的进一步关注。2011—2012年，越南制定了"新国家营养战略"，重点是减少发育迟缓以及如何制定2030年的具体目标，以减少发育迟缓和体重不足。越南也是少数几个将世界卫生组织的新指标纳入其

"国家营养监测系统"的国家之一。这些指标侧重婴幼儿喂养，并支持更好地监测关键的营养效果。这些活动加强了越南的全球性承诺，同时，也促使该国国民议会参与了营养问题的讨论，并在卫生部内部宣传了营养问题的极端重要性[13]。

实施改善婴幼儿喂养的政策

除了新营养战略，越南还通过一系列间接影响营养的政策加强了对营养问题的关注。尽管越南的公共卫生系统相对健全，卫生服务的使用率也很高，但几乎没有采取什么具体的行动来强化对母亲的教育、支持她们改善婴幼儿喂养。从2010年开始，越南开始推广母乳喂养，并颁布政策，旨在提高认识，普及母乳喂养和婴幼儿喂养的重要性[14]。2011—2020年，"国家营养战略"将婴幼儿喂养纳入改善营养的关键领域，并特别关注了在减少肥胖的同时，也要减少发育迟缓和体重不足。越南还制定了一项"全国婴幼儿喂养行动计划"，以将该战略付诸实施。

由于工作安排的原因，许多母亲都使用了母乳替代品。2012年，越南国民议会投票决定，将带薪产假从4个月延长至6个月，以清除这一母乳喂养的主要障碍。该国的国民议会还扩大了母乳替代品广告宣传的禁令，对减少婴儿配方奶粉相关优点的错误信息是非常关键的一步。尽管越南仍然是该地区纯母乳喂养普及率最低的国家之一，但是，2011—2014年，6个月以下婴儿的纯母乳喂养率显著上升，从17%（自2006年以来一直停滞不前）上升到24%[15]。近期的其他改革也反映了政府对改善婴幼儿喂养问题的关注，包括引入新的医院认证标准（2013年）、新的国家母乳喂养准则（2014年），还颁布了一项法令，规定了工作场所需要提供哺乳空间，为母乳喂养提供便利条件（2015年）。

减少贫血

在过去10年，在降低妇女儿童贫血患病率方面，越南也取得了长足的进步[16]。在2001—2010年的"国家营养战略"和现行战略中，政府都将控制和预防微量营养素缺乏作为优先事项安排，并特别确立了目标预防缺铁，这可能有助于在抗击贫血方面取得进展。"国家营养行动计划"以预防缺铁、维生素A和碘为目标，通过一系列活动，包括补充营养、饮食多样化和食物强化，聚焦减少儿童营养不良。虽然关于缺乏维生素和矿物质的国家数据仍然十分有限，但目前，越南正朝着世界卫生大会制定的2025年贫血目标迈进，甚至可能会超越2025年6.7%的患病率目标[17]。

尽管在减少贫血方面取得了进展，但微量营养素缺乏仍然是该国面临的一个问题，许多人口还有缺锌、维生素A、叶酸和维生素B_{12}的风险，6～17月龄组的风险更大[18]。6～17月龄婴幼儿主要摄入包括米粉和米粥在内的辅食，而这些辅食中，微量营养素和蛋白质的含量较低，所以，改善儿童的喂养方式非常重要[19]。为了制定干预措施，改善微量营养素缺乏的现状，需要更好的关于维生素和矿物质缺乏的国家数据。

除了改善食品多样性和食品质量的具体干预措施外，越南还在探索如何对日常食品进行营养强化，如大米、酱油和鱼露，以解决一些关键的微量营养素缺乏问题。2003年，越南卫生部颁布了一项法令，规定了一些主食和调味品的自愿强化标准，这也推动了多项行动，评估食品的营养强化在越南是否可行[20]。目前，政府正在努力要求对盐和小麦粉进行营养强化，以更好地解决一些关键的微量营养素缺乏的问题[21]。

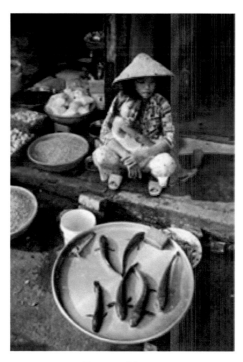

Panos　Visser

越南正在思考与探索如何强化日常食物，如鱼的营养，以解决微量营养素缺乏的问题

挑战依然存在

越南仍然面临着许多与营养相关的挑战，例如，不同群体之间的营养不平等、不断上升的肥胖率与超重率。

不平等

主要弱势群体（农村、贫困人口和少数民族人口）与非贫困人口之间，在贫富和营养方面仍然存在显著差距[22]。少数民族虽然只占越南人口的15%，却占该国现有贫困人口的将近一半[23]。同样，农村家庭、贫困家庭和少数民族家庭的儿童，出现营养不良的可能性明显更高。在63个省份中，发育迟缓的发生率7%～40%不等，这表明，虽然问题正在不断改善，但仍未能惠及农村贫困人口和少数民族[24]。地方一级要改进营养政策的执行方式，并解决不平等问题，这对于改善弱势群体的营养不良至关重要[25]。

中央政府已经开始放权，将更多的权力移交给各省，去资助与开展地区与社区一级的活动，然而，在将越南的国家政策转变为地方一级的服务和行动时，却遇到了一些困难[26]。虽然从理论上来说，地方一级在制定规划时，应因地制宜地进行调整，采取有针对性的营养行动，但是，目前自上而下的方法不允许省一级制定目标、调整优先顺序或进行筹资决策[27]。一些证据表明，由于干预目标不明确、预算不足、不太成功的权力下放进程实际上加剧了各省之间的不平等[28]。在很大程度上，仍然是由地处河内的、中央集权的部长机构做决策。为了进一步深化越南在改善营养不良方面取得的成功，至关重要的是通过由数据驱动的、因地制宜的流程，加强地方规划和实施营养政策的能力[29]。营养政策的多年期战略方针有可能加强国家以下各级的规划进程，并解决在地方一级将国家政策转化为行动的困难[30]。

肥胖和超重现象日益增加

随着越南经济的快速发展和城市化进程，超重和肥胖问题已经开始出现，与此同时，越南还面临着营养不足的挑战。在儿童、青少年和成年人中，出现了营养过剩和营养不足的双重负担，而城市地区的超重率则更高[31]。在全国范围内，2013年，青少年超重和肥胖的患病率分别为6%和1%。然而，胡志明市的患病率更高，到2010年，超重和肥胖的患病率已分别达到18%和3%[32]。在越南不断与营养不良做斗争的过程中，需要认识到，超重与肥胖对公共卫生构成了新的挑战，要确保营养政策可以解决营养不良和营养过剩的双重负担。

结论

越南已经坚定不移地将营养不良问题列入了国家议程，在迅速变化的环境中取得了营养方面的成就。它为我们树立了榜样，如何用和谐的方式、在取得社会经济发展的同时，为间接影响营养的关键问题立法、协同发展伙伴一同努力。随着国民议会颁布与营养有关的政策和法律，国家营养研究所也实施了针对营养的行动计划，越南已决定优先解决营养不良问题。在过去的4年中，发育迟缓发病率迅速下降，这表明越南的方法十分奏效。目前，要维持这一进展，取决于地方一级更好地规划、实施因地制宜的营养干预措施，同时，还要解决现有的不平等和日益严重的肥胖问题。

第十六章 农业WASH与安全网

埃塞俄比亚的多部门故事

ANDREA WARREN

在过去25年里，埃塞俄比亚在改善该国营养状况方面取得了显著进展。尽管挑战依然存在，但在实现联合国"千年发展目标"方面已取得重大进展，其中包括儿童死亡率减半、可获得清洁用水的人数增加1倍、以及小学入学率增加3倍。埃塞俄比亚也走上了消除极端饥饿和贫困的道路[1]。21世纪第一个10年，有五个国家在减少发育迟缓率上表现突出，而埃塞俄比亚就是其中之一。埃塞俄比亚的发育迟缓发病率从2000年的57.4%下降到2011年的44.2%。然而，到了2014年，这个数字反弹并维持在40.0%的高位[2]。在同年进行的2014人口和健康普查中更是发现5岁以下儿童有9%消瘦，只有4%的儿童按照可接受的最低饮食标准（世界卫生组织/联合国儿童基金会辅食喂养指标）进食[3]。显著的地区差异仍然存在，Amhara的发育迟缓率最高（52%），而Gambela和Addis Ababa的发育迟缓率最低（27%）。总的来说，发育迟缓在农村地区（46%）比在城市地区（36%）更多见[4]。

埃塞俄比亚的政府一直在积极应对营养不良的多种决定因素。至少从2005年以来，国家制定了规划与战略，还建立了伙伴关系，这些都反映出埃塞俄比亚不仅在思考如何应对营养的直接决定因素，采取与营养直接相关的干预措施解决问题，也希望通过间接的方式造成影响，通过解决营养问题的潜在决定因素而达成目标[5]。埃塞俄比亚通过政府制定的"国家健康推广计划"，应对那些更直接的决定因素，包括健康状况和营养摄入。该计划自2003年以来迅速扩大，致力于填补来自家庭层面的、有关营养知识的空白[6]。由政府发起的、以社区为基础的另一项营养方案的目标也是更直接的营养不良决定因素，该方案以社区为基础、进行儿童生长监测，并直接动员社区成员接受营养教育[7]。此外，政府还通过一个"哺育未来"项目来强化小麦粉的营养，该项目由名为非洲改善食品加工联盟的公私合作组织支持[8]。政府还与联合国儿童基金会和"全球营养改善联盟"（GAIN）一起，结成"普及食盐加碘伙伴"[9]。政府制定了"国家营养方案"（NNP）（2013—2015年），其中综述了直接与间接解决营养不良问题的方法。该方案已经延续到了2020年，它的一个主要特点是强调建立明确的多部门联系，并由多部门提出解决营养不足问题的倡议[10]。

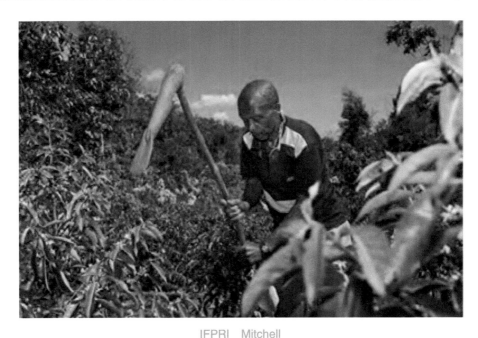

IFPRI　Mitchell

营养敏感型农业项目为改善埃塞俄比亚的营养状况发挥了巨大作用

埃塞俄比亚在改善营养不良的潜在决定因素方面，包括教育、卫生和粮食安全方面，也取得了重大进展。2000—2010年，政府教育支出从8.8%增长到16.7%，社会保障支出从7.0%增长到19.8%[11]。10多年来，为根除露天排便现象，埃塞俄比亚通过政府系统，付出了巨大的努力[12]。最近政府在"生产安全网方案"（PSNP）中引入了明确的营养敏感条款[13]。正如下文将进一步讨论的，PSNP是一个由农业部管理的大型国家社会保护项目，致力于改善该国最弱势人群的粮食安全。最近的讨论集中在如何将营养问题纳入其他旗舰农业项目。例如，农业增长方案的重点是如何在高产地区增加作物的产量。该方案最近进行了一项试点研究，探讨如何在2016—2020年评估潜在的、间接影响营养的途径[14]。

埃塞俄比亚政府与国际伙伴合作，拟定了《非洲农业综合发展方案》（CAADP）协定，这是一项通过发展农业减少饥饿的计划，非洲其他国家已对此作出了承诺。政府参与了CAADP的全球论坛，还加入了"新粮食安全与营养联盟"[15]。此外，埃塞俄比亚在2010年加入"营养强化"（SUN）运动时，是最早的（"早起者"）成员之一。自2008年以来，埃塞俄比亚又成立了几个与解决粮食安全和营养不良问题有关的工作组和技术委员会，其中包括联合国儿童基金会/英国国际发展部（DFID）召集的"营养发展伙伴小组"以及埃塞俄比亚发起的"国家营养工作队"和"国家营养协调机构"[16]。

尽管最近开展了许多与营养直接或间接相关的项目，拟定了相关政策与框架，但是，不妨说对降低全国发育迟缓率贡献最大的却是偶尔发挥作用的、与营养间接相关的农业增长、以及全面改善的卫生条件[17]。Headey根据有限的数据推测，农业部门的增长可能与某些基本粮食储备的增加相对应，这可能是自2000年以来观察到的、发育迟缓减少的总体趋势形成的部分原因[18]。事实上，埃塞俄比亚人均粮食产量一直在稳步增长，2002—2007年，每年平均增长1.9个百分点，2007—2012年，每年平均增长3.3个百分点。而人均农业总产量2002—2007年每年增长2.1个百分点，2007—2012年每年增长3.1个百分点[19]。自2008年以来，谷类作物的产量相对于非洲大陆其他地区也迅速增加。最近的分析指出，卫生设施的改善（特别是减少露天排便）与减少孕妇贫血有关[20]。孕（产）妇健康的改善又与出生人数的增加有关，这使得卫生设施成为我们观察到的、2000—2010年发育迟缓减少的潜在驱动因素之一[21]。大力推进改善卫生条件在政策上取得了显著的成功，下文将对此进行讨论。

本章利用家庭访谈来讨论农业和卫生条件的改善及其对社区层面的生活和生计可能产生的影响。关于农业改良的讨论，还特别关注了学术界对于营养敏感型问题的研究动态（虽然刚始并没有把它们称为"营养敏感型"）。关于卫生问题的讨论详细阐述了埃塞俄比亚对在全国范围内改善卫生设施的坚定承诺，并确定了需要不断改进的领域。展望营养的未来，我们讨论了国家的PSNP正在发生的变化。PSNP是农业部领导的社会保障计划，主要关注缓解粮食储备不足和防止最脆弱家庭的资产枯竭[22]。最近，埃塞俄比亚对计划进行了修改，使其对营养问题有明确的认识，显示出改善营养的积极势头，这也印证了营养问题正在进入政策主流。最后，我们总结并讨论了从不同项目中吸取的经验教训。

背景和环境

以下各部分讨论的原始数据来自为"变化的故事"进行的研究，"变化的故事"是一个"营养变迁"项目，旨在叙述几个营养不良问题严重的国家怎样改变了它们的营养方案。研究小组深入到埃塞俄比亚南部的民族、部落和人民地区（SNNPR），对Wolaita区域从事雨养自给型农业的家庭样本进行了30次深入、半结构化的定性访谈。所有家庭都选自kebele（最基层的政府行政单位）的一个村庄，以便更好地评估社区随时间变化的共同经验（图16.1）。

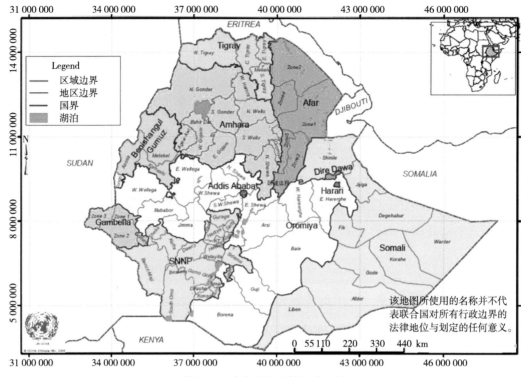

图16.1 埃塞俄比亚的行政区域

来源：改编自Relief Web，埃塞俄比亚行政区域
http://reliefweb.int/sites/reliefweb.int/files/resources/
73A2361742549480 8525721200700710-ocha_REF_eth051031.pdf.

农业生长与营养

自2004年以来，全国农业生产的改善，对公共部门的投资增长以及服务业的扩张，一直是埃塞俄比亚经济增长的三大驱动力[23]。2004—2014年，农业部门平均每年增长7.6%。在农业部门内部，种植业以年均8.8%的速度增长，占GDP增长总量的1/3。广泛使用肥料和改良的种子被认为是农作物产量总体增长的最重要的驱动因素之一[24]。值得注意的是，政府为了复原环境退化的地区，已经进行了大量投资，也动用了来自PSNP公共工程部门的劳动力，尽管这也未必是全国农作物生产的主要推动力[25]。

被研究的村庄位于岩石很多的山区，可以说是一个不大受欢迎的地区[26]。虽然在过去5年里，在离村庄不到20千米的地方，已经投入了改进的设备，迅速而显著地提高了农业生产力，也已经可以引流灌溉，但是由于广泛的侵蚀、以及缺乏流域管理，该地区的土壤肥力和保水性逐渐下降[27]。土地退化的问题由于农场规模的缩小而变得更加严重，大多数研究样本的农场面积不超过0.5公顷。

最近有一项关于流域管理与恢复环境的倡议出台，扼制了这种下降的势头。还采取了一些措施，如改善梯田耕种、修复沟渠和堤岸，也开展了由世界银行资助的、在山顶植树造林的项目。政府还通过农业推广服务，大力推广使用肥料和改良的种子。尽管该地区地处偏远，推广人员（称为开发代理或DAs）还是开始定期走访家庭。

农民们提到，自2010年以来，提高作物产量与环境恢复的措施力度已经大大加强。农业和营养之间的联系似乎大部分是因为农业是食物的来源，而很少考虑饮食多样性的问题[28]。尽管如此，农民们还是很快提到了最近的农业项目对作物产量和家庭粮食保障很有帮助。一些农民反映，由于使用了更多化肥与改良的种子，更广泛地应用了改善土壤与保水技术，农作物的产量增加了1倍，尽管由于最近土地退化、农场缩小，他们的产量仍然低于邻近的kebeles。很多人指出，他们能够更好地满足家庭的食物需求，然而，所有的受访人都表示，难以仅通过农业活动来满足他们的所有消费需求。农民们还建议说，要开始从重视生产转向认识到消费模式的重要性。一些家庭反映说，DAs已经开始建议他们尽可能地种植和食用各种水果和蔬菜。

从研究区域过去几年发生的事件可以看出，埃塞俄比亚政府彻底贯彻了农业集约化的政策。虽然部分地区可以直接从施用化肥和改良种子中受益，但是，由于该国的自然景观和气候区域多种多样，一刀切的农业方法不切实际。举例来说，来自邻近的kebele的一名村庄代表反映，在kebele，土壤侵蚀和土壤退化的问题较少，该地区的家庭通过使用肥料和改良的种子进行耕种，就几乎可以满足全部的消费需要[29]。而对于该研究区来说，则必须先努力恢复环境，再进行现代化投入，才能实现收益，从而满足这一区域的独特需求。农民们说，采取过物理保护措施后，也可以有效地使用肥料和改良的种子。

卫生

在恢复环境之前的近10年里，埃塞俄比亚在卫生方面一直发生着变化。2007年，"水与卫生项目"[30]描述了自2003年以来，该项目实施地区推行了"小而可行的做法"，改善环境卫生与个人卫生，强调在关键时刻修建厕所和洗手，据报非常成功。据该地区的家庭反映，他们用了几年的时间才完全接受卫生设备和个人卫生的概念。但是，在政府的大力推动下，最终所有家庭都报告说，他们修建了坑式厕所，并采取了更卫生的做法。该研究区域在促进改善卫生条件和卫生习惯方面取得了优异的成绩，最近还获得了联邦政府颁发的区级"水、环境卫生和个人卫生优秀证书"。

21世纪初，政府管理卫生保健的方式从治疗转向了预防。卫生被视为一种关键性的、低投入、高影响的干预措施，它适合政府紧缩的预算限制，是高成本效益的措施[31]。在SNNPR，"John Snow国际"与USAID倡导了一种影响力极高的方法，并结合了已取得成功的"社区主导的全面卫生（CLTS）项目"的内容，在20个地区进行了试点，随后推广到整个地区。值得注意的是，CLTS提倡的"小而可行的做法"与家庭讨论的结果是一致的，即应先逐步推进切合实际的改变。项目实施人员强调，SNNPR是实施这种方法比较成功的地区之一[32]。一些家庭表示，他们觉得自己的孩子更少患上腹泻了，而全国人口和健康普查的数据显示，卫生状况对孩子的成长有重要影响。这也间接地支持了这些家庭的看法[33]。

埃塞俄比亚政府大力支持、努力推进卫生条件的改善，各级政府的承诺是显而易见的，包括专项预算支持。从联邦到基层地区都有明确的层次架构促进国家项目的实施，确保了知识的传播和明确的问责制度[34]。在社区层面，为了彻底地实施健康项目、传播相关知识，政府的"国家卫生推广方案"依靠所谓的1：5和1：30网络落地执行[35]，即一个家庭负责把知识传播给5个其他家庭，这6个家庭作为一个小群组，加入一个大群体，每个大群体包含6个或更多这样的小群组，而这个大群体由一个家庭负责，于是就形成了更大的1：30网络。在国际非政府组织和捐助者的支持下，如"John Snow国际""水与卫生项目"，通过政府现行的"国家卫生推广计划"，修建厕所和卫生设施的倡议得到了实施与推广[36]。

在社区一级，尽管并非所有厕所都达到令人满意的标准，但至少很多家里有厕所。基于他们在自己家里的良好体验，一些受访者建议，如果下一步建立公共厕所应该会对社区有利。官方项目报告显示，SNNPR基本上取得了积极的成果。然而，一项关于Shebedino区SNNPR水和卫生设施的独立研究得出结论，由于太过于从供给方推动项目活动的实施，社区参与计划与决策的程度有限，从而导致了并不令人满意的结果[37]。例如，只有37%的受访者拥有通风良好的改进的坑式厕所，只有27%的人认为他们的厕所是完整的，有墙、地板和屋顶。此外，据报道，在该研究地区缺乏定期复查和持续的健康教育。在Baye[38]以及水和卫生项目的一项简报[39]中均提到了关于可持续性和所有权的顾虑，而国际计划[40]也提出了一些环境卫生和个人卫生项目缺乏监管的问题，这些都回应了上述项目中存在的疏漏[41]。鉴于卫生设施对改善营养结果发挥了非常重要的间接影响，我们应该持续地关注这些问题。

未来方向：生产性安全网计划

埃塞俄比亚的PSNP开始于2005年，目的是聚焦与协调多次呼吁的人道主义援助，以缓解与干旱有关的危机。当该项目开始实施时，它代表了看待贫困和弱势的显著转变，寻求在最弱势的家庭中建立复原力，并随着时间的推移减少贫困。捐助者围绕这些想法联合起来，这个主要由政府主导、并通过政府机构实施的项目，开始以现金或食品援助项目的形式、在埃塞俄比亚有史以来最落后的地区运作。它现在是撒哈拉以南非洲地区最大的社会保护项目之一[42]。自2005年以来，PSNP在改善其受益者的粮食保障方面发挥了重要作用，并为传播先进的农业技术和发展农村基础设施提供了平台[43]。

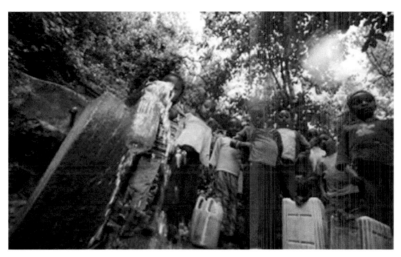

IFPRI　Mitchell

埃塞俄比亚卫生条件的改善似乎促进了儿童的成长

在前三个阶段，该项目覆盖了近800万最弱势的人口[44]，旨在帮助受益人在不消耗家庭资产的情况下度过淡季。受益人参加公共工程活动，以换取一部分当年的粮食或现金援助。如果受益人由于身体原因而不能工作，则可以得到直接援助。为了更全面地减少贫困和增强复原力，埃塞俄比亚还通过"家庭资产建设计划"增加了一揽子有针对性的生活配套[45]。计划的第三阶段加入了对营养敏感的规定。例如，描述说明了PSNP和"国家健康推广计划"有可能存在的关联，并扩大了符合条件的公共工程清单，包括参加营养教育课程。然而，据说由于能力有限、缺乏指导和监测，大多数规定未能完全实现[46]。

对PSNP的修改于2015年6月生效，致力于明确地将农业和健康努力结合起来，统一目标，通过对营养敏感的方案编制，改善全国范围内的营养效果。作为一项以社会保护为核心的计划，PSNP还为改善粮食保障、经济状况和整体福利提供了试验和创新的空间。在第四阶段（PSNP4，2016—2020年），该计划的目标是，推出对营养问题敏感的干预措施和服务，作为其正常业务的一部分，并制定适当的指标和监测机制，促进实施[47]。

除其他措施外，PSNP4还将持续重视多部门协作，以有效实施对营养问题敏感的措施，并加强监测能力，以确保问责制。这些变化将包括，加强与卫生部的联系，建立客户与卫生服务的联系。与卫生部门合作，发行以营养为重点的行为改变宣传材料，客户将可以选择用行为改变交流来代替部分公共工程义务[48]。孕妇将立即得到支持服务，直到产后一年结束。选择受众的标准将越来越聚焦于"营养弱势"的家庭，例如，那些有孕妇或哺乳期妇女的家庭。公共工程将更多地考虑到性别因素，减少对妇女的体力要求。还将考虑暂时纳入有临时性、紧急营养需求的家庭。PSNP4还将持续关注生计发展和支持，但要注意营养问题。[49]作为改善营养的新前沿和创新与试验的重要空间，PSNP的结果将为我们提供如何通过社会保护项目将农业与营养联系起来的经验与范例。

结论与经验教训

在本章中，我们关注并讨论了埃塞俄比亚的农业增长、卫生和PSNP。围绕营养这个主题，发生了许多"变化的故事"，而PSNP就是其中的代表。前两个主题代表了从联邦到基层的、将承诺落到实处的一系列干预措施。然而，社区在参与决策卫生投资时受到了限制，这不利于充分实现项目效益。它们还说明对营养敏感的干预措施对改善生计和生活条件的重要性，并且为进一步改善健康、粮食安全和加快经济增长奠定了基础。PSNP的改变迈出了重要的一步，它意味着把营养推向更广泛的发展议程，并指出了在非传统或多部门的背景下，营养本身潜在、持久的影响力以及未来的方向。

直到最近，农业项目的重点主要在于部门任务中的增加粮食产量，对消费方面的关注较少。而据农民们反映，随着DAs最近建议种植和食用各种水果和蔬菜，这一重点也在改变。在短期内，作物产量的增加并不一定能转化为更好的营养效果，但可以为将来如何搭建多种途径，把农业与营养改善联系起来奠定基础。我们还需要进一步研究、充分论述二者之间潜在的联系与互相影响的顺序，特别是在边缘化或不太受欢迎的地区。从埃塞俄比亚实施卫生改善措施的记录中，我们可以得到双重的经验教训。虽然从初步结果来看，卫生条件的改善似乎对改善儿童生长的结果产生了重大影响，但研究和评估报告表明，该项目还需要社区更广泛地参与、更有针对性的后续跟进以及监测和评估，这样才能取得更大的影响、并维持近期的进展[49]。

对PSNP的修改是重要的，对于有兴趣把社会保护计划与营养问题结合起来的其他国家，这有可能成为它们效仿的典范。然而，该项目却只覆盖到11%的人口，目标是那些最容易受到粮食不安全问题影响的人口[50]。对于其他人口来说，继续提高农业和卫生服务的质量、持续扩大它们的覆盖面，对于进一步改善整体福利将是至关重要的。

目前，在开展研究的地区，居民们并没有觉得获得更多健康或农业方面的信息才能让他们幸福与健康；相反，他们希望可以实实在在地在当地铺路。一直以来，高潜力农业地区经济增长的主要驱动力之一，就是对基础设施和交通网络的投资。此外，对印度农村基础设施投资的研究表明，在潜力低、雨水灌溉的地区修建公路，比在潜力大的地区进行类似的投资能更显著地减轻贫困[51]。最近在埃塞俄比亚进行的一项研究表明，市场准入是儿童饮食的关键决定因素，这也突出了通过多重视角看待营养的重要性[52]。这一观点指出，有必要考虑新的途径，引导更多利益相关方对改善营养产生兴趣并给予支持，并扩大营养敏感的范围。

从"改变的故事"研究中得到的一个重要结论是，如果遇到那些旷日持久、根深蒂固的挑战，如生计问题、粮食安全、健康问题，单个与营养直接相关的方案（如膳食补充剂或改善婴幼儿喂养方法）能够取得的成功是十分有限的。而对营养敏感的干预措施则有可能进一步解决引发营养不良的根本决定因素。若要产生持续而重大的影响，两种干预措施要双管齐下，而且这两种措施可能是相辅相成的。

印度Odisha邦的营养与健康干预措施

PURNIMA MENON, NEHA KOHLI, MARA VAN DEN BOLD, ELISABETH BECK-ER, NICHOLAS NISBETT, LAWRENCE HADDAD, RASMI AVULA

ODISHA位于印度东部，拥有4 200万人口，是印度最贫穷的邦之一。多年来，它面临着许多发展挑战，包括叛乱运动、在册部落社区中存在大量极端贫困人口[1]、社会不平等和自然灾害。与其他邦相比，Odisha邦很晚才出现财政好转（2004—2005年）。然而，Odisha邦在减少儿童营养不良方面取得了显著的进展——减少的幅度虽然比整个印度小，但比许多其他富裕的邦还要大。它是如何取得这一成就的呢？

从三轮"印度全国家庭健康普查"（NFHS）和"儿童快速调查"（RSOC）[2]中得到的数据表明，1998—1999年至2005—2006年，3岁以下发育迟缓儿童的比例从49%下降到44%（与印度同期从51%下降到45%相比）。2006—2014年，ODISHA邦5岁以下儿童发育迟缓的比例从45%下降到38%（全印度该比率则从48%下降到39%）。在过去10年里，Odisha邦发育迟缓人口的下降率已经从每年1.8%上升到每年2.1%，但仍低于全印度的下降率。考虑到Odisha邦的严峻形势，这种滞后并不令人意外。Odisha邦儿童发育迟缓率的下降率至少是其他类似贫困邦的3倍，如Bihar邦[3]。然而，并不是所有的营养指标都显示出这样的进步：20世纪90年代初至21世纪第一个10年中期，Odisha邦的儿童与孕妇贫血率有时上升，有时不变，始终徘徊在60%～70%。

2005—2006年，Odisha邦的营养不良水平接近Gujarat邦，而Gujarat邦却更富裕，资源也更丰富一些。同年，Odisha邦在提供卫生服务和儿童综合发展服务（ICDS）的干预措施方面表现优异，在印度名列前茅，仅次于另一个邦，在全国屈居第二[4]。更近些年的数据显示，2014—2015年，Odisha邦在某些方面已经超过了更富裕的邦，如Gujarat，Madhya Pradesh和Uttar Pradesh。Odisha邦的营养效果（如发育迟缓水平）较好，在营养的直接决定因素方面表现得更好，例如，给6～8月龄儿童哺喂固体、半固体或软质食物，以及在哺食喂养期间的最低饮食多样性。此外，对于直接针对营养的干预，Odisha邦还扩大了措施的覆盖面。例如，3岁以下儿童的母亲接受了3次或3次以上产前检查，12～23月龄的儿童接受了完全免疫接种[5]。最近，一篇对印度各邦营养进展的论文分析指出，Odisha邦在与营养相关的社会部门项目中表现突出，如目标为健康、营养和粮食安全的项目。该论文的作者称，Odisha邦在营养相关领域"积极参与营养政策制定"[6]。考虑到Odisha邦这种贫困的现状，还能异常重视制定营养政策，我们试图在那里开展一项"改变的故事"调研，了解这背后有哪些原因驱动制定了支持性的社会政策、扩大有效的健康和营养方案。

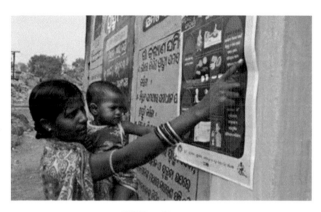

DFID　Ranger

一位母亲在村里的卫生信息墙上阅读关于如何喂养儿童的最新建议

本章节试图阐述，随着时间的推移，在Odisha邦，营养专项计划（特别是ICDS）和国家农村健康任务（NRHM）在实施时是如何发生变化的。我们还旨在确定有哪些政策和规划因素可以使这些重要的项目能够随着时间的推移产生变化，并援引了各种数据来源，包括对参与设计与实施营养与儿童健康政策与干预措施的前任、现任官员以及对利益相关者进行的采访[7]。我们在本章分析中认为，在Odisha邦，连续出现的关键参与者——在印度非常特别——是一种资产，而我们也认识到，依赖此类资源评估业绩可能会引发利益冲突。因此，我们使用了一个最近的框架来扩大对营养的影响，这为我们对这些因素的分析找到了理论基础[8]。由于仍然无法找到2014—2015年、关于儿童营养状况的子层面数据来对Odisha邦的情况进行分析——实际上，也无法分析印度的其他各邦——我们并没有进行实证计量分析，而是对定量数据进行了简述。

Odisha邦对儿童最初1 000天的直接营养干预措施、方案与政策

Odisha邦主要通过全国ICDS项目和卫生系统提供营养和卫生服务。我们对现有数据的分析表明，在1991—2015年的25年间，Odisha邦产前护理、在公共机构分娩、辅助下分娩、免疫接种、补充维生素A的覆盖率均有所增加，关键的ICDS服务使用率也有所提升（表17.1）。其中一些服务的覆盖面有了大幅度增加。尽管各邦在这些改

进方面存在差异，而在一些部落地区，如何提供服务也一直是困难重重，但也有证据表明，干预措施的覆盖面变得更加公平了[9]。

表17.1　Odisha邦和印度在不同时期营养和健康效果的变化、直接决定因素和干预措施（1990—2015年）

结果指标	研究时间段									
	1990—1995年		1995—2000年		2000—2005年		2005—2010年		2010—2015年	
	调查阶段数据									
	1992—1993年[a]		1998—1999年[b]				2005—2006年[c]		2013—2014年[d]	
	印度	Odisha邦	印度	Odisha邦			印度	Odisha邦	印度	Odisha邦
发育迟缓（%）[e]	NA	51	51	49		NA	45 (48)	44 (45)	(39)	(38)
消瘦（%）[e]	NA	28	20	30		NA	23 (20)	24 (20)	(15)	(18)
婴儿死亡率	79[f]	112[f]	68[f]	81[f]		NA	57[f]	65[f]	NA	56[g]
孕（产）妇死亡率	437[h]	NA	540	NA		NA	NA	NA	178[i]	230[g]
妇女体重指数<18.5千克/平方米	NA	NA	36	48		NA	36	41	NA	30[j]
15～49岁患贫血的妇女（%）	NA	NA	52	63		NA	56	63	NA	77[j]
儿童（6～35个月）患贫血（%）	NA	NA	74	72		NA	79	74	NA	NA
儿童（3岁以下）出生1小时内即开始母乳喂养（%）	10	18	16	25		NA	24	54	45[k]	73[k]
儿童（6个月以下）纯母乳喂养（%）	NA	NA	NA	NA		NA	46	50	65	69
母乳喂养后哺喂固体/半固体食物的儿童（%）	31	30	34	30		NA	56	68	51[l]	56[l]
儿童（0～59个月）在过去两周内患疟疾的儿童（%）	10[m]	21[m]	NA	NA		NA	9	12	7	9
儿童（5岁以下）在过去两周内患疟疾且服用了补充液（%）	18[n]	17[n]	27[n]	35[n]		NA	26[n]	41[n]	54	71
在孕期内购买或收到了叶酸补充剂的妇女（%）	51	50	58[o]	68[o]		NA	65	83	31[p]	45[p]

（续表）

结果指标	研究时间段								
	1990—1995年		1995—2000年		2000—2005年	2005—2010年		2010—2015年	
	调查阶段数据								
	1992—1993年[a]		1998—1999年[b]			2005—2006年[c]		2013—2014年[d]	
	印度	Odisha邦	印度	Odisha邦		印度	Odisha邦	印度	Odisha邦
孩子出生前做过3次以上产检的妈妈（%）	44	35	44	48	NA	52	62	63	75
在孕期收到并使用ICDS营养补充剂（%）	NA	NA	NA	NA	NA	21	45	41	61
在医疗机构生育（在过去3年，调查开始前，生育过2次的基础上）（%）	26	14	34	23	NA	41	39	79	81
哺乳时，收到并使用过ICDS的营养补充剂（出生后6个月）（%）	NA	NA	NA	NA	NA	17	40	42	77
儿童（12～23月龄）完全免疫接种（%）	36	36	42	44	NA	44	52	65	62
儿童（12～35月龄）在过去6个月接受过维生素A药剂（%）	NA	NA	17	26	NA	25	30	46[q]	57[q]
儿童收到和使用ICDS的营养补充剂（%）	NA	NA	NA	NA	NA	26[r]	53[r]	49[s] 44[t]	89[s] 67[t]

来源：全国家庭健康普查（Ⅰ，Ⅱ，Ⅲ），印度，报告与情况说明（http://rchiips.org/nfhs/）；儿童快速调查2013—2014（http://wcd.nic.iNActs/rapid-survey-children-rsoc-2013-14）；年度健康调查2012—2013情况说明（http://www.censusindia.gov.in/vital_statistics/AHSBulletins/AHS_Factsheets_2012—2013/FACTSHEET-Odisha.pdf）；和于2010—2012年发表的"印度产妇死亡率特别报告"（http://www.censusindia.gov.in/vital_statistics/SRS_Bulletins/MMR_Bulletin-2010-12.pdf）

备注：百分比已四舍五入为整数；NA=未知；ORS=口服补液盐；ICDS=儿童综合发展服务；[a]全国家庭健康调查Ⅰ（1992—1993年）；由于无法收集五个邦的身长/身高数据；因此，无法计算印度的平均数据；[b]全国家庭健康调查Ⅱ（1998—1999年）；[c]全国家庭健康调查Ⅲ（2005—2006年）；[d]儿童快速调查（2013—2014年）；[e]适用于3岁以下儿童的指标；括号内是5岁以下儿童的数字；[f]调查开始前五年内每1 000个存活的新生儿；[g]年度健康调查2012—2013年情况说明；[h]调查开始前两年内每1 000 000个存活的新生儿；[i]2010—2012年印度产妇死亡率特别报告；[j]临床、人体测量与生物统计学普查（2014年）；[k]计算0～23月龄儿童的指标；[l]适用于6～8月龄儿童的指标；[m]4岁以下儿童适用的指标；[n]3岁以下儿童适用的指标；[o]包括片剂和糖浆；[p]详细说明100多种药片的指标；[q]适用于6～59月龄儿童的指标；[r]适用于6岁以下儿童的指标；[s]适用于3岁以下儿童的指标；[t]为3岁以上儿童计算的指标

随着时间的推移，与健康营养相关的政策与项目在重点和形式上的变化

卫生干预措施（1990—2015年）

在主要发展伙伴的支持下，Odisha邦于20世纪90年代初开始了卫生部门的改革。早在1995年，印度就特别针对小儿麻痹症启动了全国免疫日。Odisha邦还开展了"小儿麻痹症脉动"日专项活动，在活动日当天接种小儿麻痹症疫苗。1997年，印度政府再接再厉，推广了一项名为"生殖和儿童健康方案"的国家行动，旨在为怀孕和哺乳期妇女、儿童和青少年提供一揽子综合保健和营养服务。2001年，国家启动了婴儿死亡率（IMR）计划，加大力度降低IMR[10]。而Odisha邦也响应国家政策，努力聚焦在实施产前护理和新生儿护理服务上[11]。除了加强现有干预措施的实施力度之外，印度还采取了预防孕妇疟疾的干预措施，以及促进产妇在医疗机构分娩的激励措施[12]。邦政府还在21世纪初制定了一份健康远景文件。

在过去10年，特别是在2004—2015年，国家卫生服务系统进行了重大改进，2005年，在NRHM项下启动了"国家卫生使命"。在NRHM下，公共卫生的预算支出有所增加，任命了一支新的卫生工作者队伍，其中包括经认可的社会卫生活动家，还引入了一个有条件的现金援助计划（Janani Suraksha Yojana），鼓励产妇去医疗机构生育。2005—2006年，营养康复中心成立，采用了基于设备的治疗方法，收治严重急性营养不良的儿童[13]。任务的目标是通过加强生殖和儿童保健服务来减少IMR、孕（产）妇死亡率和总生育率。

Odisha邦还加强了免疫项目的实施力度，2005—2010年开展了维生素A补充运动，并修改了乡村健康和营养日国家指导方针，将其更名为"Mamata diwas"，即为多种妇幼营养干预措施提供统一的平台[14]。此外，还公布了一项指导方针，规定每个月的指定日期（Pustikar Diwas），要在康复中心筛查和确定5岁以下严重营养不良的儿童，并对他们进行治疗。2011—2013年，印度推出了3项由国家主导的举措，包括免费提供机构运输服务（Janani Express）[15]，为孕妇和患病的新生儿提供医疗和其他设施服务（Janani Shishu Suraksha Kayakaram），以及18岁以下儿童身体问题的早期发现和治疗[16]。

综上所述，多年以来，所有这些邦级举措都建立在国家卫生倡议的基础上。它们已总结出一整套服务，主要以降低死亡率为重点，支持改善孕（产）妇和儿童健康。ICDS项目始于1975年10月，旨在通过anganwadi中心（AWCs）向孕妇和哺乳期妇女、6岁以下儿童和少女提供服务。

ICDS干预措施（1990—2015年）

ICDS项目始于1975年10月，旨在通过Anganwadi中心（AWCs）向孕妇和哺乳

期妇女、6岁以下儿童和少女提供服务。服务内容包括补充营养、健康教育、免疫接种、健康检查和转诊，都由Anganwadi的工作人员提供；这些服务大多与卫生计划协调一致（详见第二章）。

在Odisha邦，在Sundargarh县Subdega区的85个妇女儿童中心启动了儿童发展综合服务方案[17]。在过去的20年里，它已经发展壮大，主要遵循了国家的指导方针，但也在试验和扩大服务范围。在20世纪90年代初，Odisha邦通过提高项目工作人员的能力、促进与卫生部门的协调，为ICDS项目奠定了坚实的基础。儿童发展综合服务项目和妇女儿童中心从20世纪90年代早期到2014年持续增长，2004年、2009年和2010—2014年又进行了大规模的扩展。这主要是由于邦政府遵守了印度最高法院的命令、增加了妇女儿童中心数量的结果，也是作为国家食物权公益诉讼案件的一部分[18]。

在20世纪90年代末和21世纪初，ICDS致力于为中度和严重营养不良的儿童确诊以及提供医疗方案（Ami bhi paribu—"我们也可以"，一个优异得难以置信的倡议），并对慢性病医疗转诊进行投资。为执行印度最高法院2006年的判决，妇女和儿童发展部（DWCD）实施了权力下放，由"Mission Shakti"下现有的自助小组负责采购和配制食品补充剂[19]。母亲委员会于2006年成立，并于2012年整改，监测儿童健康服务。Odisha邦政府及其发展伙伴竭尽全力，确定了提供与使用ICDS服务的主要障碍，并在21世纪第一个10年末时，制定了"营养行动计划"[20]。

Odisha邦政策和方案变化的原因

对邦一级利益相关者访谈与文件的分析表明，促成卫生和ICDS项目变化的因素是多方面的。接下来，我们将使用近期的框架来研究这些因素如何推动、扩大了对营养的影响[21]。

影响的愿景

Odisha邦的IMR在印度排名较低、而婴儿和产妇死亡率较高，这激励了该邦广泛地实施重要的卫生和营养干预措施，目的是改变这种现状。国家的目标是通过加强生殖和儿童保健服务，加速降低IMR、MMR和总生育率。但是，由于在全球范围内，基本上都能找到营养不良与死亡率之间的联系，在过去20年中，Odisha邦拓宽了议程，将营养问题也一并纳入进来。

通过多种业务平台提供干预措施

随着时间的推移，政府开始通过并列运行卫生和ICDS两个项目实施干预措施，以便利用这两个项目的平台，以多种方式支持跨平台运作，达成降低死亡率的共同目标[22]，这可能对于推广干预措施产生了积极的影响。多年来，通过ICDS提供的干预措施的类型稳步发展、不断增加。ICDS的平台还可以用来确诊和治疗最有可能濒临死亡的、严重营养不良的儿童，以达到减少死亡率的目标。当NRHM于2004年成立时，Odisha邦在起步较慢的情况下，开始推出降低死亡率的关键干预措施，如产前护理和免疫接种。可能是因为现任政府将降低死亡率作为目标，该邦的这些措施得以迅速推广。早期的政府命令和跨两个业务平台操作——卫生部和ICDS——的合作文化，使这两个平台可以继续并列运行、实施干预措施，以实现降低死亡率的总体目标。最后，由Odisha邦投资、在执行ICDS方案的同一部门内设立了 *Mission Shakti* 妇女自助小组，这使得国家能够迅速响应、制定指导方针、放权给自助小组来生产食品补充剂。

催化剂、倡导者和所有权

在Odisha邦，采取行动改善营养不良问题的催化剂包括：该邦在婴儿死亡率方面的排名靠后（这促进了内部反思与行动规划）、人权委员会对印度部落地区饥饿以及其他原因死亡情况的严密监测。英国国际发展部（DFID）选择了Odisha邦开展技术援助项目的部门支持，可能也有助于注入资源、提供协助，增强该地区系统的能力。

该邦健康和营养方案的主要负责人来自两个政府部门，连首席部长也曾接受过委任。Odisha邦的政治领导层一贯任命优秀、积极的官员来管理社会部门的项目；而这些官员全心全意实现目标、致力于降低死亡率、实现项目的潜力。

一些观察人士提到了"政治/政策意图"的概念，它既传达了目标的重点，也留有一些"官方权利的空档"，促进了实际操作层面去创新和学习。个人的承诺和领导能力也会影响政策的支持以及带来方案实施的变化。例如，在国家一级，首席部长对赋予妇女权力感兴趣、支持妇女也可能带来政治收益，于是，就出台了诸如2001年"Mission Shakti"自助小组等倡议。这些倡议为后来放权地方、扩大辅食生产提供了业务框架。首席部长也因为"领导有方"而受到赞扬，即他明确地陈述了政策意图，但不参与行动的细节。

在推动该邦议程方面，卫生部门和水利环境部门的几位活力充沛、坚定忠诚的负责人被公认发挥了领导作用，为实现目标，他们尽心竭力地承担了责任。Odisha的领导职位任期比其他邦更长，这导致了领导人要主导提出问题和解决问题，对结果负责。据说，卫生部门和水利环境部门的官员之间有一种责任感和合作意识，希望有效地执行方案、这有利于协调一致共同行动。"Odisha邦是一个特殊的例子，因为从最高级别开始就已经确保了协调的基调，他们向地区联络员发出联名信，以确保ICDS与卫生部门在区以下级别也可以共同工作。这真的是相当少见，"在20世纪第一个10

年中期，当营养开始成为中心议题时，一名在邦政府工作的官员评论道。

推广的多种途径

我们的分析和采访显示，Odisha邦采取了不同的途径去推广。儿童保健中心和ICDS一线工作人员、NRHM一线工作人员以及妇女自助小组的数量的增加，都为干预措施提供了平台，也有利于操作时的创新。一旦在全邦范围内复制这些基本的结构与功能，就可以遵循更有效的途径来推广干预措施，并可以在现有平台上增加新的干预措施或业务战略、并实现广覆盖。例如，把鸡蛋添加到ICDS项目和全邦的午餐计划中，还设立了特别儿童营养日（Pushtikar Diwas），以提高称重、以及严重营养不良筛查的覆盖率[23]，自助小组则为ICDS生产食品[24]。然而，关于这些具体的创新究竟产生了什么影响，证据还十分有限。

逐步建立战略和业务能力

通过加强战略和业务能力，干预措施得到了推广。随着时间的推移，多种多样的配套能力在全邦范围内建立起来。目前还不清楚有多少是一开始就打算投资建立的，但是，很明显，这些投资组合给政府带来了回报。

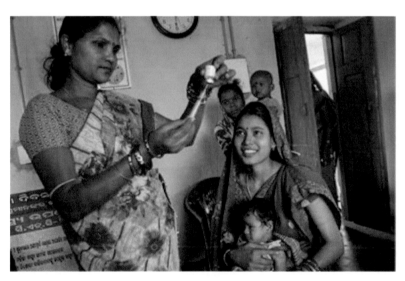

DFID　Ranger

1991—2015年，Odisha邦在产前护理、机构分娩、免疫接种和其他干预措施的覆盖率方面都有所提高

从战略能力的角度看，首席部长为社会部门任命了高素质的官员，包括卫生部和ICDS。这一举措清楚地显示了社会部门在整个官僚体系中的战略重要性，而官僚体系通常不重视社会部门，也不会把高素质人才委派到这些职位上去。Odisha邦的一些

官员在他们的部门都接受过良好的培训：两名高级官员拥有美国顶级大学的公共卫生中级职业学位，国家卫生保健局派驻该邦单位的领导是一名具有丰富公共卫生经验的医生。

从业务能力的角度来看，数年来对该系统的支持和巩固已经使其做好了应变的准备。巩固措施包括安排培训，透明化地招聘一线员工和主管，减少地方精英占据一线职位的比例。邦政策可以确保所有ICDS的前线和监督岗位都由妇女担任，这会使以妇女儿童为重点的部门内部产生更大的动力。联络员在官僚层级中级别相对较低，但他们显然与较高层的秘书沟通得非常顺畅，而秘书负责投资、确保稳健的项目执行。因为有社会部门高水准的方案支持，地区联络员会定期将社会部门的方案列入他们每月的地区审查中。在基层，选拔一线工人的行政方式也发生了变化。在我们的利益相关方采访中，一位高级官员评论到，"（一线员工）始终是（我们）在健康和营养方面取得成功的核心"。

最后，我们在采访中了解到，一些发展伙伴［联合国儿童基金会，英国国际发展部，联合国项目事务署（UNOPS），世界粮食计划署，CARE，世界银行］在支持卫生和ICDS项目的运作方面也发挥了重要作用。多年来，联合国儿童基金会，英国国际发展部和联合国项目事务署通过提供技术和财政援助以及配合Odisha邦实现目标，协助实施了卫生项目。在20世纪90年代，世界银行支持了ICDS项目的推广，CARE通过综合营养和卫生项目（1996—2001年和2001—2005年）投资于加强执行系统，而综合营养和卫生项目与ICDS及健康项目又互相协作，同时实施。从21世纪第一个10年的中期开始，由国际发展部支持的技术团队为强化数据收集和记录的系统进行了投资。在这20年中，联合国儿童基金会一直是营养方面的发展伙伴。

充足、稳定和灵活的融资

多年来，为Odisha邦的社会部门项目创造财政空间一直是一项挑战。然而，2004—2005年，由于国家增加了对社会部门项目的资助，国家财政体制改革，英国国际发展部对Odisha邦的大量技术支持、以及直接的国家预算支持，都为Odisha打开了财政空间。在首席部长Naveen Patnaik当政时，在政府的领导下进行了财政重组，这扭转了几近破产的状态，实现了金融稳定，也实现了对社会项目和国家基础设施发展进行投资。财政重组的内容包括①进行财政整顿；②改革税收政策与行政管理（如开征增值税）；③调整支出（例如，减少公共部门的就业）；④重组债务（将高成本债务转换为低成本债务）[25]。这些措施汇集了不同的资金来源，以实施国家计划，部署国家层面的举措和创新，并为Odisha邦的卫生和营养项目提供了更多的技术支持。

创造有利的政策环境

在Odisha邦，3个主要的因素似乎促成了推广卫生和营养干预措施的有利政策环境：高层对社会支持计划的政策和政治支持、政治和官僚体制的稳定、以及国家层面的支持性政策和财政框架。首先，首席部长Patnaik在该邦的发展问题上发挥了领导作用，他发出了对社会部门项目感兴趣的明确信号，在进行所有的国家审查时，都强调了这个信号，他还为社会部门项目任命了能力极强的官员。据说，他已经确立了明确的政策意图，要在社会部门的方案上面看到成效，让官员们在没有政治干预的情况下，充分行使职能的自主权。他明确地表示难以容忍社会部门的项目出现腐败现象，这也扼制了系统内部的贪污。其次，执政党不同寻常的选举稳定性使得卫生和营养项目的几项改革可以不受干扰地持续进行。再加上政治稳定，官员们有足够长的任期，可以积累卫生、营养和社会项目方面的知识，并且在项目实施方面进行试验、学习、还可以通过改革获得荣誉。最后，总体政策支持——来自以社会为重点的新政策、项目和国家层面的相关融资——使Odisha邦得以推广和试验卫生与营养项目。事实上，这一推广对于国家农村保健计划和扩大儿童发展综合服务都至关重要。就儿童发展综合服务而言，最高法院关于食物权的裁决授权扩大该服务。

评估、教训和责任

随着项目的发展，需要使用数据以不同的方式支持决策。在早期，这种以数据决定行动的方法侧重于"称重效率"，即确保所有儿童每月称量体重，以确定哪些是营养不良最严重的儿童。在后来几年中，由国际发展部协助的技术支持模块，同时进行了几项监测调查。对该调查进行的投资，对这些数据的使用、以及与官员的讨论，促进了第三方数据的应用。Odisha邦还主持了一些重要的研究，为国家一级的规划提供信息。例如，Odisha邦是Ekjut的所在地，Ekjut是一个非政府组织，它曾参与了妇女团体的一个重要实验，该实验在健康和死亡率方面取得了成果。总体而言，建设性地使用数据的文化似乎已经形成，但这个过程也并非一路畅通。例如，国家级数据的多个来源造成过一些混乱，区级以下的数据有时候无法找到，监测系统没有捕捉到所有必要的指标，政府仍然要依赖国家项目建立的监测系统。

结论与未来的挑战

我们的研究显示，Odisha作为一个邦，经过一段时间的努力，稳步克服了几个系统层面的挑战，提供、巩固、并推广了一套行之有效的健康和营养干预措施。我们的分析并没有只侧重于一个前瞻性的战略，而是强调了几个共同作用的因素，以及若干业务和财政资源库，这些因素和资源使得Odisha邦可以积极响应主要的国家政策变化，也可以利用国家对健康和营养的财政承诺，在邦内提供更好的服务。Odisha邦的主要成功因素包括，对卫生和营养项目的高层政治支持、财政和政策的运作空间，以及与坚定的发展伙伴进行有益的协作。此外，尽管Odisha邦面临着很多挑战，如营养不良程度的多样性、如何在全邦实施项目、取得成果；虽然该邦的大部分地区是贫穷的农村和部落，然而，一批有决心有技术的官员仍然能够推动项目向前开展。20世纪90年代中期和21世纪第一个10年，减少IMR是共同的目标，为实现这一目标，该邦大力促成了若干个关键行动（产前护理、免疫接种、重点关注严重的营养不良等），而对这些行动的推广，则成功地降低了死亡率。

从Odisha邦得到的经验教训也许可以应用到印度的其他邦，甚至可能应用到印度以外的地区。该邦的经验印证了以下几点非常重要：①设定目标；②确保官僚体系的稳定性、能力和实现目标的动力；③创造有利的环境，几乎不受或不受政治干预，从各种来源获得足够的资金（以确保灵活性和机动性）和足够的技术支持。印度有几个邦现在财政稳定，有技术支持，有额外的资源，还有非常有能力的官员，他们也渴望有所作为。然而，长期的政治稳定、对所有的发展目标许下政治承诺以及对社会部门项目没有政治干预，这些都不那么容易实现。Odisha邦的这一套变革驱动因素能在其他邦更迅速、更集中地复制吗？而Odisha邦本身，能否成功地利用其良好的环境，继续创新、拓展以及在邦内仍然落后的区域取得成果呢？

展望未来，Odisha邦如果希望进一步改善营养，就要在这一领域制定类似的目标，以现有的技术和系统能力为基础，利用现在的政府高层对这类倡议的支持获得资源，这一点非常重要。该邦仍然面临着地理上的差异，这在很大程度上反映在向该邦的部落人口提供服务、满足他们更广泛的发展需求时，所面临的种种挑战。因此，该邦需要采取行动、动员其他政府部门，例如教育部门、水、环境卫生、卫生部门以及农村发展部，以确保可以紧急处理一些我们已经了解的、营养的社会决定因素。

减少Odisha邦的营养不足是该邦进一步发展的必要条件。Odisha邦能否成为一座闪亮的希望灯塔？不仅仅是为了推广营养和卫生干预，降低死亡率，还能将跨部门干预措施结合起来，更迅速地改善印度最贫穷的一个邦的营养状况。或许，Odisha邦在营养方面百尺竿头、更进一步的时机已经成熟。

第四部分

领路前行

第十八章 营养倡导者

领导有方 行动有力

NICHOLAS NISBETT，ELISE WACH，LAWRENCE HADDAD，SHAMS EL
ARIFEEN，SAMANTHA REDDIN，KARINE GATELLIER，NAMUKOLO COVIC，
SCOTT DRIMIE，JODY HARRIS，SIVAN YOSEF

过去10年，全球各国在与营养不良的斗争中，对强有力的领导的迫切需求正与日俱增[1]。在秘鲁、巴西、泰国和印度的泰米尔纳德和马哈拉施特拉等邦，营养倡导者在推动营养发展、政策制定、协调和落实营养行动等方面所发挥的作用，正日渐得到大家的认可[2]。营养强化运动（SUN）、非洲营养领导项目和"欧洲营养领导平台"等全球性倡议均已致力加强各国政府、民间团体和私营部门的组织领导能力。在世界公共卫生营养协会工作能力建设指导方针中，领导力建设更是被纳入全球公共卫生营养团队的核心建设能力之一[3]。广而言之，公共卫生领域对领导力的重视，已被视为全球范围内促进妇幼人群健康提升[4]、推动国家和社区艾滋病防护等关键公共卫生问题解决的重要驱动力[5]。

在营养和公共卫生领域，尽管已有很多证据表明，领导力在推动营养政策制定、行动发起等方面发挥了重要作用，但实际上，我们对营养学领域的领军人物的特点却知之甚少：他们是谁？他们如何发挥作用？他们和谁一起工作？他们为什么这么高效？2015年发表于《食物政策》上的《在解决儿童营养不良的问题时，有效领导力的驱动和限制因素有哪些？——基于孟加拉国、埃塞俄比亚、印度和肯尼亚的研究》，旨在回答其中一些问题。本章的主要内容即是摘自该篇文章[6]。该文章首先针对营养学和其他学科关于领导力的相关文献进行了综述分析，随后又对营养不良情况较为严重的孟加拉国、埃塞俄比亚、印度和肯尼亚这四个国家的89名有影响力的决策者进行访谈研究[7]。此外，本章还重点介绍了一个关于赞比亚领导力的案例研究（见专栏18.1）和10个营养倡导者事例分析（专栏18.2），内容取自2015年由"营养转型"主持的全球遴选过程，目的是让大家了解这些卓越领导者的眼界和谋略。

专栏18.1 领导能力在赞比亚营养变化中的作用

赞比亚的情况十分复杂，一方面贫困和饥饿率居高不下，另一方面超重和肥胖问题迫在眉睫[8]。儿童营养不良率先是1992—2001年逐渐上升，然后在2001—2013年下降了5%，但仍然高达40%[9]。尽管如此，该国在妇幼死亡率和儿童营养不良率已显示出一些好的趋势，并已做出若干有针对性的努力，加强对国家营养问题的领导。

长期以来，赞比亚一直设有一个专门的机构进行营养管理——国家食物与营养委员会（NFNC），它于1967年在卫生部的领导下成立，就营养问题向政府提供咨询。尽管大家公认，NFNC在领导和协调赞比亚营养活动方面拥有与生俱来的优势，但在其成立以来的几十年里，它既没有得到有力支持，也没有积极地发挥作用，这使得人们对其本身的领导能力持怀疑态度。然而，近年来，在营养方面，赞比亚出现了复苏的迹象。2006年，该国制订了新的营养政策；2009年和2011年，举办了全国营养专题研讨会；2010年，作为"早起者"国家加入了SUN运动，并起草了2011—2015年国家食物与营养战略规划纲要"[10]。2011年，由于认识到了战略性领导力不足，赞比亚签约加入了非洲营养领导力计划，支持NFNC培养领导力。除了由NFNC负责为政府提供营养技术支持之外，赞比亚还大力开拓其它方式来改善营养方面的政治领导力。在国会特设了营养问题常设秘书特别委员会，成员从各主要职能部门抽调，由内阁大臣主持工作。

非政府组织（NGOs）在赞比亚的营养问题上也发挥了重要的领导作用。自2009年以来，随着对营养问题关注的提升，在新成立的"增强营养民间社会组织联盟（CSO-SUN）的协调下，民间团体的零星行动得到统一组织。2014年，赞比亚CSO-SUN负责人William Chilufya（专栏18.2）率先提高了营养在赞比亚的状况，他一边策略性地利用媒体宣传，一边领导赞比亚开展营养预算支出分析，成为全球首批进行该项分析的国家之一[11]。CSO-SUN联盟在与政府合作和责任划分清晰明了之间左右逢源。

自20世纪90年代初以来，赞比亚营养协会（NAZ）一直主导营养行业的内部事务，发起倡议，指导专业人士，促进交流等。与NFNC或CSO-SUN相比，NAZ的公众认知度较低，且获得的国际支持也较少，主要是在幕后工作。在政府部门（NFNC）、民间团体（CSO-SUN）和营养专家（NAZ）这三方的合作引领，以及在SUN运动中、具有前瞻性的捐助者的支持下，目前，赞比亚在营养领域已经是万事俱备、只欠东风。

在地方层面，赞比亚也在努力提高营养方面的领导力。在Mumbwa地区，地区营养协调委员会（DNCC）在全球国际非政府组织的推动下，由营养倡导者

Christopher Dube牵头（专栏18.2），致力于提高地方领导人的能力，将营养问题列入更重要的议程，并协调几个部门和非政府组织参与提供与营养相关的服务。

最终，DNCC成员和在国家层面的同仁认为，地方层面的战略能力加强会促进创新方案的策划和实施，有利于解决发育迟缓问题。也有证据表明，随着国家营养计划下达到Mumbwa的地方层面，当地的形势正在按他们预想的方向发展[12]。

赞比亚的情况表明，支持发展领导力可以采取多种形式，而领导力也可以用不同的方式表现出来——从目标规划、到政策制定、再到行动落实。不仅在国家层面需要战略和技术领导，地方层面在真正采取行动措施的时候也同样需要这样的领导。本章记录了提高领导能力的方法。赞比亚的经验表明，若要更好地支持下一代营养领导人，就需要制定更灵活、更因地制宜的领导能力发展计划。

本章除重点介绍为改变国家营养政策而做出突出贡献的领导者外，也会对领导力在营养工作实践和各级机构政策制定、规划过程中所发挥的重要作用进行分析，深化我们对营养领域领导能力的基本了解，并提出了一些技术方法，以向营养倡导者提供支持和帮助，共同应对全社会、全世界所面临的营养不良挑战。

关于营养和领导力发展的证据

目前，营养领导力研究仍处于起步阶段，相关的国别数据也存在较大不足。2008年《柳叶刀》儿童营养系列专题强调，要在国内外营养舞台上取得进展，领导力是不可或缺的重要组成部分。Bryce及其同事[13]与Morris及其同事[14]均认为，若想在营养方面发挥好战略决策作用，离不开对个体的相关培训与支持，否则就会在进行国家及社区营养理念和项目推广过程中遇到很大障碍。Heaver[15]确定了营养领域的3种角色：决策者，如各部部长，他们是最传统的营养倡导者；有影响力的人士，如捐助者、中层官员或民间团体活动家，他们可以创建营养倡导者和支持者的社交网络；客户，很少参与政策，但可以通过增强他们对营养项目推广的责任感，从而把他们转变为领导者。

专栏18.2　10位营养变革的领导者

2015年，由"营养转型"主导的全球评选活动选出了10位营养倡导者，他们经历背景各不相同，处于世界各地的基层、区域和国家层面工作并解决营养问题。他们的故事与早期一些营养学研究产生了共鸣，看重领导力的实用性与策略性。也许只有少数人具有与生俱来的领袖魅力，大多数其他类型的领导能力都需要栽培和扶植。您也可以在"营养转型"的网站：www.transformnutrition.org/nutrition-champions/上找到更多关于这十位倡导者和其他倡导者的信息。

Manaan Mumma
肯尼亚，世界粮食计划署东非与中非区域　营养和艾滋病干事

在从事母婴营养和管理急性营养不良综合项目时，Manaan Mumma见证了社区卫生工作者如何用简单的办法治愈急性营养不良的儿童。Manaan说，"解决方案触手可及。我们已经知道怎么处理了。在社区层面已经有了很多经验。对我来说，就是要把它从基层扩展到全国。对我来说，这就是动力。"基于在艾滋病部门工作的职业经验，她认识到，通过民间团体和大力宣传工作可以在营养方面取得哪些成果。在为肯尼亚"艾滋病非政府组织联合会"工作期间，作为营养民间团体联盟（SUN CSA）的执行委员会成员，Mannan一直致力于动员整个地区的利益相关方和营养倡导者，使各个层面一起关注营养问题。结果，肯尼亚共和国第一夫人Margaret Kenyatta担任了肯尼亚营养倡导者的角色。2015年，Mannan牵头召集了来自布隆迪、埃塞俄比亚、肯尼亚、卢旺达、坦桑尼亚和乌干达的代表，在东非发布《全球营养报告》时讨论区域营养问题。Manaan利用她在艾滋病部门工作中发展起来的议员人脉，发起了"与你的议员见面"宣传日，通过一对一会议的形式，来提高他们的营养意识。在宣传日里，全国各地的基层社区成员都可以与他们的议员进行面对面的交流。

William Chilufya
赞比亚民间团体营养强化联盟国家协调员

William Chilufya领导创建了赞比亚民间团体组织营养强化联盟（CSO-SUN）。在他的领导下，CSO-SUN与一系列利益相关方接触，激励关键的政府官员、民间团体、以及媒体成为营养问题的积极倡导者。CSO-SUN通过与政府、民间团体、合作伙伴协商，制定了"永久解决赞比亚儿童营养不良问题的10个关键步骤"，以确定有哪些关键领域需要跨部门采取行动，从而有效改善赞比亚的营养状况。William和他的团队还与政府合作，以确保国家社会保护战略和国家农业政策都包含与营养有关的目标[16]。在William的指导下，CSO-SUN有效地与主要议员建立了良好的合作关系。包括尊敬的议会预算委员会主席Highvie Hamududu阁下，他是赞比亚议会营养问题的积极倡导者。CSO-SUN还促成在议会中设立了各党派食物营养核心小组。

William深知，媒体可以参与营养问题、通过在赞比亚每日邮报定期发表文章，在赞比亚主流电台和电视台接受采访、举办营养媒体颁奖典礼、激励和奖励报道营养问题的新闻工作者，他已经与他的团队一起引导媒体对营养产生了兴趣，

　　媒体也会引用他的发言。他还动员民间团体，并让它们意识到异口同声地表达意见非常关键。William说："整件事情的目的就是建立联盟。当你积累了足够的影响力，政府就能很快地听你陈述那些可能会引发争议的关键问题。"

Debjeet Sarangi
印度生活农场主任

　　Debjeet Sarangi是生活农场组织的负责人。该组织与印度Odisha邦失去土地、被边缘化的农民以及消费者一起工作。Debjeet Sarangi采用了参与式方法，成功地动员社区帮助消除该地区营养不良的诱因。Debjeet和他的团队支持社区每月举行一次研讨会，发现诱因，探索解决方案，并共同实施和监督落实措施。社区也随之作出了相应改变。例如，其中一个社区就禁止19岁以下的女孩结婚。在Debjeet的领导下，生活农场项目还与社区合作，确保他们的食物多样性及营养均衡性，同时更加注重如何更好地利用农田、森林和其他公共场所进行食物生产和种植，并提供营养知识培训、膳食营养指导。他们与地方官员的合作，确保了卫生和营养服务的高效运转，并可惠及那些有需要的人。Debjeet还定期收集监测数据，并与利益相关方分享这些数据。2011—2014年，生活农场所在地区的婴儿死亡率下降了35%，新生儿死亡率下降了12%。Debjeet说："当新生儿死亡率和婴儿死亡率下降时，你会有一种如释重负的感觉，可以睡得更香。"

Christopher Dube
赞比亚Mumbwa区营养协调委员会　医学博士兼主席

　　Christopher Dube在赞比亚成立了第一个地区营养协调委员会（DNCC），该委员会负责协调所有由主要部委牵头开展的营养相关活动。委员会成员包括五个地区部委、以及非政府组织（NGOs）的代表。在Christopher的领导下，该委员会成员由6人增加到25人。Christopher和他的团队发动了由DNCC创建的地区营养发展委员会的代表、以及分区一级的代表一同参与。他们一项重要策略是游说决策者重视营养、协调共进。他们与国会议员以及政策制定者举行一对一的会谈，并通过"地区发展协调委员会"（DNCC是它的附属委员会）和"病房营养委员会"进行宣传。DNCC提倡以一种协同共进的方式来管理和监测该地区的营养问题——这一理念得到了许多人的认可，并在该国其他地区进行推广。"由多部门共同合作处理问题，有利于为同一区域内的不同利益相关方架设桥梁，营养问题的解决需要多方合作，这也有助于让居民了解到保持营养健康远非仅仅吃东西这么简单"Christopher说。

SanSan Myint
缅甸 千年发展目标基金（3MDG基金）负责人

　　SanSan Myint首先开始倡导在卫生项目中实施营养干预措施，她与很多群体都有过合作，包括城市和农村社区以及那些受艾滋病影响的人群。正是因为这些经历，以及对她工作过的国家蓬勃开展的SUN运动的观察，SanSan成为了"缅甸民间团体营养联盟"（SUN CSA）协调员，该联盟于2015年2月成功组建。SUN CSA建立得相对较快，这在很大程度上归功于SanSan的努力。在她职业生涯开始的最初14年间，积累了卫生部的人脉，她将这些人脉重新梳理，又恢复了联系。她知道缅甸社会需要自上而下沟通协调，于是首先接触了社区领导，让当地的非政府组织和其他行动方参与进来。SUN CSA还与其指导委员会成员的支持者建立人脉资源。SanSan说："与这些广泛的合作伙伴一起工作、一起启动项目，可以更好地让他们参与进来、产生兴趣、一起行动，因为我们每个人都有自己的支持者，也有自己的当地非政府组织人脉，这样就能在很短的时间内动员很多人。"SanSan还努力让SUN CSA的活动具有参与性和包容性，确保大型媒体社区也可以参与其中，并确保宣传内容的科学性。

Christine Muyama
乌干达Graca Machel信托基金营养项目干事

　　在乌干达及其周边地区，Christine Muyama担任了许多建立营养意识和宣传的角色。作为"乌干达民间团体营养联盟"（UCCO-SUN）的国家协调员，她和她的团队推动乌干达二期国家发展计划（NDP）将营养列为一项重要议题。他们还动员Tooro国王（乌干达西部）举办营养周活动——这是一项非常重要的成果，因为这一地区是该国公认的粮仓，但营养不良的程度却高居全国第二。Christine和她的同事从一开始就接洽了DNCCs的政府官员，并为他们组织了营养宣传培训。Christine目前担任"Graca Machel信托基金"的营养项目官，主要工作是支持马拉维、莫桑比克和坦桑尼亚的民间团体联盟，游说领导人在国家、地区和社区层面优先考虑营养问题。为开展这项工作，她与马拉维的国会议员一起推动开展营养培训，这些议员现在正在领导一项运动，确保分配给营养领域的资金可以划拨到社区一级。除了提供证据文件和统计数据，Christine发现，接洽决策者的最佳方式之一是向他们讲述生动的"人"的故事，来印证你想要提供给他们的证据。她说："讲这些现实生活中的证据，他们就会更快地理解和接纳，这也让你展示给他们的统计数据更加生动形象。"

Neerja Chowdhury
政治记者，印度公民防治营养不良联盟成员

Neerja Chowdhury以她著名的政治记者身份，提高了印度政府官员和媒体对营养不良问题的认识。2004年，在大量年轻议员当选后，她协调8名年轻议员一起走访了营养不良最严重的地区，并进行了媒体报道，这促使人们认识到，营养问题应该跨越党派的边界。这个组织后来被称为公民防治营养不良联盟，并继续走访由不同政党统治的各州。此后，该联盟鼓励Naandi基金会开展HUNGaMA（饥饿与营养不良）调查，帮助印度填补了在儿童营养不良数据和知识领域的巨大空白。他们还促成电影明星Aamir Khan和时任总理Manmohan Singh的一次会晤，促使政府与明星一起，启动了一次关于营养不良的多媒体运动[17]。Neerja与公民联盟一起工作，运用国会议员和她自己的人脉，在政府高层找到营养行动和关注的切入点。可能是受到了公民联盟的鼓舞，政府在2010年做出决定，将重点放在改善该国200个高负担地区的儿童和孕产妇健康上。公民联盟只是一个倡议组织，发挥倡导作用，是一个非正式机构，没有发起人，也没有资金。Neerja说："我们就喜欢这样的方式，不想成为一个正式组织结构。重要的是，我们有一个忠诚尽责的核心团队，而且团队已经能够起到主导作用。干劲不足的时候，我就会推它一把。"

Frealem Shibabaw
埃塞俄比亚 学校膳食计划主任

Frealem Shibabaw在埃塞俄比亚发起了一项"学校膳食计划"，与小型奶牛场合作，每天在课前为7 000名幼儿园儿童和小学生提供食物。通过与内阁成员和州长的正式洽谈，Frealem推动了学校膳食计划的实施，重视地方主导和项目的可持续性。在不到3年的时间里，她在5个州建立了23个奶牛场，相当于平均每所学校有10头奶牛和6名奶牛场工人。该计划现在开始为孕妇和学龄前儿童提供食物补助。该项目有助于提高入学率，也引起了地方政府的兴趣，他们正在考虑如何拓展学校奶牛场的模式。联邦政府也在考虑把该模式变成全国性的学校膳食计划。这个项目成功的关键是Frealem接洽了至关重要的、能采取行动的人，比如，她策略性地选择了高级官员为该项目游说，她集中精力在那些对她的想法感兴趣的人身上，而不去考虑他们属于哪个部门。学校膳食计划小组定期与地方官员、地区官员、非营利组织、社区团体和其他利益相关方分享报告。社区的参与和主导是至关重要的。Frealem说："在我们备课之前，我觉得应该坐下来，首先向社区学习——有什么，缺什么，哪些有用，哪些没用，为什么。除非你非常了解这个社区，否则很难设计出行之有效的策略。"

Basanta Kumar Kar

印度粮食和营养安全联盟高级顾问

Basanta Kumar Kar在印度国家乳业发展委员会、国际行动援助组织、CARE和"全球营养改善联盟"（GAIN）工作期间，领导或参与了许多成功的南亚营养项目。例如，在GAIN工作时，Basanta和同事协助孟加拉国推出了一个维生素A强化精炼植物油试点项目，该计划最终惠及4 500万人[18]。在Basanta的领导下，GAIN与孟加拉国教育部及其他机构合作，率先开展了社区领导的学校综合营养项目，这是一种创新的学校饮食模式，侧重于提供高质量、营养丰富的膳食，号召社区群众广泛参与。Basanta涉足营养问题的动力是努力建立机构伙伴关系，例如，与政府建立伙伴关系，同时为穷人和被边缘化的人群提供倡议。作为CARE的邦项目代表，他曾担任印度Chhattisgarh邦首届营养咨询委员会成员秘书，为一个新成立的、以部落为主的邦制定营养议程。他还作为战略专家工作组的成员，为制定预防和控制微量营养素缺乏的10年国家战略"做出了贡献。通过项目展示特定背景下的证据和影响，是Basanta对南亚政策制定者产生影响的关键。他说，"每个国家都希望自己的政策是独特的……所以你必须把政策与国家、背景以及当地的政治经济联系起来。"

Ramani

印度母婴健康和营养代表团总干事

Ramani促使营养成为公共政策关注的重点问题，并促进各级政府和民间团体参与、解决Maharashtra邦的儿童营养不良问题。由Ramani领导的母婴健康和营养代表团在全邦范围内加倍努力，显著降低了幼儿营养不良的发生率。据报道，2006—2012年，Maharashtra邦2岁以下儿童的发育迟缓率下降了15%，是世界上发育迟缓率下降最快的地区之一。现有两个渠道——儿童综合发展服务（ICDS）和公共卫生系统可以解决Maharashtra邦的儿童营养不良问题。Ramani说："我们实际上是努力让政府的这两个部门协同起来，使他们的工作更集中，并确保他们之间的合作"。激励ICDS和从事公共卫生服务的工作人员，是他要优先处理的工作。在Ramani的领导下，代表团使不同的利益相关方，对儿童营养不良的各种问题更加关注，他使人们相信，通过改进提供公共服务系统、根据工作成果问责，可以有计划、有时限地解决这一问题。这一模式后来在印度其他邦推广，包括Gujarat, Jharkhand, Karnataka, Madhya Pradesh和Uttar Pradesh。

营养问题主流化倡议的国家案例研究摘要，着眼于不同类型的领导人，如何在制定政策的过程中根据实际情况进行操作。例如，该书描述了玻利维亚、危地马拉和秘鲁这些国家的政治领导人，在全国选举中能言善辩、舌灿莲花。而相比之下，孟加拉国和越南的领导人，在政治上则比较低调。而《分析营养治理》系列，以研究国家案例为基础，比较了孟加拉国、巴西、埃塞俄比亚、印度、秘鲁和赞比亚6个国家的营养政策进程[20]。例如，在巴西，"零饥饿"运动（第十一章）与Luiz Inácio Lula da Silva总统在任时的政府联系紧密，而秘鲁的倡议联盟——儿童营养不良倡议，则通过说服总统候选人签署有益于营养的承诺，而改变了政界领袖的奋斗目标（见第十四章）[21]。

　　除了这些研究之外，许多营养专家呼吁应该发挥更具影响力的领导作用，但这些呼吁缺乏坚实的概念或实证基础。对较大的国际发展领域的研究发现，关于领导力的研究普遍不到位，而且在其他领域，例如，商业研究和组织与发展心理学方面，对富裕国家领导人的人格属性的关注过多[22]。文献的现状让我们很难将结论应用于低收入和中等收入国家与营养有关的政治进程中去。

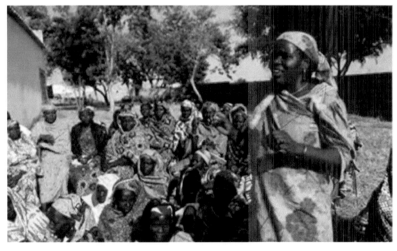

Panos　Pirozzi

营养干预的当地客户，如喀麦隆的妇女，可以通过加强问责制让她们发挥领导作用

　　借鉴系统科学和成人发展领域的经验，可以得到更多的观点与见解。在系统模型里，领导力是一个互动的过程，并非一个自上而下的管理概念，它在历史背景环境中产生和发展，随时间而变化[23]。发展水平高——即理解和管理复杂情况的能力强——的个体，能够理解如何影响利益相关者的不同观点，重塑利益相关者之间的联系，从而建立起社交网络，影响政策或项目实施，使它们发生变化[24]。

　　总之，除营养领域外，有更多的研究强调领导能力如何在不同的政治情境下发挥作用。在进行不同背景下的领导力研究时，我们不仅要关注领导力是什么，取得了什么成果，更要研究领导力是如何发挥作用的。

营养领袖的动力是什么？他们有什么能力？

我们对89名营养领导人进行了访谈，谈到动机和能力，他们的见解非常有趣（详见表18.1的调查结果摘要）。谈到最初的机缘，有几位领导者，在职业生涯早期就进入了营养领域，且一直活跃在营养领域，后来偶然进入了领导层。有些人具有临床实践背景，他们迈入营养领域是为了寻找证据，揭示儿童和孕（产）妇健康问题的根本原因。还有一些人是由于乡情，或是由于被安排在农村地区工作而积极寻求改变，而踏入营养领域。不管最初他们是出于什么考虑，最终营养成为他们最关心的问题。而那些拥有其他学科背景、有潜力成为领袖的人才也可能会获取营养学数据和切身体会，这为营养问题未来获取跨部门的支持奠定了基础。

表18.1 营养领导者访谈的结果摘要以及对领导力的启示

调查问题	发现	启示
有哪些因素激励了他们成为营养领域的领导者？他们的背景中是否有共同的因素使他们成为了营养倡导者？	没有共同的根源/催化驱动因素，但有几个共同的途径，包括置身于严重营养不良的情境以及了解健康问题根源的意愿	营养问题对某些人来说是"黏性的"；要让更多有可能成为领导者的群体尽量多注意现实中的营养不良问题
领导者如何才能在营养政策领域有效地发挥作用？特别是，他们的分析和治理能力如何？	大多数高效能的领导者能够处理复杂的问题，是系统的思考者，并且已经到达成人发展的道德自律期	●寻找支持这种能力的方法，并用其他方法培养起这种能力 ●鼓励发展人脉
它们有效发挥作用的外部挑战和障碍是什么？	●捐赠者/民间团体的政治因素 ●四分五裂，缺乏一致的框架 ●政治承诺很少落地实施（没有事实依据的花言巧语） ●知识和数据差距（详见下文）	●促进建立共识 ●为高层承诺建立问责机制 ●就政治约束问题向指定的领导人咨询
领导者如何评估知识差距？他们如何运用已有的知识？	●差距：如何有效进行多部门运作、及时的数据、业务操作研究 ●他们利用现有的知识（本地来源和/或翻译后了解的知识）与政策受众沟通	●咨询指定的领导人，补充知识与数据 ●支持本地研究供需，支持本地知识主理人

来源：作者对89位营养领袖的访谈

这些访谈，不但揭示了有效领导力与个人发展之间的关系，同时还强调需要通过激励机制来吸引具有较强分析能力和"顺水推舟"能力的人才进入该领域。此外，访谈还发现，有效的领导者和领导活动的类型也取决于营养社交网络的形态和成熟程度。能跨界的领导者善于利用分散的社交网络，而善于鼓励共创佳绩的领导者，则在成熟的社交网络中游刃有余。这种模式也可被推广应用于国家背景：在高度分裂的国家，领导者可以改变社交网络的形态，而不是局限在分裂的社交网络中工作。

领导人必须适应多样化的工作环境，才有利于个体营养发展水平的提高。实验表明，长时间（9个月或更长时间）指导或参与项目，可以提高个体发展水平[25]，也可以从群体水平上，促进整体营养水平的提升。可通过参加面向利益相关方的摸底工作，培养营养领袖素质。例如，参加非洲营养领导计划或由英国发展研究所和国际食物政策研究所举办的"暑期学校"。还需要在财政或体制方面支持现有领导人，让他们有能力更有权力去帮助他们所领导的营养社区，克服各种挑战[26]。

营养领导者面临哪些挑战？

领导者实施变革的能力，在一定程度上取决于政策和政治环境，政策和政治环境既可以促进营养提升，也可以阻碍营养提升[27]。从这些采访中，我们可以得出一个观点，领导力就是政治博弈[28]，在这个过程中，领导者必须应对诸如各自为政等挑战；捐助者或私营部门没有起到合适的作用；重粮轻养；由于不够了解地方情况、缺乏证据和数据，从而无法为政策、规划和倡议提供信息。即使是总理或内阁部长对营养都表示支持，也常常只是政治辞令，并没有采取实际行动，同时，高层缺乏对营养问题的真正承诺和理解。这一发现强调了建立机制的重要性，这样才能使部长和官员对营养方面的承诺负起责任。饥饿和营养承诺指数等举措对于机制的形成非常关键[29]。

在这4个目标国家中，只有来自印度的受访者，指出了民间团体在推动变革方面的作用，这主要归功于食物权运动，以及在当时的执政党——国大党（Congress Party）及其国家顾问委员会内部安插了营养倡导者。在孟加拉国，研究人员、儿科医生和多边捐助者被认为能够影响政策制定，特别是捐助者，他们可以施加压力，要求将国家营养服务纳入现有的社区卫生服务中来。在肯尼亚，一些主要的政府官员，在召集不同的利益相关方团体方面很有影响力，他们也得到了政府内部捐助者的技术支持。埃塞俄比亚的领导人没有提到任何有影响力的个人，这或许由于该国更为专制的政治结构所决定。

所有国家（印度除外），都提到了一个共同的主题，捐助方权力过大。受访者表示，捐赠者只专注于自己的项目，或是收集了大量的数据而没有分享。然而，许多受访者也赞扬了某些捐助者支持了该国的营养发展。来自印度的一些受访者，表达了他们确实担心捐助者与私营部门会相互勾结。总休而言，这4个国家对私营部门的作用反映得很少。

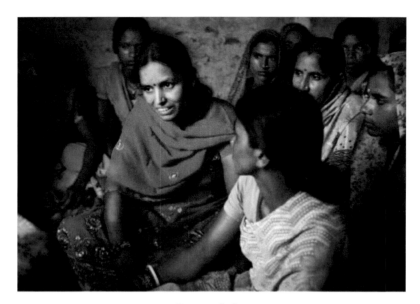

Panos Loke

印度Bihar邦的一名妇女在社区会议上谈论卫生保健

以上这些采访内容，并不一定能够准确地描绘出这4个国家的全部情况。但是，它却揭示了一种支离破碎的营养现况，这种状况可能会影响营养部门，使其内部难以形成高度整合、行之有效的方案，对外也无法向核心决策者描述清楚[30]。例如，在孟加拉国和印度的营养业内就存在分歧，一部分人倡导母乳喂养，一部分人提倡采取更有针对性的营养干预措施，如补充微量营养素和提供即食食疗产品治疗严重急营养不良。埃塞俄比亚和肯尼亚在制定营养框架方面还出现了其他分歧，一方面提倡基于合理膳食解决紧急的营养问题，另一方面则提倡改善水、卫生或婴幼儿喂养等其他营养行动。

领导者的知识有哪些欠缺？

营养领导者似乎已经彻底掌握了营养方面的最新动向——制定出干预措施，或具体直接或间接地影响营养，还需要更有能力的人，将知识转化为大众可以普遍理解的信息，并且让那些可影响决策者的受众也能够理解这些信息。他们还指出了一些知识上面的欠缺，包括如何开展多部门协调，特别是如何及时开展，如何将研究结果、数据和营养知识进行本地化应用。

受访者认为，许多决策者由于担心受到国外捐助者的不当影响，所以促使决策者关注研究，主要基于获取的当地证据。受访者同时呼吁研究人员，应制定适用于当地的分析框架，使用为具体地区、以及某些决策者特别设计的快速评估方法，并根据各地区的数据进行监测研究。

领导者是最有可能将证据转化为行动的群体。在开展研究之前，向他们进行咨询，将有助于确保研究产生长远影响。一个内部中立的研究机构，开展独立可信的科学研究，是非常有必要的。与此同时，受访者认为，对数据和证据进行外部仲裁也有助于做出明智的决定。

结论

领导力是在全球、区域和国家内部成功促进营养行动的共同因素。与此同时，在营养领导领域，仍然存在一些知识盲区。我们需要更深入地了解领导者的动力，以及如何从更多领域、更有影响力的决策者中培养营养领导者。我们还需要更多的案例来分析个人的倡议如何对营养动议的成功产生影响，如专栏18.1和专栏18.2中以及本章其他部分提到的案例。与此同时，需要做更多的研究来培养下一代营养领导者，也要评估营养领导力方面的现有举措。包括REACH伙伴关系（由联合国粮农组织，联合国儿童基金会，世界粮食计划署和世界卫生组织设立）、SUN运动以及为支持西非的营养领导者设立的非洲营养领导方案和反饥饿行动等区域倡议。定量和定性评估对领导力的投资是否带来了改变、得到了回报。比如，在项目或政策覆盖的范围与影响、服务质量和项目成本方面是否取得了成效。我们还要再接再厉，在有利的营养政策环境中，提高领导者开展工作的能力[31]，将这些研究与政治经济学研究联系起来，充分了解领导者在复杂的现实政治制度中，如何适应，如何开展工作。

第十九章　崭新的里程

营养的21世纪

STUART GILLESPIE, JUDITH HODGE, RAJUL PANDYA-LORCH,
JESSICA WHITE, SIVAN YOSEF

通过边叙事、边分析、边描述的方式，我们试图传授在过去的50年里、在不同的背景下，解决营养不良问题的各种经验。本书叙述的方式旨在帮助读者将这些经历带入到自己的情境中去，了解哪些方式有效、如何取得成功。我们的目标不仅是为采取行动提供信息，更重要的是启发思考。

我们关注变化。成功的故事出现在特定的时间和地点，但不见得可以一直持续下去。尤其是当环境发生了变化的时候（我们详细记录了坦桑尼亚的案例"Iringa项目"，详见第二章）。因此，尽管个人的成功很难复制，但复制原则和流程可能相对容易——从如何归纳营养不良的概念，如何衡量营养不良，到揭示其关键驱动因素的分析方法，再到制定和实施适当的整合应对措施。在本章简短的结论中，我们着重强调了一些前面章节的、关键的经验与教训。

本书开篇一章展示了20世纪中后期，"非此即彼"的心态盛行。营养学界围绕着营养是食品问题还是健康问题展开了激烈的辩论，争论它应该归属于农业部还是卫生部，是关于宏量营养素还是微量营养素的学科。这种非此即彼的想法引发了一系列讨论——如何采取适当的措施应对：应该由哪个部门牵头？是自上而下、还是自下而上？私营部门应该如何发挥适当的作用？在临床科学家和结构主义学派之间也产生了重大分歧，前者更倾向于医学和治疗的方向，后者更倾向于整体和系统性分析，更侧重于预防问题的发生，而不是"治疗"。这种分歧也反映在人道主义营养学家和发展营养学家之间，他们有时好像生活在两个平行的时空之中，没有交集。甚至连解决营养不良问题的原理也引发过争论。功利主义者强调，良好的营养状况会带来经济效益，援引了成本—效益和成本—效果理论进行分析。人权倡导者则强调权利、责任和问责制。

随着新千年的到来，开始出现了一种更开明的观点，认为所有这些思想都是潜在相关的，究竟哪一种应对措施更重要，在很大程度上是由背景情境决定的。1990年，联合国儿童基金会的概念框架阐明了广泛的利益相关方在多层次、多部门应对营养不良的过程中，各自应该发挥什么样的作用，为利益相关方能够更好地了解这些作用铺平了道路。该框架是从营养不良的儿童、而不是任何一个部门开始的，它说明了造成营养不良的主要因素是如何出现、如何在不同的层次上发挥影响的。营养不良开始被理解为一个多层次、多部门的问题，需要一系列利益相关方的共同参与。

本书的三个部分反映了第一章所述的《柳叶刀》框架（在联合国儿童基金会框架的基础上演变，包括利益和干预措施），强调了对营养不良做出反应的三个核心层面。在个人层面，营养不良是由于饮食摄入不足造成的，往往与疾病和看护不当相互作用。针对营养的干预措施，包括改善婴幼儿喂养、解决微量营养素缺乏和管理急性营养不良（第三章至第五章讨论的主题）的措施，如果目标明确、实施得当，可以在这一层面取得进展。但他们无法单独解决这一问题，因为问题本身是根深蒂固、盘根错节的。而在更深入的层面，即家庭和社区里，我们可以看到，转变部门行动非常重要，如农业、社会保护、水、卫生设施和个人卫生部门（第六章至第八章），要使它们对营养更敏感。该框架的基础是国家层面的利好环境。其中，政治承诺、政府治理、政策、法律框架、能力和融资都很关键（第十章至第十七章）。

营养不良的许多应对措施都取决于社区行动。第二章是关于社区营养方案，它强调了在发展和实施计划的过程中，积极参与、当地主导、许可授权有利于形成一个"顺畅的流程"，这一点非常关键。基于社区管理的急性营养不良也取得了进展（第五章），当地志愿者可以及早地发现严重急性营养不良。还有许多其他积极的社区行动也有益于改善营养，例如，由社区领导的马里共和国全面卫生设施建设（第八章）和尼泊尔社区卫生志愿者拓宽领域、提供营养补充、计划生育、以及看护孕妇和新生儿的服务（第十三章）。

此外，本书侧重的许多经验，也都阐明了多部门合作的重要性，并在某种意义上验证了《柳叶刀》的三层式框架。例如，在社会保护章节（第七章），强调了墨西哥的PROGRESA/Oportunidades/era计划在提高家庭收入、解决家庭粮食安全问题、创造妇幼保健和教育机会，以及改善儿童喂养方式等方面所做出的努力。农业章节（第六章）讨论了将家庭食品生产、畜牧业生产以及行为改变沟通结合起来的干预措施，其重点是婴幼儿喂养和强调妇女的作用。然而，在讨论国家层面的成就时，多部门参与的特点可能最为明显。埃塞俄比亚的营养故事（第十六章）与农业增长、卫生、和社会保护方面的进展都有关联。在泰国（第十章），营养得到了许多辅助部门的明确认可，如卫生、农业、教育和农村发展等，并将其纳入了微观和宏观的扶贫规划。巴西的营养战略（第十一章）同样有赖于实施一个多部门项目，该项目注重收入再分配和对穷人有益的支出，同时使教育、健康和卫生服务更加便捷。事实上，泰国、孟加拉国等地的经验表明，益贫式经济增长也是一个因素，在这些国家，家庭财富的增加对各项营养成果做出了重大贡献（第十章和第十二章）。

同样非常明确的是，应对营养不良的措施涉及上上下下不同层级，牵一发而动全身。因此，注重营养的部门行动，有可能支持针对营养的干预措施推广扩大，但这些行动与干预措施都要有利好环境的支持。这些层面共同作用，就会产生协同效应。如果同时关注所有层面，整体的影响力大于各部分之和。本书中许多成功的故事也印证了这种协同效应。"生存与兴旺"项目的成就在于，改善了孟加拉国、埃塞俄比亚和越南地区母乳喂养和辅食添加的方法。再比如，如果一系列参与者——政府，非政府组织和民间社会组织为了共同的目标联合行动，会产生怎样的大规模效应（第三章）。

在过去的10年中，全球营养界已经进入了一个崭新的纪元，开始考虑不断变化的政治因素。政治承诺是所有利好环境中的基本组成部分，营养不良具有政治色彩的原因有很多，但获得与维持政治承诺可能都颇具挑战性。营养改善的效果往往需要很长时间才能显现，而在政客的办公室里只能把它表述出来，不能立刻就看到成效，所以可能得不到充分的重视。此外，营养不良盛行的地方可能在很大程度上是"看不见的"。儿童发育迟缓常常是普遍现象，以至于从孩子的父母到国家的政策制定者，每个人都可能把它视为常态（这种"常态"也越来越适用于儿童超重和肥胖）。例如，与艾滋病不同，营养不良是不会传染的。因此，统治精英不会受到它的威胁。而且，由于它是一个隐形的社会问题，这种特性让它看起来对发展并没有那么重要，于是很容易被忽视。尽管如此，近年来，我们在政治承诺方面还是取得了巨大的进展，营养强化（SUN）运动就处于这种政治变革的前沿。

全面和可持续地解决营养不良问题往往需要几个互不关联的部门一起采取行动。私营部门的作用可能会带来特别的挑战。政府与跨国公司之间权力与激励手段的不对等，要求政府对私营部门进行积极的监管。例如，政府必须采取措施保护母乳喂养，如第三章所述。而垃圾食品制造商试图破坏政府解决肥胖问题的政策，政府也必须妥善处理，第九章就重点说明了这一问题。

承诺固然重要，但行动胜于空谈。承诺只有落实在行动上，并且对当地产生了影响的时候才有意义。这是营养学的新领域。明确哪些措施有效、而对此做出的承诺必须要落实到实施与营养相关的、大规模的政策和计划上来。将承诺转化为行动，还需要与建立问责制、收集数据和提高能力等条件配合。关于问责制，在"2013年伦敦营养促进增长首脑会议"上，认捐了230亿美元的营养资金（40亿美元用于营养专项方案编制，190亿美元用于营养敏感方案编制）。这些承诺中又有多少启动和实施了呢？

《全球营养报告》的内容具有开创性，它的关键任务之一就是让人们了解接下来会发生什么，以及各国政府是否真的在加大对营养的投资。无论在全球或是国家范围内，问责制都是关键。但各个级别的责任是息息相关的，最终应导向营养弱势群体居住的社区落地实现。

秘鲁的故事（第十四章）很好地说明了这一点。秘鲁的"儿童营养不良倡议"是一个多方利益相关者倡导联盟，它动员了总统候选人承诺改善营养，随后也公开监督了这些承诺，得到了广泛的赞誉。

问责制不可能在数据真空里运作。至关重要的是，在公共领域里可以及时获得关于营养不良的数据，了解营养不良的不同表现形式与趋势，观察活动和项目的成果。我们还需要更多国家层面以下的动态数据，更好地评估（不仅评估一个项目是否有效，还需要进行过程评估，参考数据确立方向、采取行动），来帮助理解哪些项目有效，哪些项目无效，为什么有效，是什么原因，是怎么造成的。

最后，我们需要提高与营养相关的能力，在该领域进行重大、长期投资的时机已经成熟。个人、社区、组织和系统等不同层次目标也需要不同的能力。特别是新一代营养专业技术人员，他们不仅需要专业技术，更需要更强的战略能力和运作能力。我们还要加强其他部门人员的能力，给他们权利、并激励他们在工作中能够用营养的角度看问题，并通过他们的规划和投资促成与营养有关的变化。

领导力是变革能力的一部分。领袖转动钥匙，打开大门，鼓舞人心。营养方面的领导者不见得是自上而下垂直管理，他们往往表现出横向领导的能力——能够成功地跨部门工作、建立合作与联盟、有强有力的沟通能力。我们也需要营养倡导者和政策发起者来推动社会和政治变革，使发展政策从整体上向营养问题倾斜。在近期的营养倡导者简介中（第十八章），我们可以看到，当前的营养倡导者可能是从不同领域中脱颖而出的。我们还需要培养下一代营养领导者，为提高领导能力，要将包括学院和课程在内的现有的倡议进一步落实。

本书中，不是所有的经历都很成功、光彩夺目，即使取得了成功也不见得都能持续下去。现实就是如此，变化与挑战才是永恒。最大的挑战可能来自日益严重的肥胖问题——事实上，现在超重或肥胖人口比营养不良的人口还要多。正如第九章所强调的那样，近年来，没有一个国家的超重人数有所下降。我们需要采用系统的方法，将肥胖形成的有利环境转变为不利环境，还要确保解决营养不良问题的干预措施不会在无意间导致肥胖。我们在营养不良（比肥胖问题历史更长）方面已经所做出了努力，未来几年，营养界也要对肥胖问题多加关注，要更注重肥胖的预防与控制方面发生的变化，实施有前途的干预措施，如在墨西哥对含糖饮料征税。在取得进步的同时，崭新的挑战与新领域也接踵而至。这就是为什么我们给这本书定名为《滋养众生：为营养而改变的故事》——"滋养"是一个持续不断的过程。

本书中关于变化的故事是怎样入选的

SIVAN YOSEF, JUDITH HODGE, STUART GILLESPIE, RAJUL PANDYA-LORCH

本书编辑采取了5个步骤选择编写了案例研究：①收集可用的案例研究，在全球范围内征集提名并审核学术文献与灰色文献；②制订标准、并应用标准，确定合格的案例研究清单；③将这一清单与"改变营养的革新故事"项目中提炼的内容以及对该领域专家的深入访谈内容放在一起；④与项目咨询委员会讨论，根据讨论的结果选定主题、领域和案例；⑤撰写书中的章节并进行同行评审。

步骤1：收集可用的案例研究

征集提名：2015年6—9月

本书编辑从2015年6—9月完成了征集提名工作。编辑们通过电子邮件广泛征集，并发布在该项目的网站上，还链接了其他几个组织的网站。

文献审核：2015年5—8月

据Hagen-Zanker和Mallet概述，本书采用了滚雪球式的方法进行文献检索（先征求关键专家的意见，然后对审查过的、或推荐上来的材料的参考文献进行核对）和灰色文献搜索[1]。编辑们从研究具有里程碑意义的国家案例开始，包括1991年、2005年和2013年发表的联合国营养问题常设委员会（前ACC/SCN）的案例研究[2]；联合国儿童基金会的案例研究（2009年和2013年）[3]；《柳叶刀》孕（产）妇和儿童营养系列（2008年和2013年）[4]中，关于与营养直接相关的干预措施、与营养间接相关的干预措施、以及利好环境的综述；以及《全球营养报告》（2014年和2015年[5]）。研究人员还搜索了研究机构网站的报告，如Eldis、国际食物政策研究所电子图书馆和"安全营养"；以及世界银行、联合国儿童基金会、联合国粮食及农业组织（FAO）、世界卫生组织（WHO）、营养强化（SUN）运动、其他政府及非政府组织以及国际团体的报告。本书中的综述尽可能地使用了系统综述、同行评审的期刊文章、荟萃分析、以及随机对照试验。为了更广泛地撒网，我们研究了灰色文献，包括项目报告、年度报告、博客和网站。

步骤2：制定标准、应用标准

提名和文献审查相结合的过程产生了99个可用的案例研究。虽然在全球范围内广泛传播了提名标准，但项目小组还是仔细审查了所有的案例研究，以确保它们确实符合资格。该标准有以下几项。

（1）受益人。在至少一个低收入或中低收入国家开展的计划、项目、政策、投资、干预措施或创新，使弱势群体受益。

（2）日期。在过去50年内实施的干预。

（3）相关性。干预措施直接或间接地通过教育、卫生、农业、水和环境卫生项目等相关部门介入、对营养产生影响。

（4）重要性。干预措施解决了一个重要的营养安全问题或议题。

（5）规模。干预行动的规模很大，界定为国家、区域、省级或覆盖了大量受益人。不考虑示范或试点项目。

（6）营养相关结果。干预对营养相关的结果指标产生影响，并存有记录。例如，儿童发育迟缓等人体测量学变化；个人摄取的热量、宏量营养素、微量营养素或特定食物；个人或家庭饮食多样性；与营养结果、生产多样性、或饮食多样性有关的妇女地位或权益；在卫生、教育、儿童喂养和护理、水、环境卫生和个人卫生以及有利的政策环境方面的且有利于营养的投资。

在应用这些标准并把重复的内容删除之后，项目团队最终得到了71个符合条件的案例研究。参考项目的概念框架（详见第一章），这些案例研究被归类：营养专项方案和干预措施；与营养间接相关的方案与方法；干预措施里既包含与营养直接相关的方法，又有与营养间接相关的办法，由多个部门共同完成，或是针对有利于营养的环境的干预措施。在这些类别里，又按照时间和地理区域对案例研究继续分类。

步骤3：补充案例研究清单

"营养转型"的贡献

由"国际食物政策研究所"（IFPRI）领导的全球多伙伴研究联盟"营养转型"也做出了重要的贡献。2014年末，"营养转型"发起了一项名为"改变的故事"的研究项目，进行了一系列结构化的案例研究，重点关注6个发展中国家或地区（孟加拉国、埃塞俄比亚、印度、尼泊尔、塞内加尔和赞比亚）的国家级成功案例。2015—2016年，国家工作组利用一手和二手数据进行了深入的评估和分析，开展案例研究。

这些案例研究将纳入与现有社区实践（如SUN运动）相关联的学习平台。考虑到《滋养众生：为营养而改变的故事》一书与"营养转型"发起的"改变的故事"项目之间存在着相辅相成的关系，这六个国家案例研究也被添加到了备用清单中。其中，有4个案例最终被写进了书中的章节（第十二章、第十三章、第十六章和第十七章），还有一个案例作为本书章节中的一个专栏呈现（专栏18.1关于赞比亚的营养领导力）。

关键人物访谈

为了填补营养案例研究中可能存在的信息空白，研究人员对10位主要受访人员进行了高水平的专家访谈。40～60分钟的访谈内容包括成功的故事，以及其他相关的话题，如营养的历史变化。这些访谈被记录、转录并编码，以备将来分析使用。然后将专家确定的案例研究加入清单供审议。

步骤4：根据咨询委员会的意见做出最终选择

本书的咨询委员会于2015年9月30日召开会议，深入讨论所有的案例。委员会成员们就哪些个案研究最符合项目的标准提出了意见，同时确保平衡地呈现直接和间接与营养相关的故事及国家层面的故事，并且使故事情节连贯。会议结束后，项目团队最终确定了本书的章节列表。

步骤5：撰写章节并进行同行评审

所有的章节都是由本书编辑、外部作者或者"改变的故事"团队成员撰写而成。各章节初稿由编辑审查，大部分章节也通过了其他专家的二审。在提交给同行评审之前，作者对本书进行了修订。所有章节都通过了国际食物政策研究所的"独立出版物审查委员会"（PRC）的正式同行评审。经PRC批准，所有章节经编辑后最终定稿。

参考文献

第一章

［1］ World Bank, *Repositioning Nutrition as Central to Development: A Strategy for Large-Scale Action*, Directions in Development (Washington, DC, 2006).

［2］ The Sustainable Development Goals (SDGs)—all 17 of them—were ratified by the United Nations in September 2015. The second goal is to "end hunger, achieve food security and improved nutrition, and promote sustainable agriculture." The two most nutrition-relevant targets for this goal are 2.1 ("By 2030, end hunger and ensure access by all people, in particular the poor and people in vulnerable situations, including infants, to safe, nutritious, and sufficient food all year round") and 2.2 ("By 2030, end all forms of malnutrition, including achieving, by 2025, the internationally agreed targets on stunting and wasting in children under 5 years of age, and address the nutritional needs of adolescent girls, pregnant and lactating women, and older persons").

［3］ S. Gillespie, P. Menon, and A. Kennedy, "Scaling Up Impact on Nutrition: What Will It Take?" *Advances in Nutrition* 6 (2015): 440–451.

［4］ R. E. Luna, "The Storytelling Scientist," *Science* 350, no. 6259 (2105): 391.

［5］ S. Denning, "Using Stories to Spark Organizational Change," *Systems Thinker* 13 (2002): 2–6, http://www.providersedge. com/docs/km_articles/using_stories_to_spark_ organizational_change.pdf, accessed March 14, 2016.

［6］ In doing this, we draw on several different sources: a review of published literature charting the history of different aspects of nutrition, interviews with key actors who have been involved in international nutrition research and practice through several decades, and a broader review of nutrition literature that reveals how nutrition was seen and programs were enacted at different points in time.

［7］ These include a history of nutrition in a specific organization (World Bank), histories of emergency nutrition, histories of nutrition policy, histories of infant feeding interventions, and broader histories of international nutrition.

［8］ World Bank, "Learning from World Bank History: Agriculture and Food-Based Approaches for Addressing Malnutrition," Agriculture and Environmental Services Discussion Paper 10 (Washington, DC, 2014).

［9］ N. Nisbett, S. Gillespie, L. Haddad, and J. Harris, "Why Worry About the Politics of Childhood Undernutrition?" *World Development* 64 (2014): 420–433.

［10］ S. R. Gillespie, M. McLachlan, and R. Shrimpton, eds., *Combating Malnutrition: Time to Act* (Washington, DC: World Bank–UNICEF, 2003).

［11］ U. Jonsson, "Paradigms in Applied Nutrition," paper presented at the 19th International Congress of Nutrition (ICN), Bangkok, Thailand, October 4–9, 2009, http://www. rtfn-watch.org/fileadmin/_migrated/content_uploads/U._ Jonsson_-_ Paradigms_in_Applied_Nutrition.pdf.

［12］ E. Kennedy, P. Webb, P. Walker, E. Saltzman, D. Maxwell, M. Nelson, and S. Booth, "The Evolving Food and Nutrition Agenda: Policy and Research Priorities for the Coming Decade," *Food and Nutrition Bulletin* 32, no. 1 (2011): 60–68.

［13］ E. Kennedy, "Nutrition Policy in the U.S.: 50 Years in Review," *Asia Pacific Journal of Clinical Nutrition* 17, S1 (2008): 340–342.

［14］ P. Webb, "Malnutrition in Emergencies: The Framing of Nutrition Concerns in the Humanitarian Appeals Process, 1992 to 2009," *Food and Nutrition Bulletin* 30, no. 4 (2009): 379–389.

［15］ M. H. N. Golden, "The Development of Concepts of Malnutrition," *Journal of Nutrition* 132, Suppl. 7 (2009): 2117S–2122S.

［16］ S. M. Crowther, L. A. Reynolds, and E. M. Tansey, eds., *The Resurgence of Breastfeeding*, Wellcome Witnesses to Twentieth Century Medicine, vol. 35 (London: Wellcome Trust Centre for the History of Medicine at UCL, 2009).

［17］ S. J. Knaak, "The Problem with Breastfeeding Discourse," *Revue Canadienne de Santé Publique* 97, no. 5 (2006): 212–214.

［18］J. Levinson and M. McLachlan, "How Did We Get Here? A History of International Nutrition," in *Scaling Up, Scaling Down: Overcoming Malnutrition in Developing Countries*, edited by T. Marchione (Amsterdam: Gordon and Breach Publishers, 1999).

［19］S. S. Morris, B. Cogill, and R. Uauy, "Effective International Action against Undernutrition: Why Has It Proven So Difficult and What Can Be Done to Accelerate Progress?" *Lancet* 371, no. 9612 (2008): 608–621.

［20］L. Potvin, S. Gendron, A. Bilodeau, and P. Chabot, "Integrating Social Theory into Public Health Practice," *American Journal of Public Health* 95, no. 4 (2005): 591–595.

［21］A. Berg, "Sliding toward Nutrition Malpractice: Time to Reconsider and Redeploy," *American Journal of Clinical Nutrition* 57 (1992): 3–7; J. Garrett and M. Natalicchio, eds., *Working Multisectorally in Nutrition: Principles and Practice from Senegal and Colombia* (Washington, DC: International Food Policy Research Institute, 2011).

［22］P. V. Sukhatme, "Size and Nature of the Protein Gap," *Nutrition Reviews* 28, no. 9 (1970): 223–226.

［23］D. McLaren, "The Great Protein Fiasco," *The Lancet* 304, no. 7872 (1974): 93–96.

［24］A. Escobar, *Encountering Development: The Making and Unmaking of the Third World* (Princeton, NJ: Princeton University Press, 1995).

［25］The conflation of the related but separate problems of undernutrition and hunger, still persists; see D. J. H. te Lintelo and R. W. D. Lakshman, "Equate and Conflate: Political Commitment to Hunger and Undernutrition Reduction in Five High-Burden Countries," *World Development* 76 (2015): 280–292. And some country policies and training programs still erroneously refer to undernutrition as "protein-energy malnutrition."

［26］S. Reutlinger and M. Selowsky, *Malnutrition and Poverty: Magnitude and Policy Options* (Baltimore, MD: Johns Hopkins University Press, 1976).

［27］A. Sen, *Poverty and Famines: An Essay on Entitlement and Deprivation* (Oxford: Oxford University Press, 1983).

［28］H. Geach, "The Baby Food Tragedy," *New Internationalist*, August 23, 1973, http://newint.org/features/1973/08/01/baby-food-action-editorial/, accessed February 26, 2016.

［29］UNICEF, *Strategy for Improved Nutrition of Children and Women in Developing Countries* (New York, 1990).

［30］For a discussion of the framework's dissemination and use in different contexts, see D. Pelletier, "How Nutrition Policies Change: Lessons from the Promotion and Use of the UNICEF Conceptual Framework," in *Combating Malnutrition: Time to Act*, edited by S. Gillespie, M. McLachlan, and R. Shrimpton (Washington, DC: World Bank–UNICEF, 2003).

［31］World Health Organization, *International Code of Marketing of Breast-milk Substitutes* (Geneva, 1981).

［32］A. Berg, *The Nutrition Factor* (Washington, DC: Brookings Institution, 1973), 1.

［33］J. Levinson, "Nutrition Isolationism," in *Combating Malnutrition: Time to Act*, edited by S. Gillespie, M. McLachlan, and R. Shrimpton (Washington, DC: World Bank, 2003).

［34］J. O. Field, "Multi-sectoral Nutrition Planning: A Post-mortem," *Food Policy* 12, no. 1 (1987): 15–28. Others, though, saw this time as a learning experience that, far from being abandoned, has evolved into the current focus on multisectoral action (if not "planning" in the sense of the complex models advocated in the 1970s); see H. Alderman, L. Elder, A. Goyal, A. Herforth, Y. T. Hoberg, A. Marini, J. Ruel-Bergeron, J. Saavedra, M. Shekar, S. Tiwari, and H. Zaman, *Improving Nutrition through Multisectoral Approaches* (Washington, DC: World Bank, 2013). The issue of multisectorality continued to dominate country-level studies in the subsequent decades; see J. Harris and S. Drimie, "Toward an Integrated Approach for Addressing Malnutrition in Zambia: A Literature Review and Institutional Analysis," IFPRI Discussion Paper 01200 (Washington, DC: International Food Policy Research Institute, 2012). These are recurrent themes in the next two decades of country studies.

［35］Nisbett et al., "Why Worry About the Politics of Childhood Undernutrition?"

［36］V. J. Quinn, *Nutrition and National Development: An Evaluation of Nutrition Planning in Malawi from 1936 to 1990* (The Hague, Netherlands: Wageningen Agricultural University Press, 1994).

［37］Levinson, "Nutrition Isolationism."

［38］J. Grant, "Nutritional Security: An Ethical Imperative of the 1990s," address at the International Conference on Nutrition, Rome, December 5–11, 1992.

［39］L. LaViollette and V. Mannar, *Scaling Up and Sustaining Nutrition Interventions: Lessons Learned from Success in the Asia-Pacific Region* (Seattle, WA: National Bureau of Asian Research, 2008).

［40］World Health Organization, *Global Nutrition Policy Review: What Does It Take to Scale Up Nutrition Action?* (Geneva, 2013).

［41］P. Pinstrup-Andersen, ed., *The Political Economy of Food and Nutrition Policies* (Baltimore, MD: Johns Hopkins University Press, 1993).

［42］ J. O. Field, "Nutrition Planning to Nutrition Management," in *The Political Economy of Food and Nutrition Policies*, edited by P. Pinstrup-Andersen (Baltimore, MD: Johns Hopkins University Press, 1993).

［43］ S. R. Gillespie, J. B. Mason, and R. Martorell, *How Nutrition Improves*, ACC/SCN State-of-the-Art Series, Nutrition Policy Discussion Paper No. 15 (Geneva: UN Standing Committee on Nutrition, 1996).

［44］ E. Clay and B. Schaffer, eds., *Room for Manouevre: An Exploration of Public Policy in Agriculture and Rural Development* (London: Heinemann Education Books, 1984).

［45］ Gillespie, McLachlan, and Shrimpton, *Combating Malnutrition: Time to Act*.

［46］ R. Heaver, *Strengthening Country Commitment to Human Development: Lessons from Nutrition* (Washington, DC: World Bank, 2005).

［47］ World Bank, *Repositioning Nutrition as Central to Development*.

［48］ Scaling Up Nutrition (SUN) Movement, "About," http://scalingupnutrition.org/about.

［49］ Nutrition-sensitive interventions are those that "address the underlying determinants of fetal and child nutrition and development—food security; adequate caregiving resources at the maternal, household, and community levels; and access to health services and a safe and hygienic environment—and incorporate specific nutrition goals and actions"; see M. T. Ruel and H. Alderman, "Nutrition-Sensitive Interventions and Programmes: How Can They Help to Accelerate Progress in Improving Maternal and Child Nutrition?" *The Lancet* 382, no. 9891 (2013): 536–551.

［50］ Enabling environments are defined as the "political and policy processes that build and sustain momentum for the effective implementation of actions that reduce undernutrition"; see S. Gillespie, L. Haddad, V. Mannar, P. Menon, and N. Nisbett, "The Politics of Reducing Malnutrition: Building Commitment and Accelerating Progress," *The Lancet* 382, no. 9891 (2013): 552–569.

［51］ T. Marchione, ed., *Scaling Up, Scaling Down: Overcoming Malnutrition in Developing Countries* (Amsterdam: Gordon and Breach Publishers, 1999).

［52］ Gillespie, Menon, and Kennedy, "Scaling Up Impact on Nutrition: What Will It Take?"

第二章

［1］ S. Gillespie and J. B. Mason, *Nutrition-Relevant Actions: Some Experiences from the Eighties and Lessons for the Nineties*, United Nations Administrative Committee on Coordination-Subcommittee on Nutrition (Geneva: ACC/SCN, 1991); J. Jennings et al., *Managing Successful Nutrition Programmes*, ACC/SCN State-of-the-Art Series Nutrition Policy Discussion Paper no. 8 (Geneva: ACC/SCN, 1991); S. Gillespie, J. B. Mason, and R. Martorell. *How Nutrition Improves*, ACC/SCN State-of-the-Art Nutrition Policy Discussion Paper no. 15 (Geneva: ACC/SCN, 1996).

［2］ UNICEF, *Strategy for Improved Nutrition of Children and Women in Developing Countries* (New York: UNICEF, 1990).

［3］ O. Abosede and J. McGuire, *Improving Women's and Children's Nutrition in Sub-Saharan Africa: An Issues Paper. Policy, Research and External Affairs*, Working Paper WPS 723 (Washington, DC: Population and Human Resources Department, World Bank, 1991).

［4］ E. Kennedy, *Successful Nutrition Programs in Africa: What Makes Them Work?* Policy, Research and External Affairs Working Paper WPS 706 (Washington, DC: World Bank, 1991).

［5］ U. Jonsson, "Success Factors in Community-Based Nutrition-Oriented Programmes and Projects," in *Malnutrition in South Asia: A Regional Profile*, S. Gillespie, ed. (Kathmandu, Nepal: UNICEF, Regional Office for South Asia, 1997).

［6］ United Nations Administrative Committee on Coordination Sub-committee on Nutrition (ACC/SCN), "Effective Programmes in Africa for Improving Nutrition," *SCN News*, no. 15, www.unscn.org/layout/modules/resources/files/scnnews15.pdf.

［7］ L. H. Allen and S.R. Gillespie, *What Works? A Review of the Efficacy and Effectiveness of Nutrition Interventions* (Manila: United Nations and the Asian Development Bank, 2001).

［8］ L. Iannotti and S.R. Gillespie, *Community-Driven Nutrition Programming: Lessons Learned from Sub-Saharan Africa* (Geneva: USAID/LINKAGES and UNICEF, 2002).

［9］ S. R. Gillespie, M. McLachlan, and R. Shrimpton, eds., *Combating Malnutrition: Time to Act* (Washington, DC: World Bank–UNICEF, 2003).

［10］ B. Ljungqvist and U. Jonsson, "Nutrition Governance: Iringa Nutrition Program Re-Visited," Statement to the Panel on Nutrition Governance, 3rd Federation of African Nutrition Societies (FANUS) African Nutrition Conference, Arusha City, Tanzania, May 24–29, 2015.

［11］UNICEF, *Strategy for Improved Nutrition of Children and Women in Developing Countries*.

［12］C. Dolan and J. Levinson, "Country Perspectives: Tanzania," in *Combating Malnutrition: Time to Act*, S. Gillespie, M. McLachlan and R. Shrimpton, eds. (Washington, DC: World Bank–UNICEF, 2003).

［13］Government of the United Republic of Tanzania, WHO, and UNICEF, *The Joint WHO/UNICEF Nutrition Support Programme in Iringa, Tanzania. 1983–88 Evaluation Report* (Dare Salaam, Tanzania: Government of the United Republic of Tanzania, 1988); F. Kavishe, "Nutrition Relevant Actions in Tanzania," United Nations Administrative Committee on Coordination/Sub-Committee on Nutrition (ACC/SCN) Country Case Study (Geneva: ACC/SCN, 1993); U. Jonsson, B. Ljungqvist, and O. Yambi, "Mobilization for Nutrition in Tanzania," in *Reaching Health for All*, J. Rohde, M. Chatterjee, and D. Morley, eds. (Delhi, India: Oxford University Press, 1993).

［14］Jonsson et al., "Mobilization for Nutrition in Tanzania."

［15］Ljungqvist and Jonsson, "Nutrition Governance: Iringa Nutrition Program Re-Visited."

［16］Dolan and Levinson, "Country Perspectives: Tanzania."

［17］Gillespie et al., *Combating Malnutrition: Time to Act*.

［18］M. Gragnolati, C. Bredenkamp, M. Das Gupta, Y.-K. Lee, and M. Shekar, "ICDS and Persistent Undernutrition: Strategies to Enhance the Impact," *Economic and Political Weekly* 41, no. 12 (2006): 1193–1201.

［19］Ibid.

［20］A. Gupta, "Governing Population: The Integrated Child Development Services Program in India," in *States of Imagination: Ethnographic Explorations of the Postcolonial State (Politics, History, and Culture)*, T. H. Blom and F. Stepputat, eds. (Durham, NC: Duke University Press, 2001).

［21］M. Gragnolati et al., *India's Undernourished Children: A Call for Reform and Action*, HNP Discussion Paper series (Washington, DC: World Bank, 2005).

［22］M. Shekar, *The Tamil Nadu Integrated Nutrition Project: A Review of the Project with Special Emphasis on the Monitoring and Information System*, Cornell Food and Nutrition Policy Program Working Paper no. 14 (Ithaca, NY: Cornell University Press, 1991).

［23］S. Gillespie and A. Measham for the World Bank, *Implementation Completion Report for the Second Tamil Nadu Integrated Nutrition Project*, Report no. 17755 (New Delhi: World Bank, 1998).

［24］L. Haddad et al., "Maharashtra's Child Stunting Declines: What Is Driving Them? Findings of a Multidisciplinary Analysis" (Brighton, UK: Institute of Development Studies, 2014).

［25］UNICEF, *Strategy for Improved Nutrition of Children and Women in Developing Countries*.

［26］Jennings et al., *Managing Successful Nutrition Programmes*.

［27］D. Headey et al., "The Other Asian Enigma: Explaining the Rapid Reduction of Undernutrition in Bangladesh," *World Development* no. 66 (2015): 749–761.

［28］TANGO (Technical Assistance to NGOs) International, CARE Bangladesh, and USAID, *SHOUHARDO 1st Phase Final Evaluation Report* (Tucson, Arizona: TANGO, 2009).

［29］L. C. Smith et al., "Admissible Evidence in the Court of Development Evaluation? The Impact of CARE's SHOUHARDO Project on Child Stunting in Bangladesh," *World Development* no. 41 (2013): 196–216.

［30］Ibid.

［31］TANGO International et al., *SHOUHARDO 1st Phase Final Evaluation Report*.

［32］Ibid.

［33］Smith et al., "Admissible Evidence in the Court of Development Evaluation?"

［34］TANGO International et al., *SHOUHARDO 1st Phase Final Evaluation Report*.

［35］Ibid.

［36］Smith et al., "Admissible Evidence in the Court of Development Evaluation?"

［37］TANGO International et al., *SHOUHARDO 1st Phase Final Evaluation Report*.

［38］Smith et al., "Admissible Evidence in the Court of Development Evaluation?"

［39］TANGO International, CARE Bangladesh, and USAID, *CARE Bangladesh Mid-Term Review of SHOUHARDO II Multi-Year Assistance Program, Volume I – Main Report* (March 7, 2013), http://pdf.usaid.gov/pdf_docs/pdacx325.pdf.

［40］L.C. Smith, *Quantitative Impact Evaluation of the SHOUHARDO II Project in Bangladesh*, commissioned by CARE Bangladesh (Tucson, AZ, USA: TANGO International, Inc., 2015).

［41］TANGO International et al., *CARE Bangladesh Mid-Term Review of SHOUHARDO II Multi-year Assistance Program*.

［42］ S. R. Gillespie, *Scaling Up Community Driven Development: A Synthesis of Experience*, IFPRI Discussion Paper no. 181 (Washington, DC: IFPRI, 2004); H. Binswanger and S. Aiyar, "Scaling Up Community-Driven Development: Theoretical Underpinnings and Program Design Implications," Policy Research Working Paper no. 3039 (Washington, DC: World Bank, 2004).

［43］ J. Leavy et al., What Matters Most? Evidence from 84 Participatory Studies with Those Living with Extreme Poverty and Marginalization," *Participate* (Brighton, UK: IDS, 2013); G. Mansuri and V. Rao, "Localizing Development: Does Participation Work?" Policy Research Report (Washington, DC: World Bank, 2013); N. Nisbett et al., "Why Worry About the Politics of Childhood Undernutrition?" *World Development* 64 (2014): 420–433.

［44］ A. Joshi, "Do They Work? Assessing the Impact of Transparency and Accountability Initiatives in Service Delivery," *Development Policy Review* 31 (2013): 29–48.

［45］ Nisbett et al., "Why Worry About the Politics of Childhood Undernutrition?"

［46］ M. Bjorkman and J. Svensson, "Power to the People: Evidence from a Randomized Field Experiment on Community-Based Monitoring in Uganda," *Quarterly Journal of Economics* 124, no. 2 (2009): 735–769.

［47］ Stuart Gillespie et al., "Maternal and Child Nutrition 4: The Politics of Reducing Malnutrition: Building Commitment," *The Lancet* 382, no. 9891 (2013): 552–569, doi:10.1016/S0140-6736(13)60842-9.

第三章

［1］ C. G. Victora, M. de Onis, P. C. Hallal, M. Blössner, and R. Shrimpton, "Worldwide Timing of Growth Faltering: Revisiting Implications for Interventions," *Pediatrics* 125, no. 3 (2010): e473–480; A. M. Prentice, K. A. Ward, G. R. Goldberg, L. M. Jarjou, S. E. Moore, A. J. Fulford, and A. Prentice, "Critical Windows for Nutritional Interventions against Stunting," *American Journal of Clinical Nutrition* 97, no. 5 (2013): 911–918.

［2］ C. G. Victora, L. Adair, C. Fall, P. C. Hallal, R. Martorell, L. Richter, and H. S. Sachdev, "Maternal and Child Undernutrition: Consequences for Adult Health and Human Capital," *The Lancet* 371, no. 9609 (2008): 340–357, doi:10.1016/S0140-6736(07)61692-4.

［3］ World Health Organization, *Global Strategy for Infant and Young Child Feeding* (Geneva: 2003).

［4］ C. G. Victora, R. Bahl, A. J. D. Barros, G. V. A. Fran.a, S. Horton, J. Krasevec, S. Murch, M. J. Sankar, N. Walker, and N. C. Rollins, "Breastfeeding in the 21st Century: Epidemiology, Mechanisms, and Lifelong Effect," *The Lancet* 387, 10017 (2016): 475–490, doi:10.1016/S0140-6736(15)01024-7.

［5］ Ibid.

［6］ Ibid.

［7］ N. C. Rollins, N. Bhandari, N. Hajeebhoy, S. Horton, C. K.Lutter, J. C. Martines, E. G. Piwoz, L. M. Richter, and C. G. Victora, "Why Invest, and What It Will Take to Improve Breastfeeding Practices?" *The Lancet* 387, 10017 (2016): 491– 504, doi:10.1016/S0140-6736(15)01044-2.

［8］ Z. A. Bhutta, J. K. Das, A. Rizvi, M. F. Gaffey, N. Walker, S. Horton, P. Webb, A. Lartey, and R. E. Black, "Evidence-Based Interventions for Improvement of Maternal and Child Nutrition: What Can Be Done and at What Cost?" *The Lancet* 382, no. 9890 (2013): 452–477, doi:10.1016/S0140-6736(13)60996-4.

［9］ Victora et al., "Worldwide Timing of Growth Faltering."

［10］ World Health Organization (WHO), *Community-based Strategies for Breastfeeding Promotion and Support in Developing Countries* (Geneva: 2003).

［11］ M. Muller, *The Baby Killer: A War on Want Investigation into the Promotion and Sale of Powdered Baby Milks in the Third World* (London: War on Want, 1974).

［12］ WHO, *International Code of Marketing of Breast-milk Substitutes* (Geneva: 1981).

［13］ *Innocenti Declaration on the Protection, Promotion, and Support of Breastfeeding*, adopted by the WHO/UNICEF policy makers' meeting on Breastfeeding in the 1990s, Global Initiative at Spedale degli Innocenti, Florence, Italy, July 30– August 1, 1990.

［14］ UNICEF/WHO, *The Baby Friendly Hospital Initiative*, accessed February 10, 2016, http://www.unicef.org/programme/breastfeeding/baby.htm.

［15］ WHO, *Global Strategy for Infant and Young Child Feeding* (Geneva: 2003).

［16］ WHO, *International Code of Marketing of Breast-milk Substitutes*; Access to Nutrition Foundation, Access to Nutrition Index:

Global Index 2016, accessed January 14, 2016, https://www.accesstonutrition.org/sites/2015.

［17］ E. G. Piwoz and S. L. Huffman, "The Impact of Marketing of Breast-Milk Substitutes on WHO-Recommended Breastfeeding Practices," *Food and Nutrition Bulletin* 36, no. 4 (2015): 373–386, doi:10.1177/0379572115602174; A. McFadden, F. Mason, J. Baker, F. Begin, F. Dykes, L. Grummer-Strawn, N. Kenney-Muir, H. Whitford, E. Zehner, and M. J. Renfrew, "Spotlight on Infant Formula: Coordinated Global Action Needed," *The Lancet* 387, no. 10017 (2016): 413–415, doi:10.1016/S0140-6736(16)00103-3.

［18］ WHO, *Country Implementation of the International Code of Marketing of Breast-milk Substitutes: Status Report 2011* (Geneva: 2011).

［19］ Rollins et al., "Why Invest, and What It Will Take to Improve Breastfeeding Practices?"

［20］ Ibid.

［21］ Pan American Health Organization and WHO, *Guiding Principles for Complementary Feeding of the Breastfed Child* (Washington, DC: PAHO, 2003).

［22］ WHO, *Guiding Principles for Feeding of Non-breastfed Children* (Geneva: 2005).

［23］ C. K. Lutter, L. Iannotti, H. Creed-Kanashiro, A. Guyon, B. Daelmans, R. Robert, and R. Haider, "Key Principles to Improve Programmes and Interventions in Complementary Feeding," *Maternal and Child Nutrition* 9 (2013): 101–115. doi:10.1111/mcn.12087.

［24］ UNICEF, *Improving Child Nutrition: The Achievable Imperative for Global Progress* (New York: 2013); Lutter et al., "Key Principles to Improve Programmes and Interventions in Complementary Feeding."

［25］ Victora et al., "Breastfeeding in the 21st Century."

［26］ Ibid.

［27］ International Food Policy Research Institute (IFPRI), *Global Nutrition Report 2014: Actions and Accountabilities to Accelerate the World's Progress on Nutrition* (Washington, DC: 2013).

［28］ WHO, WHA *Global Nutrition Targets 2025: Breastfeeding Policy Brief* (Geneva: n.d.).

［29］ IFPRI, *Global Nutrition Report 2014.*

［30］ S. Haroon, Sarah, J. K. Das, R. A. Salam, A. Imdad, and Z. A. Bhutta, "Breastfeeding Promotion Interventions and Breastfeeding Practices: A Systematic Review," *BMC Public Health* 13, no. 3 (2013): 1–18, doi:10.1186/1471-2458-13-S3-S20.

［31］ Rollins et al., "Why Invest, and What It Will Take to Improve Breastfeeding Practices?"

［32］ Ibid.

［33］ R. M. Ferreira, "A Review of Breastfeeding in Brazil and How the Country has Reached Ten Months' Breastfeeding Duration," *Cadernos de Saúde Pública* 19, supplement 1 (2003): S37–S45, http://dx.doi.org/10.1590/S0102-311X2003000700005; C. G. Victora, E. M. L. Aquino, M. do Carmo Leal, C. A. Monteiro, F. C. Barros, and C. L. Szwarcwald, "Maternal and Child Health in Brazil: Progress and Challenges," *The Lancet* 377, no. 9780 (2016): 1863–1876, doi:10.1016/S0140-6736(11)60138-4.

［34］ IFPRI, *Global Nutrition Report 2014.*

［35］ Victora et al., "Maternal and Child Health in Brazil: Progress and Challenges."

［36］ R. Pérez-Escamilla, L. Curry, D. Minhas, L. Taylor, and E. Bradley, "Scaling up of Breastfeeding Promotion Programs in Low-and Middle-Income Countries: The 'Breastfeeding Gear' Model," *Advances in Nutrition* 3, no. 6 (2012): 790–800.

［37］ Ibid.

［38］ Ibid; Ferreira, "A Review of Breastfeeding in Brazil and How the Country Has Reached Ten Months' Breastfeeding Duration."

［39］ C. K. Lutter and A. L. Morrow, "Protection, Promotion, and Support and Global Trends in Breastfeeding," *Advances in Nutrition* 4, no. 2 (2013): 213–219.

［40］ Ibid.

［41］ Bangladesh Demographic and Health Survey (DHS) 2004, accessed February 17, 2016, http://dhsprogram.com/pubs/pdf/fr165/fr-bd04[fr165].pdf; Bangladesh DHS 2007, accessed February 17, 2016, http://dhsprogram.com/pubs/pdf/FR207/FR207%5BApril-10-2009%5D.pdf.

［42］ UNICEF and Academy for Educational Development, *Infant and Young Child Feeding Programme Review: Consolidated Report of Six-Country Review of Breastfeeding Programmes* (New York: UNICEF, 2010), www.unicef.org/nutrition/files/IYCF_Booklet_April_2010_Web.pdf, accessed February 16, 2016.

［43］Ibid.

［44］Pérez-Escamilla et al., "Scaling up of Breastfeeding Promotion Programs in Low-and Middle-Income Countries."

［45］WHO, *WHA Global Nutrition Targets 2025: Breastfeeding Policy Brief.*

［46］Z. A. Bhutta, J. K. Das, A. Rizvi, M. F. Gaffey, N. Walker, S. Horton, P. Webb, A. Lartey, and R. E. Black, "Evidence-Based Interventions for Improvement of Maternal and Child Nutrition: What Can Be Done and at What Cost?" *The Lancet* 382, 9890 (2013): 452–477, doi:10.1016/S0140-6736(13)60996-4.

［47］WHO, Complementary Feeding, accessed February 1, 2016, bit.ly/1IvoVCj.

［48］Victora et al., "Worldwide Timing of Growth Faltering."

［49］WHO, *Complementary Feeding: Report of Global Consultation, Geneva, 10-13 December 2001: Summary of Guiding Principles* (Geneva, 2002), accessed January 29, 2016, bit.ly/1DP5RJL.

［50］K. G. Dewey, and S. Adu-Afarwuah, "Systematic Review of the Efficacy and Effectiveness of Complementary Feeding Interventions in Developing Countries," *Maternal and Child Nutrition* 4 (2008), doi:10.1111/j.1740-8709.2007.00124.x.

［51］C. P. Stewart, L. Iannotti, K. G. Dewey, K. F. Michaelsen, A. W. Onyango, Contextualising Complementary Feeding in a Broader Framework for Stunting Prevention, *Maternal and Child Nutrition* Supplement 2 (2013): 27.

［52］WHO, "Indicators for Assessing Infant and Young Child Feeding Practices. Part I: Definitions. Conclusions of a Consensus Meeting Held 6–8 November 2007 in Washington, DC, USA" (Geneva, 2008).

［53］Ibid.

［54］L. Haddad, N. Nisbett, I. Barnett, and E. Valli, *Maharashtra's Child Stunting Declines: What Is Driving Them? Findings of a Multidisciplinary Analysis* (Brighton: IDS and UNICEF, 2014).

［55］Ibid.

［56］Dewey and Adu-Afarwuah, "Systematic Review of the Efficacy and Effectiveness of Complementary Feeding Interventions in Developing Countries"; Pan American Health Organization and WHO, *Guiding Principles for Complementary Feeding of the Breastfed Child.*

［57］D. Olney, K. Abdoulaye Pedehombga, M. T. Ruel, and A. Dillon, "A 2-Year Integrated Agriculture and Nutrition and Health Behavior Change Communication Program Targeted to Women in Burkina Faso Reduces Anemia, Wasting, and Diarrhea in Children 3–12.9 Months of Age at Baseline: A Cluster-Randomized Controlled Trial," *Journal of Nutrition* 145, no. 6 (2015): 1317–1324, doi:10.3945/jn.114.203539.

［58］J. Baker, T. Sanghvi, N. Hajeebhoy, L. Martin, and K. Lapping, "Using an Evidence-Based Approach to Design Large-Scale Programs to Improve Infant and Young Child Feeding," *Food and Nutrition Bulletin* 34, Supplement 3 (2013): S146–S155.

［59］Alive & Thrive, "Country Brief: Alive & Thrive's program approach and results in Ethiopia, July 2009 to May 2014," accessed January 20, 2016, http://aliveandthrive.org/resources/country-brief-alive-thrives-program-approach-and-results-in-ethiopia-july-2009-to-may-2014/.

［60］Ibid.

第四章

［1］L. Allen, B. de Benoist, O. Dary, and R. Hurrell, *Guidelines on Food Fortification with Micronutrients* (Geneva: World Health Organization, 2006).

［2］J. C. Sherwin, M. H. Reacher, W. H. Dean, and J. Ngondi, "Epidemiology of Vitamin A Deficiency and Xerophthalmia in At-risk Populations," *Transactions of the Royal Society of Tropical Medicine and Hygiene* 106, no. 4 (2012): 205–214.

［3］M. B. Zimmermann, P. L. Jooste, and C. S. Pandav, "Iodine-deficiency Disorders," *Lancet* 372, no. 9645 (2008): 1251–1262.

［4］R. E. Black, L. H. Allen, Z. A. Bhutta, L. E. Caulfield, M. de Onis, M. Ezzati, C. Mathers, and J. Rivera for the Maternal and Child Undernutrition Study Group, "Maternal and Child Undernutrition: Global and Regional Exposures and Health Consequences," *The Lancet* 371, no. 9608 (2008): 243–260.

［5］H. Biesalski, "Quality Comes with a Price Tag: The Deadly Triangle of Hunger, Economics, and Child Development," in *Hidden Hunger*, English ed. translated by Patrick O' Mealy (Heidelberg, Germany: Springer Verlag, 2012).

［6］J. Hoddinott, M. Rosegrant, and M. Torero, "Investments to Reduce Hunger and Undernutrition," paper prepared for the 2012 Global Copenhagen Consensus.

［7］Allen et al., *Guidelines on Food Fortification with Micronutrients.*

［8］Biesalski, "Quality Comes with a Price Tag."

［9］ A. Timmer, "Iodine Nutrition and Universal Salt Iodization: A Landscape Analysis in 2012," *IDD Newsletter* (International Council for Control of Iodine Deficiency Disorders) 40, no. 4 (2012): 5–9.

［10］ L. Laviolette and V. Mannar, "Scaling Up and Sustaining Nutrition Interventions: Lessons Learned from Success in the Asia-Pacific Region," White Paper (Seattle: National Bureau of Asian Research, 2008).

［11］ Z. P. Chen, "Sustained Elimination of IDD in China: An Update," *IDD Newsletter* (International Council for Control of Iodine Deficiency Disorders) 24, no. 3 (2006): 6–14.

［12］ Z. Chen, Z. Dong, and J. Lin, "Achieving and Sustaining USI: Effective Programme Development and Management: Lessons Learned from USI in China," *SCN News* 35 (2007): 33–37.

［13］ M. Qian, D. Wang, W. E. Watkins, V. Gebski, Y. Q. Yan, M. Li, and Z. P. Chen, "The Effects of Iodine on Intelligence in Children: A Meta-Analysis of Studies Conducted in China," *Asia Pacific Journal of Clinical Nutrition* 14, no. 1 (2005): 32–42.

［14］ R. Yip, Z. Chen, and J. Ling, "China Country Report" in *Towards the Global Elimination of Brain Damage due to Iodine Deficiency*, edited by B. S. Hetzel (New Delhi: Oxford University Press, 2005).

［15］ Chen, "Sustained Elimination of IDD in China: An Update."

［16］ Yip, Chen, and Ling, "China Country Report."

［17］ Ibid.

［18］ Chen, "Sustained Elimination of IDD in China: An Update."

［19］ K. Codling, Z. Chen, S. Hongmei et al., "China: Leading the Way in Sustained IDD Elimination," *IDD Newsletter* 42, no. 2 (2014): 2–5.

［20］ UNICEF, "Sustaining Universal Salt Iodization – China (2002)," www.unicef.org/evaluation/files/china2002saltiodization. doc, accessed October 23, 2015.

［21］ Z. Chen, "New Cretins Discovered in Southern Xinjiang, China," *IDD Newsletter* 23, no. 11 (2007): 18.

［22］ Y. Wu, X. Li, S. Chang, L. Liu, S. Zou, and D. B. Hipgrave, "Variable Iodine Intake Persists in the Context of Universal Salt Iodization in China," *Journal of Nutrition* 142, no. 9 (2012): 1728–1734.

［23］ Ibid.

［24］ Chen, "New Cretins Discovered in Southern Xinjiang, China."

［25］ Codling et al., "China: Leading the Way in Sustained IDD Elimination."

［26］ S. Li, Q. Zheng, J. Xu, J. Gorstein, and H. Wang, "Iodine Excess or Not: Analysis on the Necessity of Reducing the Iodine Content in Edible Salt Based on the National Monitoring Results," *Asia Pacific Journal of Clinical Nutrition* 20, no. 4 (2011): 501–506.

［27］ Codling et al., "China: Leading the Way in Sustained IDD Elimination."

［28］ Timmer, "Iodine Nutrition and Universal Salt Iodization."

［29］ M. Andersson, V. Karumbunathan, and M. B. Zimmermann, "Global Iodine Status in 2011 and Trends over the Past Decade," *Journal of Nutrition* 142, no. 4 (2012): 744–750.

［30］ Timmer, "Iodine Nutrition and Universal Salt Iodization."

［31］ F. Ahmed and I. Darnton-Hill, "Vitamin A Deficiency," in *Public Health Nutrition*, edited by M. Gibney, B. M. Margetts, J. Kearney, and L. Arab (Oxford: Blackwell Science, 2010): 192–215.

［32］ N. Dalmiya, A. Palmer, I. Darnton-Hill, "Sustaining Vitamin A Supplementation Requires a New Vision." Lancet *368*, no. 9541 (2006): 1052–1054.

［33］ R. Klemm, P. Harvey, E. Wainwright, S. Faillace, and E. Wasantwisut, *Scaling Up Micronutrient Programs: What Works and What Needs More Work?*, A Report of the Innocenti Process (Washington, DC: Micronutrient Forum, 2009).

［34］ UNICEF Global Databases, Nutrition: Vitamin A Supplementation, http://data.unicef.org/nutrition/vitamin-a. html, accessed October 23, 2014.

［35］ UNICEF, *Tracking Progress on Child and Maternal Nutrition: A Survival and Development Priority* (New York: 2009).

［36］ UNICEF, *Tracking Progress on Child and Maternal Nutrition: A Survival and Development Priority*; J. H. Rah, R. Houston, B. D. Mohapatra, S. S. Kumar, F. Saiyed, S. Bhattacharjee, and V. M. Aguayo, "A Review of the Vitamin A Supplementation Program in India: Reasons for Success in the States of Bihar and Odisha," *Food and Nutrition Bulletin* 35, no. 2 (2014): 203–210.

［37］ M. Latham, "The Great Vitamin A Fiasco," World *Nutrition 1*, no. 1 (2010): 12–45; J. B. Mason, T. Grenier, R. Shrimpton, D. Sanders, and J. Yukich, "Development. Malnutrition. Vitamin A. Let Food Be Our Medicine," *World Nutrition* 5, no. 11

(2014): 940–952.

[38] Mason et al., "Development. Malnutrition. Vitamin A. Let Food Be Our Medicine."

[39] S. Awasthi, R. Peto, S. Read, S. Clark, V. Pande, and D. Bundy, "Vitamin A Supplementation Every 6 Months with Retinol in 1 Million Pre-School Children in North India: DEVTA, A Cluster-Randomised Trial," *Lancet* 381, no. 9876 (2013): 1469–1477.

[40] A. Imdad, K. Herzer, E. Mayo-Wilson, M. Y. Yakoob, Z. A. Bhutta, "Vitamin A Supplementation for Preventing Morbidity and Mortality in Children from 6 Months to 5 Years of Age," *Cochrane Database of Systematic Reviews* no. 12 (2010), doi:10.1002/14651858.CD008524.pub2.

[41] C. S. Benn, P. Aaby, R. Arts, K. Jensen, M. Netea, and A. B. Fisker, "An Enigma: Why Vitamin A Supplementation Does Not Always Reduce Mortality Even Though Vitamin A Deficiency Is Associated with Increased Mortality," *International Journal of Epidemiology* 44, no. 3 (2015): 906–918.

[42] N. W. Solomons, "Will Universal Periodic Vitamin A Supplementation Ever Reach Retirement Age?" *Food and Nutrition Bulletin* 35, no. 2 (2014): 200–202.

[43] I. Saeterdall, J. O. Mora, and L. M. De-Regil, "Fortification of Staple Foods with Vitamin A for Preventing Vitamin A Deficiency," *Cochrane Database of Systematic Reviews* no. 9 (2012), doi:10.1002/14651858.CD010068.

[44] J. L. Fiedler and K. Lividini, "Managing the Vitamin A Program Portfolio: A Case Study of Zambia, 2013–2042," *Food and Nutrition Bulletin* 35, no. 1 (2014): 105–125.

[45] B. de Benoist, E. McLean, I. Egli, and M. Cogswell, eds., *Worldwide Prevalence of Anaemia 1993–2005* (Geneva: World Health Organization, 2008).

[46] R. J. Stoltzfus, R. Heidkamp, D. Kenkel, and J.-P. Habicht, "Iron Supplementation of Young Children: Learning from the New Evidence," *Food and Nutrition Bulletin* 28, no. 4 (supplement) (2007): S572–S584.

[47] R. Galloway and J. McGuire, "Determinants of Compliance with Iron Supplementation: Supplies, Side Effects, or Psychology," *Social Science and Medicine* 39, no. 3 (1994): 381–390.

[48] K. Bahl, E. Toro, C. Qureshi, and P. Shaw, *Nutrition for a Better Tomorrow: Scaling Up Delivery of Micronutrient Powders for Infants and Young Children* (Washington, DC: Results for Development Institute, 2013).

[49] L. M. De-Regil, P. S. Suchdev, G. E. Vist, S. Walleser, and J. P. Pe.a-Rosas, "Home Fortification of Foods with Multiple Micronutrient Powders for Health and Nutrition in Children under Two Years of Age (Review)," *Evidence-Based Child Health* 8, no. 1 (2013): 112–201.

[50] World Health Organization, *Guideline: Use of Multiple Micronutrient Powders for Home Fortification of Foods Consumed by Infants and Children 6–23 Months of Age* (Geneva, 2011).

[51] World Vision, "Sprinkles: The Promise of Micronutrients to Change Children's Lives," *Impact* (Mississauga, Ontario, Canada, 2013).

[52] K. G. Dewey, Z. Yang, and E. Boy, "Systematic Review and Meta-Analysis of Home Fortification of Complementary Foods," *Maternal and Child Nutrition* 5, no. 4 (2009): 283–321.

[53] World Vision, "Sprinkles: The Promise of Micronutrients to Change Children's Lives."

[54] Dewey, Yang, and Boy, "Systematic Review and Meta-Analysis of Home Fortification of Complementary Foods."

[55] C. MacDonald and S. Altengeral, "National Scale-up of Micronutrient Powders in Mongolian Integrated Program: Innovations in Micronutrient Powder Programs: Opportunities to Reduce Child Anemia," presentation at IYCN Satellite Meeting, June 13, 2011, http://iycn.wpengine. netdna-cdn.com/files/FINALSprinklesGHCJun2011_ v5061511.pdf.

[56] World Vision, "Sprinkles: The Promise of Micronutrients to Change Children's Lives."

[57] UNICEF, *Tracking Progress on Child and Maternal Nutrition*.

[58] World Vision, "Sprinkles: The Promise of Micronutrients to Change Children's Lives."

[59] MacDonald and Altengeral, "National Scale-up of Micronutrient Powders in Mongolian Integrated Program."

[60] De-Regil et al., "Home Fortification of Foods with Multiple Micronutrient Powders."

[61] S. Horton, M. Shekar, C. McDonald, A. Mahal, and J. K. Brooks, *Scaling Up Nutrition: What Will It Cost?* (Washington, DC: World Bank, 2010).

[62] M. E. Jefferds, L. Irizarry, A. Timmer, and K. Tripp, "UNICEF–CDC Global Assessment of Home Fortification Interventions 2011: Current Status, New Directions, and Implications for Policy and Programmatic Guidance," *Food and Nutrition Bulletin* 34, no. 4 (2013): 434–443.

[63] Bahl et al., *Nutrition for a Better Tomorrow*.

[64] Jefferds et al., "UNICEF–CDC Global Assessment of Home Fortification Interventions 2011."

第五章

［1］ WHO/UNICEF/WFP, *Global Nutrition Targets 2025: Wasting Policy Brief*, WHO Policy Brief 14.8 (Geneva: World Health Organization, 2014).

［2］ R. E. Black, L. H. Allen, Z. A. Bhutta, L. E. Caulfield, M. de Onis, M. Ezzati, C. Mathers, and J. Rivera for the Maternal and Child Undernutrition Study Group, "Maternal and Child Undernutrition: Global and Regional Exposures and Health Consequences," *The Lancet* 371, no. 9608 (2008): 243–260.

［3］ C. M. McDonald, I. Olofin, S. Flaxman, W. W. Fawzi, D. Spiegelman, L. E. Caulfield, et al., "The Effect of Multiple Anthropometric Deficits on Child Mortality: Meta-Analysis of Individual Data in 10 Prospective Studies from Developing Countries." *American Journal of Clinical Nutrition* 97, no. 4 (2013): 896–901.

［4］ R. E. Black, C. G. Victora, S. P. Walker, Z. A. Bhutta, P. Christian, M. de Onis, et al., "Maternal and Child Undernutrition and Overweight in Low-Income and Middle-Income Countries," *The Lancet* 382, no. 9890 (2013): 427–451.

［5］ R. Uauy, J.-F. Desjeux, T. Ahmed, M. Hossain, D. Brewster, D. Forbes, et al., "Global Efforts to Address Severe Acute Malnutrition," *Journal of Pediatric Gastroenterology and Nutrition* 55, no. 5 (2012): 476–481.

［6］ WHO/UNICEF/WFP, *Global Nutrition Targets 2025: Wasting Policy Brief.*

［7］ A. Briend, C. Prudhon, Z. W. Prinzo, B. Dealmans, and J. B. Mason, "Foreword: Putting Back the Management of Severe Malnutrition on the International Health Agenda," *WHO, UNICEF, and SCN Informal Consultation on Community-Based Management of Severe Malnutrition in Children*, SCN Nutrition Policy Paper No. 21 (Geneva: UN Standing Committee on Nutrition, 2006).

［8］ UNICEF, CMN (Coverage Monitoring Network), and ACF International, *The State of Global SAM Management Coverage 2012* (New York: UNICEF; London: ACF International, 2013.)

［9］ R. Uauy et al., "Global Efforts to Address Severe Acute Malnutrition"；S. Guerrero and E. Rogers, *Is Community-Based Treatment of Severe Acute Malnutrition (SAM) at Scale Capable of Meeting Global Needs?* Access for All, Volume 1 (London: Coverage Monitoring Network, 2013.)

［10］ Z. A. Bhutta, J. K. Das, A. Rizvi, M. F. Gaffey, N. Walker, S. Horton, P. Webb, et al., "Evidence-Based Interventions for Improvement of Maternal and Child Nutrition: What Can Be Done and at What Cost?" *The Lancet* 382, no. 9890 (2013): 452–477.

［11］ C. Schofield and A. Ashworth, "Why Have Mortality Rates for Severe Malnutrition Remained So High?" *Bulletin of the World Health Organization* 74, no. 2 (1996): 223–229.

［12］ E. Rogers, M. Myatt, S. Woodhead, S. Guerrero, and J. L. Alvarez, "Coverage of Community-Based Management of Severe Acute Malnutrition Programmes in Twenty-One Countries, 2012–2013," *PLoS One* (*Public Library of Science*) 10, no. 6 (2015).

［13］ Guerrero and Rogers, *Is Community-Based Treatment of Severe Acute Malnutrition (SAM) at Scale Capable of Meeting Global Needs?*; W. V. Damme and M. Boelaert, "Therapeutic Feeding Centres for Severe Malnutrition," *The Lancet* 59 (2002): 260–261.

［14］ S. Collins, N. Dent, P. Binns, P. Bahwere, K. Sadler, and A. Hallam, "Management of Severe Acute Malnutrition in Children," *The Lancet* 368 (2006): 1992–2000.

［15］ A. Briend and S. Collins, "Therapeutic Nutrition for Children with Severe Acute Malnutrition: Summary of African Experience," *Indian Pedriatrics* 47, no. 8 (2010): 655–659.

［16］ WHO/UNICEF, *WHO Child Growth Standards and the Identification of Severe Acute Malnutrition in Infants and Children: A Joint Statement by the World Health Organization and the United Nations Children's Fund*, WHO/UNICEF Joint Statement (Geneva: WHO/UNICEF, 2005).

［17］ WHO/UNICEF/WFP, *Global Nutrition Targets 2025: Wasting Policy Brief.*

［18］ WHO/UNICEF, *WHO Child Growth Standards and the Identification of Severe Acute Malnutrition in Infants and Children.*

［19］ H. Deconinck, A. Swindale, and C. Navarro-Colorado, *Review of Community-Based Management of Acute Malnutrition (CMAM) in the Post-emergency Context: Synthesis of Lessons on Integration of CMAM into National Health Systems* (Washington, DC: U.S. Agency for International Development, 2008); S. Collins and K. Sadler, "Outpatient Care for Severely Malnourished Children in Emergency Relief Programmes: A Retrospective Cohort Study," *The Lancet* 360 (2002): 1824–1830.

［20］ C. Dolan, T. Khara, A. M. Acosta, and J. Shoham, "Government Experiences of Scale-up of Community-based Management of Acute Malnutrition (CMAM): A Synthesis of Lessons" (Oxford, UK: Emergency Nutrition Network, 2012), http://files. ennonline.net/attachments/1374/cmam-conference-2012-synthesis.pdf, accessed December 15, 2015.

[21] Ibid.

[22] UNICEF, *Improving Child Nutrition: The Achievable Imperative for Global Progress* (New York, 2013). Note that CMAM was previously known as community-based therapeutic care, or CTC, and in some countries is currently called integrated management of acute malnutrition, or IMAM.

[23] The Sphere Project, "Humanitarian Charter and Minimum Standards in Humanitarian Response," http://www. spherehandbook.org/en/how-to-use-this-chapter-3/, accessed January 8, 2016.

[24] Collins et al., "Management of Severe Acute Malnutrition in Children."

[25] UNICEF, *Improving Child Nutrition: The Achievable Imperative for Global Progress* (New York, 2013).

[26] Dolan et al., "Government Experiences of Scale-up of Community-based Management of Acute Malnutrition (CMAM)."

[27] ACF International, *SAM 2020: An Agenda for Scaling-up the Management of Severe Acute Malnutrition by 2020*, edited by S. Guerrero (London, 2015).

[28] Guerrero and Rogers, *Is Community-Based Treatment of Severe Acute Malnutrition (SAM) at Scale Capable of Meeting Global Needs?*

[29] UNICEF, *Improving Child Nutrition: The Achievable Imperative for Global Progress.*

[30] WHO/UNICEF/WFP, *Global Nutrition Targets 2025: Wasting Policy Brief.*

[31] V. M. Aguayo and K. Paintal, *Addressing Maternal and Child Undernutrition in Low-Income and Middle-Income Countries*, UNICEF South Asia Office Review of Interventions (Kathmandu: UNICEF, 2014).

[32] International Food Policy Research Institute, *Global Nutrition Report 2014: Actions and Accountability to Accelerate the World's Progress on Nutrition* (Washington, DC, 2014).

[33] Dolan et al., "Government Experiences of Scale-up of Community-based Management of Acute Malnutrition (CMAM)."

[34] S. Kathumba, "Creating an Enabling Policy Environment for Effective CMAM Implementation in Malawi," Field Exchange 43, www.ennonline.net/fex/43/creating, accessed March 7, 2016.

[35] Dolan et al., "Government Experiences of Scale-up of Community-based Management of Acute Malnutrition (CMAM)."

[36] K. Maleta and B. Amadi, "Community-Based Management of Acute Malnutrition (CMAM) in Sub-Saharan Africa: Case Studies from Ghana, Malawi, and Zambia," *Food and Nutrition Bulletin* 35, no. 2 supplement (2014): S34–S38.

[37] UNICEF, *Tracking Progress on Child and Maternal Nutrition: A Survival and Development Priority* (Geneva, 2009).

[38] Concern Worldwide, *Concern Worldwide's Learning from 15 Years of Community Management of Acute Malnutrition Programming* (Dublin, 2015).

[39] Maleta and Amadi, "Community-Based Management of Acute Malnutrition (CMAM) in Sub-Saharan Africa."

[40] International Food Policy Research Institute, *Global Nutrition Report 2014, Malawi Nutrition Country Profile*, http:// globalnutritionreport.org/files/2014/12/gnr14_cp_malawi.pdf, accessed December 2, 2015.

[41] Briend and Collins, "Therapeutic Nutrition for Children with Severe Acute Malnutrition."

[42] S. Chamois, "Decentralization and Scale up of Outpatient Management of SAM in Ethiopia (2008–2010)," Field Exchange 40, http://www.ennonline.net/fex/40/decentralisation, accessed March 7, 2016.

[43] Dolan et al., "Government Experiences of Scale-up of Community-based Management of Acute Malnutrition (CMAM)."

[44] WHO/UNICEF/WFP, *Global Nutrition Targets 2025: Wasting Policy Brief.*

[45] UNICEF, *Evaluation of Community Management of Acute Malnutrition (CMAM): Ethiopia Country Case Study* (New York, 2012).

[46] UNICEF, "Community-Based Nutrition Note: Ethiopia," www.unicef.org/ethiopia/2014-12-15-NUTRITION-based. pdf, accessed January 10, 2016.

[47] International Food Policy Research Institute, *Global Nutrition Report 2014, Ethiopia Nutrition Country Profile*, http:// globalnutritionreport.org/files/2014/11/gnr14_cp_ethiopia.pdf, accessed December 2, 2015.

[48] United Nations Development Programme, *2014 Human Development Report*, http://www.undp.org/content/undp/en/home/ librarypage/hdr/2014-human-development-report/, accessed December 2, 2015.

[49] UNICEF, *Tracking Progress on Child and Maternal Nutrition.*

[50] Deconinck et al., *Review of Community-Based Management of Acute Malnutrition (CMAM) in the Post-emergency Context.*

[51] Ibid.

[52] G. H. Maimouna, Y. Chegou, and E.-A. Ategbo, "Management of Acute Malnutrition in Niger: A Countrywide

Programme," Field Exchange 43, http://www. ennonline.net/fex/43/management, accessed March 7, 2016.

［53］ T. K. Burki, "Malaria and Malnutrition: Niger's Twin Crises," *The Lancet* 382, no. 9892 (2013): 587–588.

［54］ Ibid.

［55］ Maimouna et al., "Management of Acute Malnutrition in Niger."

［56］ International Food Policy Research Institute, *Global Nutrition Report 2014, Niger Nutrition Country Profile*, http:// globalnutritionreport.org/files/2014/11/gnr14_cp_ niger.pdf, accessed December 2, 2015.

［57］ UNICEF, *Tracking Progress on Child and Maternal Nutrition*.

［58］ Maimouna et al., "Management of Acute Malnutrition in Niger."

［59］ Concern Worldwide, *Concern Worldwide's Learning from 15 Years of Community Management of Acute Malnutrition Programming*.

［60］ Dolan et al., "Government Experiences of Scale-up of Community-based Management of Acute Malnutrition (CMAM)."

［61］ Burki, "Malaria and Malnutrition: Niger's Twin Crises."

［62］ Dolan et al., "Government Experiences of Scale-up of Community-based Management of Acute Malnutrition (CMAM)."

［63］ Maleta and Amadi, "Community-Based Management of Acute Malnutrition (CMAM) in Sub-Saharan Africa."

［64］ Concern Worldwide, *Concern Worldwide's Learning from 15 Years of Community Management of Acute Malnutrition Programming*.

［65］ Maimouna et al., "Management of Acute Malnutrition in Niger."

［66］ Dolan et al., "Government Experiences of Scale-up of Community-based Management of Acute Malnutrition (CMAM)."

［67］ Ibid.

［68］ UNICEF, *Evaluation of Community Management of Acute Malnutrition (CMAM): Ethiopia Country Case Study*.

［69］ ACF International, *SAM 2020: An Agenda for Scaling-up the Management of Severe Acute Malnutrition by 2020*.

［70］ UNICEF, *Ready-to-Use Therapeutic Food for Children with Severe Acute Malnutrition,* Position Paper No. 1 (New York, 2013).

［71］ A. Ashworth, *Community-Based Rehabilitation of Severely Malnourished Children: A Review of Successful Programmes* (London: London School of Hygiene and Tropical Medicine, 2001).

［72］ UNICEF, *Ready-to-Use Therapeutic Food for Children with Severe Acute Malnutrition*.

［73］ S. Collins, K. Sadler, N. Dent, T. Khara, S. Guerrero, M. Myatt, et al., *Key Issues in the Success of Community-Based Management of Severe Malnutrition*, Technical Background Paper for WHO Consultation (Geneva: World Health Organization, 2005), http://www. who.int/nutrition/topics/backgroundpapers_Key_issues.pdf.

［74］ S. Arie, "Hungry for Profit", *BMJ*, no. 341 (2010): 5221.

［75］ Collins et al., *Key Issues in the Success of Community-Based Management of Severe Malnutrition*.

［76］ Dolan et al., "Government Experiences of Scale-up of Community-based Management of Acute Malnutrition (CMAM)."

［77］ UNICEF, *Ready-to-Use Therapeutic Food for Children with Severe Acute Malnutrition*.

［78］ Dolan et al., "Government Experiences of Scale-up of Community-based Management of Acute Malnutrition (CMAM)."

［79］ Collins et al., *Key Issues in the Success of Community-Based Management of Severe Malnutrition*.

［80］ A. Schoonees, M. Lombard, A. Musekiwa, E. Nel, and J. Volmink, "Ready-to-Use Therapeutic Food for Home-Based Treatment of Severe Acute Malnutrition in Children from Six Months to Five Years of Age," Cochrane Database of Systematic Reviews (Chichester, UK: John Wiley & Sons, 2013).

第六章

［1］ D. J. Spielman and R. Pandya-Lorch, "Fifty Years of Progress," in *Millions Fed: Proven Successes in Agricultural Development*, edited by D. J. Spielman and R. Pandya-Lorch (Washington, DC: International Food Policy Research Institute, 2009).

［2］ J. Hoddinott, M. Rosegrant, and M. Torero, "Investments to Reduce Hunger and Undernutrition," in *Copenhagen Consensus*, edited by B. Lomborg (Cambridge: Cambridge University Press, 2013).

［3］ World Bank, *Improving Nutrition through Multisectoral Approaches: Agriculture and Rural Development* (Washington, DC, 2013).

［4］ FAO, *The State of Food and Agriculture, 2010–2011: Women in Agriculture: Closing the Gender Gap for Development*, http://www.fao.org/docrep/013/i2050e/i2050e00.htm (accessed April 25, 2013); P. Pinstrup-Andersen, *The Food System and Its interaction with Human Health and Nutrition*, Brief 13 for 2020 Conference on Leveraging Agriculture for Improving

Nutrition and Health (Washington, DC: International Food Policy Research Institute, 2011).

［5］ C. Doss, "The Effects of Intrahousehold Property Ownership on Expenditure Patterns in Ghana," *Journal of African Economies* 15 (2006): 149–180; E. Sraboni, H. J. Malapit, A. Quisumbing, and A. Ahmed, "Women's Empowerment in Agriculture: What Role for Food Security in Bangladesh?" *World Development* 61 (2014): 11–52; H. J. L. Malapit, S. Kadiyala, A. R. Quisumbing, K. Cunningham, and P. Tyagi, "Women's Empowerment Mitigates the Negative Effects of Low Production Diversity on Maternal and Child Nutrition in Nepal," *Journal of Development Studies* 51, no. 8 (2015).

［6］ F. Ahmed, "Vitamin A Deficiency in Bangladesh: A Review and Recommendations for Improvement," *Public Health Nutrition* 2, no. 1 (1999): 1–14.

［7］ V. N. Bushamuka, S. De Pee, A. Talukder, L. Kiess, D. Panagides, A. Taher, and M. Bloem, "Impact of a Homestead Gardening Program on Household Food Security and Empowerment of Women in Bangladesh," *Food and Nutrition Bulletin* 26 (2005): 17–25.

［8］ Ibid.

［9］ L. Iannotti, K. Cunningham, and M. T. Ruel, *Improving Diet Quality and Micronutrient Nutrition: Homestead Food Production in Bangladesh*, IFPRI Discussion Paper 00928 (Washington, DC: International Food Policy Research Institute, 2009).

［10］ M. T. Ruel, H. Alderman, the Maternal and Child Nutrition Study Group, "Nutrition-Sensitive Interventions and Programmes: How Can They Help to Accelerate Progress in Improving Maternal and Child Nutrition?" *The Lancet* 382, no. 9891 (2013): 536–551.

［11］ J. L. Leroy, M. T. Ruel, E. Verhofstadt, and D. Olney, "The Micronutrient Impact of Multisectoral Programs Focusing on Nutrition: Examples from Conditional Cash Transfer, Microcredit with Education, and Agricultural Programs," *Innocenti Review* 5: 1–91 (2008).

［12］ D. K. Olney, A. Talukder, L. L. Iannotti, M. T. Ruel, and V. Quinn, "Assessing Impact and Impact Pathways of a Homestead Food Production Program on Household and Child Nutrition in Cambodia," *Food and Nutrition Bulletin 30* (2009): 355–369; Iannotti, Cunningham, and Ruel, *Improving Diet Quality and Micronutrient Nutrition*.

［13］ Olney et al., "Assessing Impact and Impact Pathways of a Homestead Food Production Program."

［14］ E. Masset, L. Haddad, A. Cornelius, and J. Isaza-Castro, "Effectiveness of Agricultural Interventions That Aim to Improve Nutritional Status of Children: Systematic Review," *British Medical Journal* 244 (2012).

［15］ D. Olney, J. Behrman, E. Iruhiriye, M. van den Bold, and A. Pedehombga, "Helen Keller International's Enhanced Food Production Program in Burkina Faso: Results from a Process Evaluation," IFPRI Report (Washington, DC: International Food Policy Research Institute, 2013).

［16］ Olney et al., "Helen Keller International's Enhanced Food Production Program in Burkina Faso."

［17］ D. K. Olney, A. Pedehombga, M. T. Ruel, and A. Dillon, "A 2-Year Integrated Agriculture and Nutrition and Health Behavior Change Communication Program Targeted to Women in Burkina Faso Reduces Anemia, Wasting, and Diarrhea in Children 3–12.9 Months of Age at Baseline: A Cluster-Randomized Controlled Trial 1-3," *Journal of Nutrition* 145, no. 6 (2015): 1317–1324A.

［18］ D. K. Olney, L. Bliznashka, A. Pedehombga, A. Dillon, M. T. Ruel, and J. Heckert, "A Randomized Controlled Effectiveness Trial Showed that a 2-1 Y Integrated Agriculture and Nutrition Program in Burkina Faso Reduced the Prevalence of Underweight and Improved Dietary Intake and Empowerment among Participating Compared to Control Mothers" (International Food Policy Research Institute, Washington, DC, 2015, mimeo).

［19］ L. Bliznashka, D. K. Olney, M. T. Ruel, R. Rawat, E. Becquey, and O. Birba, "An Integrated Agriculture and Nutrition Program in Burkina Faso Has Positive Intra-Household Spillover Effects on Maternal and Child Nutritional Status, but No Sustained Long-Term Improvements in Household Welfare" (abstract submitted to Experimental Biology Conference, 2015, draft).

［20］ Olney et al., "A 2-Year Integrated Agriculture and Nutrition and Health Behavior Change Communication Program."

［21］ R. E. Black, C. G. Victora, S. P. Walker, Z. A. Bhutta, P. Christian, M. de Onis, M. Ezzati, S. Grantham-McGregor, and J. Katz, "Maternal and Child Undernutrition and Overweight in Low-Income and Middle-Income Countries," *The Lancet* 382 (2013): 427–451.

［22］ Swiss Contact, "Our Projects: Sustainable Cocoa Production Program," December 1, 2015, http://www.swisscontact.org/en/indonesia/projects/projects/p/Project/show/sustainable-cocoa-production-program-scpp.html.

［23］ S. K. Vasal, "Quality Protein Maize Story," paper prepared for IFPRI conference "Improving Human Nutrition through the Role of International Agricultural Research," Los Ba.os, Philippines, October 5–7, 1999.

［24］ H. E. Bouis, *History of HarvestPlus* (International Food Policy Research Institute, Washington, DC, 2011, unpublished draft).

［25］ H. E. Bouis, C. Hotz, B. McClafferty, J. V. Meenakshi, and W. H. Pfeiffer, "Biofortification: A New Tool to Reduce Micronutrients," *Food and Nutrition Bulletin* 32 (2011): S31–S40.

［26］ J. Haas, J. Beard, L. E. Murray-Kolb, A. M. Del Mundo, A. Felix, and G. B. Gregoria, "Iron-Biofortified Rice Improves the Iron Stores of Nonanemic Filipino Women," *Journal of Nutrition 135* (2005): 2823–2830; L. M. Carvalho, M. M. Correa, and E. J. Pereira, "Iron and Zinc Retention in Common Beans (*Phaseolus vulgaris L.*) after Home Cooking," *Food and Nutrition Research* 56 (2012): 15618–15623; N. Petry, I. Egli, J. B. Gahutu, P. L. Tugirimana, E. Boy, and R. Hurrell, "Stable Iron Isotope Studies in Rwandese Women Indicate That the Common Bean Has Limited Potential as a Vehicle for Iron Biofortification," *Journal of Nutrition* 142 (2012): 492–497.

［27］ C. Hotz, C. Loechl, and A. Lubowa, "Introduction of β-Carotene-Rich Orange Sweet Potato in Rural Uganda Resulted in Increased Vitamin A Intakes among Children and Women and Improved Vitamin A Status among Children," *Journal of Nutrition* 142 (2012): 1871–1880; C. Hotz, C. Loechl, and A. De Brauw, "A Large-Scale Intervention to Introduce Orange Sweet Potato in Rural Mozambique Increases Vitamin A Intakes among Children and Women," *British Journal of Nutrition* 108 (2012): 163–176.

［28］ K. M. Jones and A. de Brauw, "Using Agriculture to Improve Child Health: Promoting Orange Sweet Potatoes Reduces Diarrhea," *World Development* 74 (2015): 15–24.

［29］ J. W. Low, M. Arimond, N. Osman, B. Cunguara, F. Zano, and D. Tschirley, "A Food-Based Approach Introducing Orange-Fleshed Sweet Potatoes Increased Vitamin A Intake and Serum Retinol Concentrations in Young Children in Rural Mozambique," *Journal of Nutrition* 137, no. 5 (2007): 1320–1327.

［30］ J. Fiedler and K. Lividini, *Zambia and Bangladesh Micronutrient Portfolio Analyses* (Washington, DC: HarvestPlus, 2014).

［31］ C. Hawkes and M. T. Ruel, *Value Chains for Nutrition*, Conference Paper 4 for 2020 Conference "Leveraging Agriculture for Improving Nutrition and Health" (Washington, DC: International Food Policy Research Institute, 2011).

［32］ A. Gelli, "Value Chains and Nutrition: A Framework to Support the Identification, Design, and Evaluation of Enterventions" (CGIAR Research Program on Agriculture for Nutrition and Health, International Food Policy Research Institute, Washington, DC), unpublished draft.

［33］ E. Kristjansson, V. Robinson, M. Petticrew, B. Macdonald, J. Krasevec, and L. Janzen, "School Feeding for Improving the Physical and Psychosocial Health of Disadvantaged Elementary School Children," *Cochrane Database Systematic Reviews* 1 (2007): CD004676.

［34］ E. A. Kristjansson, A. Gelli, V. Welch, T. Greenhalgh, S. Liberato, D. Francis, and F. Espejo, "Costs, and Cost-Outcome of School Feeding Programmes and Feeding Programmes for Young Children: Evidence and Recommendations," *International Journal of Educational Development* (in press).

［35］ D. Bundy, C. Burbano, M. Grosh, A. Gelli, M. Jukes, and L. Drake, *Rethinking School Feeding: Social Safety Nets, Child Development, and the Education Sector* (Washington, DC: World Bank, 2009).

［36］ J. Sumberg and R. Sabates-Wheeler, "Linking Agricultural Development to School Feeding in Sub-Saharan Africa: Theoretical Perspectives," *Food Policy 36* (2011): 341–349.

［37］ Bliznashka et al., *An Integrated Agriculture and Nutrition Program in Burkina Faso Has Positive Intra-Household Spillover Effects*.

［38］ Ruel, Alderman, and the Maternal and Child Nutrition Study Group, "Nutrition-Sensitive Interventions and Programmes."

［39］ World Bank, *2008 World Development Report: Agriculture for Development* (Washington, DC, 2007).

［40］ Ibid.

第七章

［1］ J. Hoddinott, "Safety Nets and Social Protection: Opportunities for Mutual Learning between Asia and Latin America," paper presented at the conference "Fostering Growth and Reducing Poverty and Hunger in Asia and Latin America: Opportunities for Mutual Learning," Lima, March 22–25, 2010.

［2］ U. Gentilini and S. W. Omamo, *Unveiling Social Safety Nets* (Rome: World Food Programme, 2009).

［3］ International Labour Organization, *World Social Protection Report 2014/15* (Geneva: ILO, 2014).

［4］ H. Alderman and R. Yemtsov, "How Can Safety Nets Contribute to Economic Growth?" *World Bank Economic Review* 28, no. 1 (2013): 1–20.

［5］ SecureNutrition, case study briefs and presentations from the Global Forum on Nutrition-Sensitive Social Protection Programs, Moscow, September 2015, www. securenutritionplatform.org/Pages/AboutSeminar. aspx?CID=37.

［6］ Food and Agriculture Organization of the United Nations, *Nutrition and Social Protection* (Rome, 2015).

［7］ J. Manley, S. Gitter, and V. Slavchevska, "How Effective Are Cash Transfer Programmes at Improving Nutritional Status?" *World Development* 48 (2013): 133–155.

［8］ E. Owusu-Addo and R. Cross, "The Impact of Conditional Cash Transfers on Child Health in Low-and Middle-Income Countries: A Systematic Review," *International Journal of Public Health* 59 (2014): 609–618.

［9］ R. de Groot, T. Palermo, S. Handa, L. P. Ragno, and A. Peterman, *Cash Transfers and Child Nutrition: What We Know and What We Need to Know*, Innocenti Working Paper 2015-07 (Florence: UNICEF Office of Research, 2015).

［10］ World Bank, *Improving Nutrition through Multisectoral Approaches*, Module D, "Improving Nutrition through Social Protection" (Washington, DC: World Bank, 2013), http://documents.worldbank.org/curated/en/2013/01/17211210/improving-nutrition-through-multisectoral-approaches.

［11］ J. R. Behrman and J. Hoddinott, "Programme Evaluation with Unobserved Heterogeneity and Selective Implementation: The Mexican PROGRESA Impact on Child Nutrition," *Oxford Bulletin of Economics and Statistics* 67, no. 4 (2005): 547–569; United Nations Development Programme, *Mexico: Scaling Up Progresa/Oportunidades—Conditional Cash Transfer Programme*, part of the series Poverty Reduction: Scaling Up Local Innovations for Transformational Change (New York: UNDP, 2001), http://www.undp.org/content/dam/undp/library/Poverty%20Reduction/Participatory%20 Local%20 Development/Mexico_Progresa_web.pdf.

［12］ World Bank, "Mexico's Oportunidades Program," Shanghai Poverty Conference case study summary, http://web. worldbank. org/archive/website00819C/WEB/PDF/CASE_-62.PDF.

［13］ Behrman and Hoddinott, "Programme Evaluation with Unobserved Heterogeneity and Selective Implementation"; United Nations Development Programme, *Mexico: Scaling Up Progresa/Oportunidades*; F. Lamanna, *Global Forum on Nutrition-Sensitive Social Protection Programs: Mexico—Social Protection System/Prospera Program: Case Study Brief*, 2015, https://www.securenutritionplatform.org/Documents/SecureNutrition_GlobalForum-case-study-briefs.zip.

［14］ Government of Mexico, *Oportunidades: A Program of Results* (Mexico City: Oportunidades Press and Media Office, 2008).

［15］ Behrman and Hoddinott, "Programme Evaluation with Unobserved Heterogeneity and Selective Implementation."

［16］ Ibid.

［17］ These gains correspond to 0.41 height-for-age Z-scores and 0.47 weight-for-height Z-scores; J. L. Leroy, A. García-Guerra, and L. M. Neufeld, "The Oportunidades Program Increases the Linear Growth of Children Enrolled at Young Ages in Urban Mexico," *Journal of Nutrition* 138 (2008): 793–779.

［18］ J. A. Rivera, D. Sotres-Alvarez, J.-P. Habicht, T. Shamah, and S. Villalpando, "Impact of the Mexican Programme for Education, Health, and Nutrition (PROGRESA) on Rates of Growth and Anemia in Infants and Young Children: A Randomized Effectiveness Study," *Journal of the American Medical Association* 291 (2004): 2563–2570.

［19］ G. Berhane, J. Hoddinott, N. Kumar, A. Taffesse, M. Diressie, Y. Yohannes, R. Sabates-Wheeler, M. Handino, J. Lind, M. Tefera, and F. Simma, *Evaluation of Ethiopia's Food Security Program: Documenting Progress in the Implementation of the Productive Safety Nets Programme and the Household Asset Building Programme* (Washington, DC: International Food Policy Research Institute, 2012).

［20］ D. O. Gilligan, J. Hoddinott, and A. S. Taffesse, An *Analysis of Ethiopia's Productive Safety Net Program and Its Linkages* (Washington, DC: International Food Policy Research Institute, 2008).

［21］ Ibid.

［22］ J. L. Leroy, M. Ruel, and E. Verhofstadt, "The Impact of Conditional Cash Transfer Programmes on Child Nutrition: A Review of Evidence Using a Programme Theory Framework," *Journal of Development Effectiveness* 1 (2009): 103–129.

［23］ L. C. H. Fernald, P. J. Gertler, and M. L. Neufeld, "Role of Cash in Conditional Cash Transfer Programmes for Child Health, Growth, and Development: An Analysis of Mexico's Oportunidades," *Lancet* 371 (2008): 827–837.

［24］ T. Barham, L. E. Brenzel, and J. A. Maluccio, *Beyond 80%: Are There New Ways of Increasing Vaccination Coverage? Evaluation of CCT Programs in Mexico and Nicaragua* (Washington, DC: World Bank, 2007).

［25］ T. Barham, *The Impact of the Mexican Conditional Cash Transfer on Immunization Rates* (Berkeley: Department of Agriculture and Resource Economics, University of California Berkeley, 2005).

［26］ P. Gertler, *The Impact of PROGRESA on Health* (Washington, DC: International Food Policy Research Institute, 2000).

［27］ M. C. Huerta, "Child Health in Rural Mexico: Has PROGRESA Reduced Children's Morbidity Risks?" *Social Policy and*

Administration 40 (2006): 652–677.

[28] Gertler, *The Impact of PROGRESA on Health.*

[29] High Level Panel of Experts on Food Security and Nutrition, *Social Protection for Food Security* (Rome: Committee on World Food Security, 2012).

[30] C. G. N. Mascie-Taylor, M. K. Marks, R. Goto, and R. Islam, "Impact of a Cash-for-Work Programme on Food Consumption and Nutrition among Women and Children Facing Food Insecurity in Rural Bangladesh," *Bulletin of the World Health Organization* 88 (2010): 854–860.

[31] A. Ahmed and J. Hoddinott, "Which Kinds of Social Safety Net Transfers Work Best for the Rural Ultra Poor?" (presentation at final seminar of the Transfer Modality Research Initiative, organized by IFPRI and WFP, Dhaka, Bangladesh, May 26, 2015).

[32] J. L. Leroy, P. Gadsden, S. Rodríguez-Ramírez, and T. González de Cossío, "Cash and In-Kind Transfers in Poor Rural Communities in Mexico Increase Household Fruit, Vegetable, and Micronutrient Consumption but Also Lead to Excess Energy Consumption," *Journal of Nutrition* 140 (2010): 612–617.

[33] United Nations General Assembly, "Transforming Our World: The 2030 Agenda for Sustainable Development," resolution adopted by the General Assembly on September 25, 2015, www.un.org/ga/search/view_doc.asp?symbol=A/RES/70/1&Lang=E.

第八章

[1] World Health Organization (WHO)/UNICEF, "JMP Progress on Sanitation and Drinking Water: 2015 Update and MDG Assessment," Accessed December 15, 2015, http://data. unicef.org/overview/water.html#sthash.PNcfJVEk.dpuf. Figures are for 2015 and 2014, respectively.

[2] S. Cairncross, C. Hunt, S. Boisson, K. Bostoen, V. Curtis, I. C. H. Fung, and W. F. Schmidt, "Water, Sanitation and Hygiene for the Prevention of Diarrhoea," *International Journal of Epidemiology* 39, suppl 1 (2010): i193-i205.

[3] A. E. Aiello, R. M. Coulborn, V. Perez, and E. L. Larson, "Effect of Hand Hygiene on Infectious Disease Risk in the Community Setting: A Meta-analysis," *American Journal of Public Health* 98, 8 (2008): 1372–1381.

[4] W. A. Petri, M. Miller, H. J. Binder, M. M. Levine, R. Dillingham, and R. L. Guerrant, "Enteric Infections, Diarrhea, and Their Impact on Function and Development," *Journal of Clinical Investigation* 118, 4 (2008): 1277–1290; K. G. Dewey and D. R. Mayers, "Early Child Growth: How Do Nutrition and Infection Interact?" *Maternal and Child Nutrition* 7, suppl. 3 (2011): 129–142.

[5] L. Liu, H. L. Johnson, S. Cousens, J. Perin, S. Scott, and J. E. Lawn, "Global, Regional, and National Causes of Child Mortality: An Updated Systematic Analysis for 2010 with Time Trends since 2000," The *Lancet 379*, 9832 (2012): 2151–2161.

[6] T. F. Clasen, K. Bostoen, W. P. Schmidt, S. Boisson, I. C. Fung, and M. W. Jenkins, "Interventions to Improve Disposal of Human Excreta for Preventing Diarrhoea," *Cochrane Database of Systematic Reviews* 6 (2010); Waddington, H. B. Snilstveit, H. White, and L. Fewtrell, *Water, Sanitation and Hygiene Interventions to Combat Childhood Diarrhoea in Developing Countries,* International Initiative for Impact Evaluation Synthetic Review 1 (Washington, DC: 3ie, 2009); R. I. Ejemot, J. E. Ehiri, M. M. Meremikwu, and J. A. Critchley, "Handwashing for Preventing Diarrhoea," *Cochrane Database of Systematic Reviews* 1 (2008); Aiello, et al., "Effect of Hand Hygiene on Infectious Disease Risk in the Community Setting: A Meta-analysis."

[7] A. Ahuja, M. Kremer, and A. Peterson Zwane, "Providing Safe Water: Evidence from Randomized Evaluation," *Annual Review of Resource Economics* 2 (2010): 237–256.

[8] C. L. Fischer Walker, J. Perin, M. J. Aryee, C. Boschi-Pinto, and R. E. Black, "Diarrhea Incidence in Low-and Middle-Income Countries in 1990 and 2010: A Systematic Review," *BMC Public Health* 12 (2012): 220.

[9] W. Checkley, G. Buckley, R. H. Gilman, A. M. O. Assis, R. L. Guerrant, and S. S. Morris, "Multi-Country Analysis of the Effects Of Diarrhoea on Childhood Stunting," *International Journal of Epidemiology* 37, 4 (2008): 816; R. L. Guerrant, R. B. Oriá, S. R. Moore, M. O. B. Oriá, and A. A. M. Lima, "Malnutrition as an Enteric Infectious Disease with Long-Term Effects on Child Development," *Nutrition Reviews* 66, 9 (2008): 487–505.

[10] A. Pruss-Ustun, J. Bartram, T. Clasen, J. M. Colford, O. Cumming, and O. Curtis, "Burden of Disease from Inadequate Water, Sanitation and Hygiene in Low-and Middle-Income Settings: A Retrospective Analysis of Data from 145 Countries," *Tropical Medicine and International Health* 19, 8 (2014): 894–905.

[11] WHO, "Global Health Observatory (GHO) data: soil-transmitted helminthiases – global prevalence estimates," accessed December 2, 2015, http://www.who.int/gho/neglected_diseases/soil_transmitted_helminthiases/en/.

［12］P. O'Lorcain and C. V. Holland, "The Public Health Importance of Ascaris lumbricoides," *Parasitology* 121, Suppl. (2000): S51–S71.

［13］S. Brooker, P. J. Hotez, and D. A. Bundy, "Hookworm-Related Anaemia among Pregnant Women: A Systematic Review," *PLoS Neglected Tropical Diseases* 2, 9 (2008): e291.

［14］K. Ziegelbauer, B. Speich, D. Mäusezahl, R. Bos, K. Keiser, and J. Utzinger, "Effect of Sanitation on Soil-Transmitted Helminth Infection: Systematic Review and Meta-Analysis" *PLoS Medicine* 9, 1 (2012): e1001162.

［15］P. S. Korpe and W. A. Petri, "Environmental Enteropathy: Critical Implications of a Poorly Understood Condition," *Trends in Molecular Medicine* 18, 6 (2012): 328–336.

［16］P. G. Lunn, C. A. Northrop-Clewes, and R. M. Downes, "Intestinal Permeability, Mucosal Injury, and Growth Faltering in Gambian Infants," *The Lancet* 338 (1991): 907–910.

［17］M. N. N. Mbuya and J. H. Humphrey, "Preventing Environmental Enteric Dysfunction through Improved Water, Sanitation, and Hygiene: An Opportunity for Stunting Reduction in Developing Countries," *Maternal and Child Nutrition* 12, Suppl. 1 (2016).

［18］A. Lin., B. F. Arnold, S. Afreen, R. Goto, T. M. Huda, and R. Haque, "Household Environmental Conditions Are Associated with Enteropathy and Impaired Growth in Rural Bangladesh," *American Journal of Tropical Medicine and Hygiene* 89 (2013): 130–137.

［19］D. Spears, "How Much International Variation in Child Height Can Open Defecation Explain?" World Bank Policy Research Working Paper 6351 (Washington, DC: World Bank, 2013).

［20］D. Spears, A. Ghosh, and O. Cumming, "Open Defecation and Childhood Stunting in India: An Ecological Analysis of New Data from 112 Districts," *PLoS One* 8, 9 (2013): e73784.

［21］A. D. Dangour, L. Watson, O. Cumming, S. Boisson, Y. Che, Y. Velleman, S. Cavill, E. Allen, and R. Uauy, "Interventions to Improve Water Quality and Supply, Sanitation and Hygiene Practices, and Their Effects on the Nutritional Status of Children," *Cochrane Database of Systematic Reviews* 8 (2013).

［22］G. Fink, I. Gunther, and K. Hill, "The Effect of Water and Sanitation on Child Health: Evidence from the Demographic and Health Surveys 1986–2007," *International Journal of Epidemiology* 40, no. 5 (2011): 1196–1204.

［23］WHO, *Improving Nutrition Outcomes with Better Water, Sanitation and Hygiene: Practical Solutions for Policies and Programmes* (Switzerland: 2015).

［24］R. Sigler, L. Mahmoudi, and J. P. Graham, "Analysis of Behavioral Change Techniques in Community-led Sanitation Programs," *Health Promotion International* 30, 1 (2015): 16–28; K. Kar and R. Chambers, *Handbook on Community-Led Total Sanitation* (London: Plan UK, 2008).

［25］P. Gertler, M. Shah, M. L. Alzua, L. Cameron, S. Martinez, and S. Patil, *How Does Health Promotion Work? Evidence from the Dirty Business of Eliminating Open Defecation*, NBER Working Paper 20997 (March 2015).

［26］WASH Benefits, "WASH Benefits Research Objectives," accessed December 1, 2015, www.washbenefits.net/objectives. html.

［27］MAL-ED, "Interactions of Malnutrition & Enteric Infections: Consequences for Child Health and Development," accessed December 1, 2015, http://mal-ed. fnih.org/.

［28］The Sanitation Hygiene Infant Nutrition Efficacy (SHINE) Trial Team, "The Sanitation Hygiene Infant Nutrition Efficacy (SHINE) Trial: Rationale, Design, and Methods," *Clinical Infectious Diseases* 61, suppl. 7 (2015): S685–S702.

［29］Sigler, Mahmoudi, and Graham, "Analysis of Behavioral Change Techniques in Community-led Sanitation Programs."

［30］Ibid.

［31］R. Chambers, "Going to Scale with Community-Led Total Sanitation: Reflections on Experience, Issues and Ways Forward," IDS Practice Papers (Brighton, UK: Institute of Development Studies, 2009): 1–52.

［32］S. Sah and A. Negussie, "Community Led Total Sanitation (CLTS): Addressing the Challenges of Scale and Sustainability in Rural Africa," *Desalination* 000, 1–8 (2009); B. Bwire, "Breaking Shit Taboos: CLTS in Kenya," *Participatory Learning and Action* 61, 1 (2010): 91-96; P. A. Harvey, "Zero Subsidy Strategies for Accelerating Access to Rural Water and Sanitation Services," *Water Science Technology* 63: 1037–1043.

［33］A. J. Pickering, H. Djebbari, C. Lopez, M. Coulibaly, and M. L. Alzua, "Effect of a Community-led Sanitation Intervention on Child Diarrhoea and Child Growth in Rural Mali: A Cluster-randomised Controlled Trial," *The Lancet Global Health* 3, 11 (2015): e701–e711.

［34］UNICEF, "Evaluating the Impact of Community-Led Total Sanitation Programs in Mali-Baseline Analysis," preliminary draft report (2009); M. L. Alzua, A. J. Pickering, H. Djebbari, C. Lopez, J. C. Cardenas, M. A. Lopera, N. Osbert, and M. Coulibaly, "Key Findings of the Impact Evaluation of Rural Sanitation Programme in Mali" (academic poster).

[35] UNICEF, *2014 Mali Annual Report* (New York: 2014).

[36] Pickering, et al., "Effect of a Community-led Sanitation Intervention on Child Diarrhoea and Child Growth in Rural Mali: A Cluster-randomised Controlled Trial."

[37] Ibid.

[38] Ibid.

[39] Ibid.

[40] WHO and UNICEF, *Progress on Sanitation and Drinking-Water 2014* (Geneva: Joint Monitoring Programme for Water Supply and Sanitation, 2014).

[41] I. Mahmud and N. Mbuya, *Water, Sanitation, Hygiene, and Nutrition in Bangladesh: Can Building Toilets Affect Children's Growth?* (Washington, DC: World Bank, 2016).

[42] S. A. Ahmed, "Community Led Total Sanitation in Bangladesh: Chronicles of a People's Movement" (Write-shop paper, IDS, 2008).

[43] Water and Sanitation Program, *Long Term Sustainability of Improved Sanitation in Rural Bangladesh, Research Brief* (Washington, DC: 2012).

[44] WHO and UNICEF, *Progress on Sanitation and Drinking-Water 2014.*

[45] P. Kov, S. Smets, D. Spears, and S. Vyas, *Growing Taller among Toilets: Evidence from Changes in Sanitation and Child Height in Cambodia, 2005–2010*, Working Paper (New Delhi: Research Institute for Compassionate Economics, 2013); P. Hathi, S. Haque, L. Pant, D. Coffey, and D. Spears, *Place and Child Health: the Interaction of Population Density and Sanitation Behavior in Developing Countries*, Policy Research Working Paper 7124 (Washington, DC: World Bank, 2014); Lin et al., "Household Environmental Conditions are Associated with Enteropathy and Impaired Growth in Rural Bangladesh."

[46] US Agency for International Development, *WASH and Nutrition: Water and Development Strategy*, Implementation Brief (Washington, DC, 2015).

[47] L. C. Smith, F. Khan, T. R. Frankenberger, and A. K. M. Wadud, "Admissible Evidence in the Court of Development Evaluation? The Impact of CARE's SHOUHARDO Project on Child Stunting in Bangladesh," *World Development* 41 (2013): 196–216. This used a mixed-methods non-and quasi-experimental study design.

[48] Ibid.

[49] Ibid.

[50] FHI 360, *Summary of Handwashing Initiative: Why Hand Washing is Critical to Child Health and Nutrition in Bangladesh—How to Make It a Reality*, Alive & Thrive Policy Brief (Washington, DC, 2012).

[51] D. Spears and L. Haddad, "The Power of WASH," in *2014–2015 Global Food Policy Report* (Washington, DC: International Food Policy Research Institute, 2015).

[52] Biran et al. found substantial increases in handwashing with soap using a scalable intervention. See A. Biran, W.-P. Schmidt, K. S. Varadharajan, D. Rajaraman, R. Kumar, K. Greenland, B. Gopalan, R. Aunger, and V. Curtis, "Effect of a Behaviour-change Intervention on Handwashing with Soap in India (SuperAmma): A Cluster-randomised Trial," *The Lancet Global Health* 2, 3 (2014): e145–e154.

[53] L. Haddad, "WASH and Nutrition: Opportunities and Challenges from Farm to Faeces," Development Horizons Blog, November 12, 2015, http://www.developmenthorizons. com/2015/11/wash-and-nutrition-opportunities-and.html.

[54] United Nations Sustainable Development Knowledge Platform, "Sustainable Development Goals," accessed January 12, 2016, https://sustainabledevelopment.un.org/sdgs.

第九章

[1] M. Ng, T. Fleming, M. Robinson, B. Thomson, N. Graetz, C. Margono, E. C. Mullany, et al., "Global, Regional, and National Prevalence of Overweight and Obesity in Children and Adults during 1980–2013: A Systematic Analysis for the Global Burden of Disease Study 2013," *The Lancet* 384 (2014): 766–781.

[2] International Food Policy Research Institute, *Global Nutrition Report 2015: Actions and Accountability to Advance Nutrition and Sustainable Development* (Washington, DC: IFPRI, 2015); Ng et al., "Global, Regional, and National Prevalence of Overweight and Obesity."

[3] A. M. Prentice, "The Emerging Epidemic of Obesity in Developing Countries," *International Journal of Epidemiology* 35

(2006): 93–99.

［4］ International Food Policy Research Institute, *Global Nutrition Report 2015*.

［5］ UNICEF, WHO, and World Bank, *Levels and Trends in Child Malnutrition: UNICEF–WHO–World Bank Joint Child Malnutrition Estimates* (New York: UNICEF; Geneva: WHO; Washington DC: World Bank, 2015).

［6］ S. S. Lim, T. Vos, A. D. Flaxman, G. Danaei, K. Shibuya, H. Adair-Rohani, M. A. AlMazroa, et al., "A Comparative Risk Assessment of Burden of Disease and Injury Attributable to 67 Risk Factors and Risk Factor Clusters in 21 Regions, 1990–2010: A Systematic Analysis for the Global Burden of Disease Study 2010," *The Lancet* 380 (2012): 2224–2260.

［7］ T. Lobstein, R. Jackson-Leach, M. L. Moodie, K. D. Hall, S. L. Gortmaker, B. A. Swinburn, W. P. T. James, Y. Wang, and K. McPherson, "Child and Adolescent Obesity: Part of a Bigger Picture," *The Lancet* 385, no. 9986 (2015): 2510–2520.

［8］ Ng et al. "Global, Regional, and National Prevalence of Overweight and Obesity."

［9］ J. Lachal, M. Orri, M. Speranza, B. Falissard, H. Lefevre, QUALIGRAMH, M. R. Moro, and A. Revah-Levy, "Qualitative Studies among Obese Children and Adolescents: A Systematic Review of the Literature," *Obesity Reviews* 14 (2013): 351–368.

［10］ B. M. Popkin, L. S. Adair, and S. W. Ng, "Global Nutrition Transition and the Pandemic of Obesity in Developing Countries," *Nutrition Reviews* 70 (2012): 3–21.

［11］ J. Goldstein, E. R. Jacoby, R. del Aguila, "Poverty Is a Predictor of Non-communicable Disease among Adults in Peruvian Cities," *Preventive Medicine* 41 (2005): 800– 806; C. A. Monteiro, W. L. Conde, and B. M. Popkin, "Income-Specific Trends in Obesity in Brazil: 1975–2003," *American Journal of Public Health* 97 (2007): 1808–1812; R. Uauy, C. Albala, and J. Kain, "Obesity Trends in Latin America: Transiting from Under-to Overweight," *Journal of Nutrition* 131 (2001): 893S–899S.

［12］ C. A. Roberto, B. Swinburn, C. Hawkes, T. T.-K. Huang, S. A. Costa, M. Ashe, L. Zwicker, J. H. Cawley, and K. D. Brownell, "Patchy Progress on Obesity Prevention: Emerging Examples, Entrenched Barriers, and New Thinking," *The Lancet* 385, no. 9985 (2016): 2400–2409, doi:10.1016/S0140-6736(14)61744-X.

［13］ M. Cecchini, F. Sassi, J. A. Lauer, Y. Y. Lee, V. Guajardo-Barron, and D. Chisholm, "Tackling of Unhealthy Diets, Physical Inactivity, and Obesity: Health Effects and Cost-Effectiveness" *The Lancet* 376, no. 9754 (2016): 1775–1784.

［14］ Roberto et al., "Patchy Progress on Obesity Prevention."

［15］ World Health Organization, *Global Action Plan for the Prevention and Control of Noncommunicable Diseases 2013–2020* (Geneva: WHO, 2013); Corinna Hawkes, T. G. Smith, J. Jewell, J. Wardle, R. A. Hammond, S. Friel, A. M. Thow, and J. Kain, "Smart Food Policies for Obesity Prevention," The Lancet 385, no. 9985 (2016): 2410–2421, doi:10.1016/S0140-6736(14)61745-1.

［16］ World Health Organization, *Global Action Plan for the Prevention and Control of Noncommunicable Diseases*.

［17］ C. Lachat, S. Otchere, D. Roberfroid, A. Abdulai, F. M. Aguirre Seret, J. Milesevic, G. Xuereb, V. Candeias, and P. Kolsteren, "Diet and Physical Activity for the Prevention of Noncommunicable Diseases in Low-and Middle-Income Countries: A Systematic Policy Review," *PLoS Medicine* 10 (2013): e1001465.

［18］ World Health Organization, *Global Status Report on Noncommunicable Diseases 2014* (Geneva: WHO, 2014).

［19］ A. Asfaw, "Do Government Food Price Policies Affect the Prevalence of Obesity? Empirical Evidence from Egypt," *World Development* 35, no. 4 (2007): 687–701, doi:10.1016/j. worlddev.2006.05.005.

［20］ T. Lobstein and H. Brinsden, "Symposium Report: The Prevention of Obesity and NCDs: Challenges and Opportunities for Governments," *Obesity Reviews* 15, no. 8 (2014): 630–639.

［21］ C. Hawkes, J. Jewell, and K. Allen, "A Food Policy Package for Healthy Diets and the Prevention of Obesity and Diet-Related Non-communicable Diseases: The NOURISHING Framework," *Obesity Reviews* 14 (2013): 159–168.

［22］ Lobstein et al., "Child and Adolescent Obesity."

［23］ World Cancer Research Fund International, NOURISHING framework, "Offer Healthy Foods" (February 4, 2016), http:// www.wcrf.org/int/policy/nourishing-framework/offer-healthy-foods.

［24］ C. Hawkes and T. Lobstein for the Polmark Consortium, "Regulating the Commercial Promotion of Food to Children: A Survey of Actions Worldwide," *International Journal of Pediatric Obesity* 6, no. 2 (2011): 83–94, doi:10.3109/174771 66.2010.486836.

［25］ European Competitiveness and Sustainable Industrial Policy (ECSIP) Consortium; ECORYS, *Food Taxes and Their Impact on Competitiveness in the Agri-Food Sector: Final Report* (Rotterdam: July 12, 2014).

［26］ E. Sidaner, D. Balaban, and L. Burlandy, "The Brazilian School Feeding Programme: An Example of an Integrated Programme in Support of Food and Nutrition Security," *Public Health Nutrition* 16 (2013): 989–994.

［27］Lobstein et al., "Child and Adolescent Obesity."

［28］International Food Policy Research Institute, *Global Nutrition Report 2015*.

［29］International Diabetes Federation, "Mexico," http://www.idf. org/membership/nac/mexico.

［30］S. Barquera, L. Hernandez-Barrera, M. L. Tolentino, J. Espinosa, S. W. Ng, J. A. Rivera, and B. M. Popkin, "Energy Intake from Beverages Is Increasing among Mexican Adolescents and Adults," *Journal of Nutrition* 138, no. 12 (2008): 2454–2461; Euromonitor International, "Soft Drinks," http://www.euromonitor.com/soft-drinks.

［31］World Health Organization, "Using Price Policies to Promote Healthier Diets" (Geneva: WHO, 2015).

［32］M. Arantxa Colchero, B. M. Popkin, J. A. Rivera, and S. W. Ng, "Beverage Purchases from Stores in Mexico under the Excise Tax on Sugar Sweetened Beverages: Observational Study," *British Medical Journal* 352 (2016): h6704.

［33］C. A. Monteiro, J.-C. Moubarac, G. Cannon, S. W. Ng, and B. Popkin, "Ultra-Processed Products Are Becoming Dominant in the Global Food System," *Obesity Reviews* 14 (2013): 21–28, doi:10.1111/obr.12107.

［34］B. Popkin, C. Monteiro, and B. Swinburn, "Overview: Bellagio Conference on Program and Policy Options for Preventing Obesity in the Low-and Middle-Income Countries," *Obesity Reviews* 14 (2013): 1–8, doi:10.1111/obr.12108; Lobstein and Brinsden, "Symposium Report: The Prevention of Obesity and NCDs."

［35］Roberto et al., "Patchy Progress on Obesity Prevention."

［36］Colchero et al., "Beverage Purchases from Stores in Mexico."

［37］S. Barquera, I. Campos-Nonato, L. Hernández-Barrera, M. Flores, R. Durazo-Arvizu, R. Kanter, and J. A. Rivera, "Obesity and Central Adiposity in Mexican Adults: Results from the Mexican National Health and Nutrition Survey 2006," *Salud Pública de México* 51 (2009, Supplement 4): S595–S603.

［38］T. Rosenberg, "How One of the Most Obese Countries on Earth Took on the Soda Giants," *The Guardian* (November 3, 2015), http://www.theguardian.com/news/2015/nov/03/obese-soda-sugar-tax-mexico.

［39］E. Donaldson, "Advocating for Sugar Sweetened Beverage Taxation: A Case Study of Mexico" (PhD dissertation, Johns Hopkins Bloomberg School of Public Health, Baltimore, 2015).

［40］Rosenberg, "How One of the Most Obese Countries on Earth Took on the Soda Giants."

［41］Donaldson, "Advocating for Sugar Sweetened Beverage Taxation."

［42］Ibid.

［43］O. T. Mytton, D. Clarke, and M. Rayner, "Taxing Unhealthy Food and Drinks to Improve Health," *British Medical Journal* 344 (2012). doi:10.1136/bmj.e2931.

［44］Colchero et al., "Beverage Purchases from Stores in Mexico."

［45］Rosenberg, "How One of the Most Obese Countries on Earth Took on the Soda Giants."

［46］J. Angel Rivera, T. G. de Cossío, L. S. Pedraza, T. C. Aburto, T. G. Sánchez, and R. Martorell, "Childhood and Adolescent Overweight and Obesity in Latin America: A Systematic Review," *The Lancet Diabetes and Endocrinology* 2, no. 4 (2013): 321–332.

［47］M. M. Finucane, G. A. Stevens, M. J. Cowan, G. Danaei, J. K. Lin, C. J. Paciorek, and G. M. Singh, "National, Regional, and Global Trends in Body-Mass Index Since 1980: Systematic Analysis of Health Examination Surveys and Epidemiological Studies with 960 Country-Years and 9.1 Million Participants," *The Lancet* 377 (2011): 557–567; Lim et al., "A Comparative Risk Assessment of Burden of Disease and Injury."

［48］A. Ochoa-Avilés, S. Andrade, T. Huynh, R. Verstraeten, C. Lachat, R. Rojas, S. Donoso, B. Manuel-y-Keenoy, and P. Kolsteren, "Prevalence and Socioeconomic Differences of Risk Factors of Cardiovascular Disease in Ecuadorian Adolescents," *Pediatric Obesity* 7 (2012): 274–283; S. Andrade, A. Ochoa-Avilés, C. Lachat, P. Escobar, R. Verstraeten, J. Van Camp, S. Donoso, R. Rojas, G. Cardon, and P. Kolsteren, "Physical Fitness among Urban and Rural Ecuadorian Adolescents and Its Association with Blood Lipids: A Cross Sectional Study," *BMC Pediatrics* 14 (2014): 106.

［49］A. M. Prentice, "The Emerging Epidemic of Obesity in Developing Countries," *International Journal of Epidemiology* 35 (2006): 93–99.

［50］World Health Organization, "Diet, Nutrition, and the Prevention of Chronic Diseases: Report of a Joint WHO/FAO Expert Consultation," *WHO Technical Report Series* no. 916 (Geneva: WHO, 2002).

［51］E. Waters, A. de Silva-Sanigorski, B. J. Hall, T. Brown, K. J. Campbell, Y. Gao, R. Armstrong, L. Prosser, and C. D. Summerbell, "Interventions for Preventing Obesity in Children," *Cochrane Database of Systematic Reviews* no. CD001871 (2011). doi:10.1002/14651858.CD001871.pub3.

［52］R. Verstraeten, D. Roberfroid, C. Lachat, J. L. Leroy, M. Holdsworth, L. Maes, and P. W. Kolsteren, "Effectiveness of

Preventive School-Based Obesity Interventions in Low-and Middle-Income Countries: A Systematic Review," *American Journal of Clinical Nutrition* 96, no. 2 (2012): 415–438.

［53］S. Andrade, C. Lachat, A. Ochoa-Aviles, R. Verstraeten, L. Huybregts, D. Roberfroid, D. Andrade, J. Van Camp, R. Rojas, S. Donoso, G. Cardon, and P. Kolsteren, "A School-Based Intervention Improves Physical Fitness in Ecuadorian Adolescents: A Cluster-Randomized Controlled Trial," *International Journal of Behavioral Nutrition and Physical Activity* 11, no. 1 (2014): 153; S. Andrade, M. Verloigne, G. Cardon, P. Kolsteren, A. Ochoa-Avilés, R. Verstraeten, S. Donoso, and C. Lachat, "School-Based Intervention on Healthy Behaviour among Ecuadorian Adolescents: Effect of a Cluster-Randomized Controlled Trial on Screen-Time," BMC Public Health 15, no. 1 (2015): 942. doi:10.1186/s12889-015-2274-4; R. Verstraeten, "The Development of a School-Based Health Promotion Intervention in Ecuadorian Adolescents and Its Cluster Randomised-Controlled Evaluation Design" (doctoral thesis, Ghent University, Ghent, Belgium, 2014); A. M. Ochoa-Avilés, R. Verstraeten, L. Huybregts, S. Andrade, J. Van Camp, S. P. Donoso, P. L. Ramírez, C. Lachat, L. Maes, and P. Kolsteren, "A School-Based Health Promotion Intervention Improved Dietary Intake in Ecuadorian Adolescents: A Pair-Matched Cluster Randomized Controlled Trial," Universidad de Cuenca, Cuenca, Ecuador (unpublished manuscript).

［54］Lobstein and Brinsden, "Symposium Report: The Prevention of Obesity and NCDs."

［55］S. Chapman, "Advocacy for Public Health: A Primer," *Journal of Epidemiology & Community Health* 58 (2004): 361–365.

第十章

［1］The first three sections of this chapter are adapted from K. Tontisirin and S. Gillespie, "Linking Community-based Pro-grams and Service Delivery for Improving Maternal and Child Nutrition," *Asian Development Review* 17, no. 1–2 (1999): 33–65.

［2］UN Administrative Committee for Coordination/Sub-Committee on Nutrition (ACC/SCN), *Ending Malnutrition by 2020: An Agenda for Change in the Millennium*, Final Report of the ACC/SCN Commission on the Nutrition Challenges of the 21st Century (Geneva: 1999).

［3］Ibid.

［4］World Bank, World Development Indicators Database, accessed February 22, 2016, http://data.worldbank.org/indicator/SH.STA.MALN.ZS .

［5］K. Tontisirin, V. Chavasit, T. Parinyasiri, et al., *Nutrition Impact of Agriculture and Food Systems: Thailand*, Country Policy Analysis (Geneva: UN System Standing Committee on Nutrition, 2013).

［6］Thailand, Department of Health, *First National Nutrition Survey of Thailand* (Bangkok: Ministry of Public Health, 1960); Thailand, Bureau of Policy and Strategy, *Thailand Health Profile Report 2008–2010* (Bangkok: Ministry of Public Health, 2011).

［7］Tontisirin et al., *Nutrition Impact of Agriculture and Food Systems: Thailand.*

［8］Thailand, Department of Health, *First National Nutrition Survey of Thailand.*

［9］R. Heaver and Y. Kachondam, *Thailand's National Nutrition Program: Lessons in Management and Capacity Development*, Health, Nutrition, and Population Discussion Paper (Washington, DC: World Bank, 2002).

［10］Tontisirin et al., *Nutrition Impact of Agriculture and Food Systems: Thailand.*

［11］Heaver and Kachondam, *Thailand's National Nutrition Program: Lessons in Management and Capacity Development.*

［12］Ibid.

［13］Ibid.

［14］Ibid.

［15］Tontisirin et al., *Nutrition Impact of Agriculture and Food Systems: Thailand.*

［16］Heaver and Kachondam, *Thailand's National Nutrition Program: Lessons in Management and Capacity Development.*

［17］C. J. Maguire, "Chiang Mai University Links with Rural Communities to Focus Research on Farming Problems and Foster Curriculum Change," in *Agricultural Innovation Systems: An Investment Sourcebook* (Washington, DC: World Bank, 2012).

［18］Heaver and Kachondam, *Thailand's National Nutrition Program: Lessons in Management and Capacity Development.*

［19］K. Tontisirin, "Alleviation of Malnutrition in Thailand," in *Partnerships for Social Development: A Casebook* (Future Generations in cooperation with John Hopkins University, 1995): 99–106; S. R. Gillespie, J. B. Mason, and R. Martorell, *How Nutrition Improves,* State-of-the-Art Series Nutrition Policy Discussion Paper 15 (Geneva: ACC/SCN, 1996).

［20］J. von Braun, M. Ruel, and A. Gulati, *Accelerating Progress toward Reducing Child Malnutrition in India* (Washington, DC: International Food Policy Research Institute, 2008).

［21］Heaver and Kachondam, *Thailand's National Nutrition Program: Lessons in Management and Capacity Development.*

［22］ Ibid.

［23］ Tontisirin et al., *Nutrition Impact of Agriculture and Food Systems: Thailand*.

［24］ International Food Policy Research Institute (IFPRI), *Global Nutrition Report 2015, Nutrition Country Profile: Thailand*, 2015, http://bit.ly/1ZJaVMe.

［25］ Heaver and Kachondam, *Thailand's National Nutrition Program: Lessons in Management and Capacity Development*.

［26］ L. Haddad, "Can Thailand Write Us a New Story for Nutrition Improvement in the 21st Century?" January 24, 2016, http://bit.ly/1LXPzZf.

［27］ Tontisirin et al., *Nutrition Impact of Agriculture and Food Systems: Thailand*.

［28］ Ibid.

［29］ Thai National Food Committee, *Strategic Framework for Food Management in Thailand* (Bangkok: Thailand Food Committee and National Bureau of Agricultural Commodity and Food Standards, 2012).

［30］ Tontisirin et al., *Nutrition Impact of Agriculture and Food Systems: Thailand*.

第十一章

［1］ C. A. Monteiro, M. H. Benicio, W. L. Conde, S. Konno, A. L. Lovadino, A. J. D. Barros, and C. G. Victora, "Narrowing Socioeconomic Inequality in Child Stunting: The Brazilian Experience, 1974–2007," *Bulletin of the World Health Organization* 88 (2009): 305–311.

［2］ Ibid.

［3］ S. I. VenancioI, S. R. Saldival, and C. A. Monteiro, "Secular Trends in Breastfeeding in Brazil," *Revista de Saúde Pública* 47, no. 6 (2013): 1–4.

［4］ C. G. Victora, E. M. L. Aquino, M. do Carmo Leal, C. A. Monteiro, F. C. Barros, and C. L. Szwarcwald, "Maternal and Child Health in Brazil: Progress and Challenges," *The Lancet* 377, no. 9780 (2011): 1863–1876.

［5］ Monteiro et al., "Narrowing Socioeconomic Inequality in Child Stunting: The Brazilian Experience, 1974–2007."

［6］ C. A. Monteiro, "The Spectacular Fall of Child Undernutrition in Brazil," *SCN News* 37 (2009).

［7］ R. E. Black, C. G. Victora, S. P. Walker, Z. A. Bhutta, P. Christian, et al., and the Maternal and Child Nutrition Study Group, "Maternal and Child Undernutrition and Overweight in Low-Income and Middle-Income Countries," *The Lancet* 382, no. 9890 (2013): 427–451.

［8］ C. A. Monteiro, M. H. Benicio, S. C. Konno, et al., "Causes for the Decline in Child Under-nutrition in Brazil, 1996–2007," *Revista de Saude Publica* 43, no. 1 (2009): 35–43.

［9］ C. G. Victora et al., "Maternal and Child Health in Brazil: Progress and Challenges."

［10］ S. A. Draibe, "A Política Social do Governo FHC e o Sistema de Prote..o Social," *Tempo Social* 15, no. 2 (2003): 63–101.

［11］ OECD (Organization for Economic Co-operation and Development), *Strong Performers and Successful Reformers in Education: Lessons from PISA for the United States* (Paris: OECD, 2011), doi:10.1787/9789264096660-en.

［12］ S. Schwartzman, *Education-oriented Social Programs in Brazil: The Impact of Bolsa Escola* (Rio de Janeiro: Instituto de Estudos do Trabalho e Sociedade, 2005).

［13］ J. Paim, C. Travassos, C. Almeida, L. Bahia, and J. Macinko, "The Brazilian Health System: History, Advances, and Challenges," *The Lancet* 377, no. 9779 (2011): 1778–1797.

［14］ Monteiro et al., "Causes for the Decline in Child Under-nutrition in Brazil, 1996–2007."

［15］ M. Néri, *Miséria, Desigualdade e Políticas de Renda: O Real do Lula* (Rio de Janeiro: Funda..o Getulio Vargas Social/ Instituto Brasileiro de Economia/Centro de Politicas Sociais, 2007), as cited in C. A. Monteiro et al., "Causes for the Decline in Child Under-nutrition in Brazil, 1996–2007."

［16］ A. Mejía Acosta, *Analysing Nutrition Governance: Brazil Country Report* (Brighton, UK: Institute of Development Studies, 2011).

［17］ B. R. Casti.eira, L. C. Nunes, and P. Rungo, "Impacto de los Programas de Transferencia Condicionada de Renta sobre el Estado de Salud: El Programa Bolsa Familia de Brasil," *Revista Espa.ola de Salud Pública* 83, no. 1 (2009): 85–97; R. Paes-Sousa, L. M. Pacheco Santos, and é. S. Miazaki, "Effects of a Conditional Cash Transfer Program on Child Nutrition in Brazil," *Bulletin of the World Health Organization* 89, no. 7 (2011): 496–503.

［18］ International Policy Centre for Inclusive Growth, *Structured Demand and Smallholder Farmers in Brazil: The Case of PAA and PNAE* (Brasilia: 2013).

［19］ S. Kleinert and R. Horton, "Brazil: Towards Sustainability and Equity in Health," *The Lancet* 377, no. 9779 (2011): 1721–1722.

［20］ J. Paim, C. Travassos, C. Almeida, L. Bahia, and J. Macinko, "The Brazilian Health System: History, Advances, and Challenges," *The Lancet* 377, no. 9779 (2011): 1778–1797.

［21］ R. Rocha and R. Soares, *Evaluating the Impact of Community-Based Health Interventions: Evidence from Brazil's Family Health Program*, Discussion Paper 4119 (Bonn: Institute for the Study of Labor, 2009); Brazil, Ministry of Health, *Saúde da Família no Brasil: Uma Análise de Indicadores Selecionados, 1998–2005/2006*, Série C Projetos, Programas e Relatórios (Brasilia, 2008).

［22］ R. Aquino and M. L. Barreto, "The Family Health Program in Brazil and the Adequacy of Its Coverage Indicator," *Cad Saude Publica* 24 (2008): 905–914; R. Aquino, N. F. de Oliveira, and M. L. Barreto, "Impact of Family Health Program on Infant Mortality in Brazilian Municipalities," *American Journal of Public Health* 99, no. 1 (2009): 87–93.

［23］ Paim et al., "The Brazilian Health System."

［24］ M. F. Rea, "A Review of Breastfeeding in Brazil and How the Country Has Reached Ten Months" Breastfeeding Duration, *Cadernos de Saude Publica* 19, suppl. 1 (2003): S37–S45.

［25］ WHO (World Health Organization), *Country Implementation of the International Code of Marketing of Breast-milk Substitutes: Status Report 2011* (Geneva, 2013).

［26］ C. G. Victora et al., "Maternal and Child Health in Brazil: Progress and Challenges"; International Food Policy Research Institute, *Global Nutrition Report 2014: Actions and Accountability to Accelerate the World's Progress on Nutrition* (Washington, DC, 2014); R. Pérez-Escamilla, L. Curry, D. Minhas, et al., "Scaling up of Breastfeeding Promotion Programs in Low-and Middle-Income Countries: The 'Breastfeeding Gear' Model," *Advances in Nutrition: An International Review Journal* 3, no. 6 (2012): 790–800.

［27］ UNICEF and WHO, *Countdown to 2015: Tracking Down Progress in Maternal, Neonatal and Child Survival—The 2008 Report* (New York, NY: UNICEF and WHO, 2008); WHO/UNICEF Joint Monitoring Programme for Water Supply and Sanitation," cited in International Food Policy Research Institute, *Global Nutrition Report 2014*.

［28］ C. G. Victora, "Diarrhea Mortality: What Can the World Learn from Brazil?" *Jornal de Pediatria* 85, no. 1 (2009): 3–5.

［29］ Monteiro et al., "Causes for the Decline in Child Under-nutrition in Brazil, 1996–2007."

［30］ UN Standing Committee on Nutrition, "Changing Food Systems for Better Nutrition," *SCN News* 40 (2013).

［31］ W. L. Conde and C. A. Monteiro, "Nutrition Transition and Double Burden of Undernutrition and Excess of Weight in Brazil," *American Journal of Clinical Nutrition* 100, no. 6 (2014): 1617S–1622S.

［32］ C. A. Monteiro, C. L. Wolney, and B. M. Popkin, "Is Obesity Replacing or Adding to Undernutrition? Evidence from Different Social Classes in Brazil," *Public Health Nutrition* 5, no. 1A (2002): 105–112.

［33］ C. G. Victora, M. L. Baretto, M. do Carmo Leal, et al., "Health Conditions and Health-policy Innovations in Brazil: The Way Forward," *The Lancet* 377, no. 9782 (2011): 2042–2053.

［34］ Brazil, Ministry of Health, *Dietary Guidelines for the Brazilian Population*, 2nd edition (Brasilia, 2014); C. A. Monteiro, G. Cannon, J. C. Moubarac, et al., "Dietary Guidelines to Nourish Humanity and the Planet in the Twenty-First Century: A Blueprint from Brazil," *Public Health Nutrition* 18, no. 13 (2015): 2311–2322.

［35］ FAO (Food and Agriculture Organization of the United Nations), IFAD (International Fund for Agricultural Development), and WFP (World Food Programme), *The State of Food Insecurity in the World 2014: Strengthening the Enabling Environment for Food Security and Nutrition* (Rome: FAO, 2014).

［36］ M. A. Ravallion, *A Comparative Perspective on Poverty Reduction in Brazil, China, and India*, World Bank Policy Research Working Paper 5080 (Washington, DC: World Bank, 2009).

［37］ H. Alderman and J. Hoddinott, "Growth-Promoting Social Safety Nets," in *The Poorest and Hungry: Assessments, Analyses, and Actions*, edited by J. von Braun, R. Vargas Hill, and R. Pandya-Lorch (Washington, DC: International Food Policy Research Institute, 2009); Ravallion, *A Comparative Perspective on Poverty Reduction in Brazil, China, and India*.

［38］ Mejía Acosta, *Analysing Nutrition Governance: Brazil Country Report*.

［39］ FAO, IFAD and WFP, *The State of Food Insecurity in the World 2014*.

［40］ Mejía Acosta, *Analysing Nutrition Governance: Brazil Country Report*.

［41］ FAO, IFAD and WFP, *The State of Food Insecurity in the World 2014*.

［42］ R. Uauy, "The Impact of the Brazil Experience in Latin America," *The Lancet* 377, no. 9782 (2011): 1984–1986.

第十二章

[1] Annual GDP growth for 1996–2014 averaged 5.53 percent, with a low of 3.83 percent in 2002 and a high of 6.67 percent in 2006 (World Bank, World Development Indicators, data.worldbank.org, accessed March 12, 2016). Average per capita income in Bangladesh increased from US$599 during FY2007–2008 to US$848 during FY2011–2012 [Bangladesh Bureau of Statistics, *Preliminary Report on Household Income and Expenditure Survey—2010* (Dhaka, Bangladesh: 2011)]. Bangladesh has a Human Development Index (HDI) value of 0.570, which places it within the medium human development group of countries (versus the low human development group). However, the country's HDI value is lower than the medium group's average of 0.630 and also below the average of 0.607 for countries in South Asia [UNDP, *Human Development Report 2015: Work for Human Development* (New York: 2015)].

[2] D. D. Headey ("Developmental Drivers of Nutritional Change: A Cross-country Analysis," *World Development* 42 [2013]: 76–88) reports that underweight fell from 56.4 percent in 1997 to 46.1 percent in 2007, and stunting from 54.7 percent in 1997 to 36.0 percent in 2007.

[3] D. D. Headey, J. Hoddinott, A. Disha, R. Tesfaye, and M. Dereje, "The Other Asian Enigma: Explaining the Rapid Reduction of Undernutrition in Bangladesh," *World Development* 66 (2015): 749–761.

[4] For more information on these life histories, see P. Davis, "Patterns of Socio-economic Mobility in Rural Bangladesh: Lessons from Life History Interviews," in *Methodological Challenges and New Approaches to Research in International Development*, edited by L. Camfield (Basingstoke, UK: Palgrave Macmillan, 2014).

[5] D. D. Headey et al.'s 2015 study used regression analysis to demonstrate that a little over one-half of the observed reduction in stunting in Bangladesh is linked to five interrelated trends, in the following order of importance: improvements in economic development in the form of wealth accumulation; improvements in maternal and paternal education; improved access to, and utilization of, prenatal and neonatal health services; improved sanitation; and demographic changes—such as reduced family size and increased birth intervals. Notably, the analysis was only able to explain just over half of the reductions in stunting (55.7 percent). This is likely due to variables not included in the model given the limitations on data available through successive rounds of the Demographic and Health Survey. The authors speculate on the role that increased food security and agricultural production may have played during this period.

[6] L. Taylor, *The Nutrition Agenda in Bangladesh: 'Too Massive to Handle'? Analysing Nutrition Governance: Bangladesh Country Report* (Sussex, UK: Institute of Development Studies, 2012), www.ids.ac.uk/files/dmfile/DFID_ANG_ Bangladesh_ Report_Final.pdf.

[7] S. M. Hossain, A. Duffield, and A. Taylor, "An Evaluation of the Impact of a US$60 Million Nutrition Programme in Bangladesh," *Health Policy and Planning* 20, no. 1 (2005): 35–40; D. Sack, S. K. Roy, T. Ahmed, and G. Fuchs, "Responses to: 'An Evaluation of the Impact of a US$60 Million Nutrition Programme in Bangladesh'," *Health Policy and Planning* 20, no. 1 (2005): 406–407; F. J. Levinson and J. Eliot Rohde, "Responses to: 'An Evaluation of the Impact of a US$60 Million Nutrition Programme in Bangladesh'," *Health Policy and Planning* 20, no. 1 (2005): 406–407; H. White, "Comment on Contributions regarding the Impact of the Bangladesh Integrated Nutrition Project," *Health Policy and Planning* 20, no. 6 (2005): 408–411; World Bank, *The Bangladesh Integrated Nutrition Project Effectiveness and Lessons*, Bangladesh Development Series Paper 8 (Dhaka, Bangladesh: 2005); B. Sen, P. Menon, A. U. Ahmed, and F. P. Chowdhury, *Food Utilization and Nutrition Security*, paper prepared for Bangladesh Food Security Investment Forum, May 26, 2010.

[8] L. Taylor, *The Nutrition Agenda in Bangladesh: 'Too Massive to Handle'?*

[9] Bangladesh National Nutrition Services, "Operational Plan (Final draft) in Health, Population and Nutrition Sector Development Program (HPNSDP) 2011–2016" (Dhaka, Bangladesh: 2011).

[10] K. Saha, M. Billah, P. Menon, S. El Arifeen, and N. Mbuya, *Bangladesh National Nutrition Services: Assessment of Implementation Status*, World Bank Studies (Washington, DC: World Bank, 2015); World Bank, *Bangladesh Poverty Assessment: Assessing a Decade of Progress in Reducing Poverty 2000–2010*, Bangladesh Development Series Paper 31 (Washington, DC: 2013).

[11] Bangladesh Bureau of Statistics, *Preliminary Report on Household Income and Expenditure Survey—2010* (Dhaka, Bangladesh: 2011); UBINIG (Policy Research for Development Alternative), Bangladesh, "Country Report: Situation of Nutrition and Food Sovereignty in Bangladesh," 2014, accessed April 12, 2016, http://aprnet.org/wp-content/ uploads/2014/08/Nutrition-and-Food-Sov-in-Bangladesh. pdf.

[12] F. I. Jahan, M. T. Islam, M. Rajib-ul-Hasan, A. R. Chowdhury, S. Seraj, M. S. Aziz, R. Jahan, M. A. Khatun, R. Freedman, and

M. Rahmatullah, "A Survey on Non-conventional Plant Parts Consumed during Monga: A Seasonal Famine Which Affects the Northern Districts of Bangladesh," *American-Eurasian Journal of Sustainable Agriculture* 4, no. 2 (2010): 230–236.

[13] M. Hossain, F. Naher, and Q. Shahabuddin, "Food Security and Nutrition in Bangladesh: Progress and Determinants," *Electronic Journal of Agricultural and Developmental Economics* 2, 2 (2005): 103–132.

[14] Hossain et al., "An Evaluation of the Impact of a US$60 Million Nutrition Programme in Bangladesh."

[15] A. Rabbani, "Household Food Security in Bangladesh: Going beyond Poverty Measures," *Bangladesh Development Studies* 31, nos. 1 and 2 (2014): 103–125.

[16] Davis "Patterns of Socio-economic Mobility in Rural Bangladesh: Lessons from Life History Interviews," 155.

[17] D. Lewis, *Bangladesh: Politics, Economy and Civil Society* (Cambridge: Cambridge University Press, 2011).

[18] A. U. Ahmed, J. F. Hoddinott, and S. Roy, *Which Kinds of Social Safety Net Transfers Work Best for the Ultra Poor in Bangladesh? Operation and Impacts of the Transfer Modality Research Initiative* (Dhaka, Bangladesh: International Food Policy Research Institute and World Food Programme, 2016).

[19] M. Hossain, "Pumping up Production: Shallow Tubewells and Rice in Bangladesh," in *Millions Fed: Proven Successes in Agricultural Development*, edited by D. J. Spielman and R. Pandya-Lorch (Washington, DC: International Food Policy Research Institute, 2009).

[20] F. Naher, A. Barkat-e-Khuda, S. S. Ahmed, and M. Hossain, "How Nutrition-friendly are Agriculture and Health Policies in Bangladesh?" *Food and Nutrition Bulletin* 35, no. 1 (2014): 133–146.

[21] Ibid.; Hossain, "Pumping Up Production: Shallow Tubewells and Rice in Bangladesh"; Hossain et al., "Food Security and Nutrition in Bangladesh: Progress and Determinants."

[22] D. D. Headey et al., "The Other Asian Enigma: Explaining the Rapid Reduction of Undernutrition in Bangladesh."

[23] Bangladesh Bureau of Statistics, *Preliminary Report on Household Income and Expenditure Survey—2010*.

[24] Ibid.; Hossain et al., "Food Security and Nutrition in Bangladesh: Progress and Determinants."

[25] Naher et al., "How Nutrition-friendly Are Agriculture and Health Policies in Bangladesh?"

[26] A. Ahmed, *Bangladesh Integrated Household Survey* (BIHS), *2011–2012* (Washington, DC: International Food Policy Research Institute, 2013).

[27] R. King, A. Kelbert, N. Chisholm, and N. Hossain, *Help Yourself! Food Rights and Responsibilities: Year 2 Findings from Life in a Time of Food Price Volatility*, Joint Agency Research Report (Brighton and Oxford, UK: IDS and Oxfam, 2014).

[28] World Bank, *Maintaining Momentum to 2015? An Impact Evaluation of Interventions to Improve Maternal and Child Health and Nutrition Outcomes in Bangladesh* (Washington, DC: Operations Evaluation Department, World Bank, 2005).

[29] A. M. R. Chowdhury, A. Bhuiya, M. E. Chowdhury, S. Rasheed, Z. Hussain, and Lincoln C. Chen, "The Bangladesh Paradox: Exceptional Health Achievement Despite Economic Poverty," *The Lancet* 382, no. 9906 (2013): 1734–1745.

[30] NIPORT (National Institute of Population Research and Training), MA (Mitra and Associates), and ICF (ICF International), B*angladesh Demographic and Health Survey 2011* (Dhaka, Bangladesh, and Calverton, Maryland, USA, 2013): 59.

[31] D. D. Headey et al., "The Other Asian Enigma: Explaining the Rapid Reduction of Undernutrition in Bangladesh."

[32] S. El Arifeen, A. Christou, L. Reichenbach, F. A. Osman, K. Azad, K. S. Islam, F. Ahmed, H. B. Perry, and D. H. Peters, "Community-based Approaches and Partnerships: Innovations in Health-service Delivery in Bangladesh," *The Lancet* 382, no. 9909 (2013): 2012–2026.

[33] Ibid.; Chowdhury et al., "The Bangladesh Paradox: Exceptional Health Achievement despite Economic Poverty."

[34] National Institute of Population Research and Training (NIPORT), Mitra and Associates, and ICF International, *Bangladesh Demographic and Health Survey 2014: Key Indicators* (Dhaka, Bangladesh, and Rockville, Maryland, USA, 2015).

[35] Ibid.

[36] D. D. Headey et al., "The Other Asian Enigma: Explaining the Rapid Reduction of Undernutrition in Bangladesh."

[37] A. M. R. Chowdhury et al., "The Bangladesh Paradox: Exceptional Health Achievement despite Economic Poverty."

[38] NIPORT, Mitra and Associates, and ICF International, *Bangladesh Demographic and Health Survey 2014: Key Indicators*; Helen Keller International (HKI) and James P Grant School of Public Health, *State of Food Security and Nutrition in Bangladesh: 2013* (Dhaka, Bangladesh, 2014).

[39] The net enrollment rate of children in primary school increased from 72.4 percent in 1990 to 94.5 percent in 2010 (World Bank, World Development Indicators, Bangladesh Database, accessed April 12, 2016).

[40] B. Baulch, "The Medium-term Impact of the Primary Education Stipend in Rural Bangladesh," *Journal of Development Effectiveness* 3, no. 2 (2011): 243–262.

[41] J. Raynor and K. Wesson, "The Girl's Stipend Program in Bangladesh," *Journal of Education for International Development* 2, no. 2 (2006): 1–12; A. M. R. Chowdhury, S. R. Nath, and R. K. Choudhury, "Enrolment at Primary Level: Gender Difference Disappears in Bangladesh," *International Journal of Educational Development* 22 (2002): 191–203; M. Huq and M. Rahman, "Gender Disparities in Secondary Education in Bangladesh," *International Education Studies* 1, no. 2 (2008): 115–128.

[42] D. D. Headey et al., "The Other Asian Enigma: Explaining the Rapid Reduction of Undernutrition in Bangladesh."

[43] UNICEF and World Health Organization (WHO), *Progress on Sanitation and Drinking Water: 2015 Update and MDG Assessment* (Geneva: WHO, 2015); R. L. Guerrant, J. B. Schorling, J. F. McAuliffe, and M. A. De Souza, "Diarrhea as a Cause and an Effect of Malnutrition: Diarrhea Prevents Catch-Up Growth and Malnutrition Increases Diarrhea Frequency and Duration," *American Journal of Tropical Medicine and Hygiene* 47, no. 1, part 2 (1992): 28–35.

[44] S. S. Lim, T. Vos, A. D. Flaxman, G. Danaei, K. Shibuya, H. Adair-Rohani, M. A. AlMazroa, et al., "A Comparative Risk Assessment of Burden of Disease and Injury Attributable to 67 Risk Factors and Risk Factor Clusters in 21 Regions, 1990–2010: A Systematic Analysis for the Global Burden of Disease Study 2010," *The Lancet* 380, no. 9859 (2013): 2224–2260.

[45] UNICEF and WHO, *Progress on Sanitation and Drinking Water: 2015 Update and MDG Assessment*.

[46] D. D. Headey et al., "The Other Asian Enigma: Explaining the Rapid Reduction of Undernutrition in Bangladesh."

[47] UNICEF and WHO, *Progress on Sanitation and Drinking Water: 2015 Update and MDG Assessment*.

[48] Ibid., 20.

[49] D. D. Headey et al., "The Other Asian Enigma: Explaining the Rapid Reduction of Undernutrition in Bangladesh."

[50] E. Sraboni, H. J. Malapit, A. R. Quisumbing, and A. U. Ahmed, "Women's Empowerment in Agriculture: What Role for Food Security in Bangladesh?" *World Development* 61 (2014): 11–52.

[51] N. Kabeer, "Conflicts over Credit: Re-evaluating the Empowerment Potential of Loans to Women in Rural Bangladesh," *World Development* 29, no. 1 (2001): 63–84.

[52] In 2011, 41 percent of children under 5 were stunted, 16 percent wasted, and 36 percent underweight (NIPORT, MA, and ICF, *Bangladesh Demographic and Health Survey* 2011).

第十三章

[1] K. Cunningham, A. Singh, D. D. Headey, P. Pandey Rana, and C. Karmacharya, *Stories of Change in Nutrition: Nepal* (Washington, DC: International Food Policy Research Institute, forthcoming); D. D. Headey and J. Hoddinott, "Understanding the Rapid Reduction of Undernutrition in Nepal, 2001–2011," *PLoS ONE* 10, no. 12 (2015): e0145738, doi:10.1371/journal.pone.0145738; Government of Nepal, Ministry of Health and Population, New Era, and ICF International, *Nepal Demographic and Health Survey* (Kathmandu, Nepal, and Calverton, MD, USA, 2011); World Bank, *Accelerating Progress in Reducing Maternal and Child Undernutrition in Nepal* (Kathmandu, Nepal, 2012); J. Crum, J. Mason, R. Pokharel, P. Hutchinson, S. Mebrahtu, P. Dahal, *Trends and Determinants of Maternal and Child Nutrition in Nepal: Further Analysis of the Nepal Health and Demographic Surveys, 1996–2011* (Kathmandu, Nepal: Government of Nepal, Ministry of Health and Population and UNICEF, 2013).

[2] UNICEF, *Strategy for Improved Nutrition of Children and Women in Developing Countries*, Policy Review Paper E/ICEF/1990/1.6 (New York, 1990); Z. A. Bhutta, K. J. Das, A. Rizvi, M. F. Gaffey, N. Walker, S. Horton, P. Webb, A. Lartey, and R. E. Black, "Evidence-Based Interventions for Improvement of Maternal and Child Nutrition: What Can Be Done and at What Cost?" *The Lancet* 382, no. 9890 (2013): 452– 477, doi:10.1016/S0140-6736(13)60996-4.

[3] Standing Committee on Nutrition, *Scaling Up Nutrition: Progress Report from Countries and Their Partners in the Movement to SUN* (Geneva: SUN Movement Secretariat, 2011); International Food Policy Research Instititue (IFPRI), *Global Nutrition Report 2014: Actions and Accountability to Accelerate the World's Progress on Nutrition* (Washington, DC, 2014); IFPRI, *Global Nutrition Report 2015: Actions and Accountability to Advance Nutrition and Sustainable Development* (Washington, DC, 2015).

[4] Stunting is an indicator of linear growth deficit calculated as children who have a height-for-age Z-score (HAZ) <-2.0 SD from the median of the reference population, based on the 2006 World Health Organization growth standards.

[5] Maternal undernutrition is represented here as underweight, which is calculated as a body mass index (BMI) of less than 18.5. BMI is the ratio of weight (in kilograms) to height squared, for nonpregnant women.

[6] Government of Nepal, Ministry of Health and Population et al., *Nepal Demographic and Health Survey*.

［7］ Headey and Hoddinott, "Understanding the Rapid Reduction of Undernutrition in Nepal, 2001–2011."

［8］ Cunningham et al., *Stories of Change in Nutrition: Nepal*.

［9］ V. Khanal, Y. Zhao, and K. Sauer, "Role of Antenatal Care and Iron Supplementation during Pregnancy in Preventing Low Birth Weight in Nepal: Comparison of National Surveys 2006 and 2011," *Archives of Public Health* 72, no. 1 (2014): 4, doi:10.1186/2049-3258-72-4; T. Powell-Jackson, and K. Hanson, "Financial Incentives for Maternal Health: Impact of a National Programme in Nepal," *Journal of Health Economics* 31, no. 1 (2012): 271–284, doi:10.1016/j.jhealeco.2011.10.010.

［10］ Nepal Health Economics Association, *Public Expenditure Review on Health Sector: 2003/2004 to 2005/2006* (Kathmandu, 2009); B. Ghimire and M. Gautam, "Social Sector Budget Sees a Whooping 40pc Increase," *eKantipur*, July 15, 2013.

［11］ Nepal, Ministry of Health and Population, New Era, and USAID, *An Analytical Report on Female Community Health Volunteers of Selected Districts of Nepal* (Kathmandu, 2007).

［12］ Government of Nepal, Ministry of Health and Population et al., *Nepal Demographic and Health Survey*.

［13］ Powell-Jackson and Hanson, "Financial Incentives for Maternal Health."

［14］ Ibid.

［15］ Khanal, Zhao, and Sauer, "Role of Antenatal Care and Iron Supplementation during Pregnancy"; Headey and Hoddinott, "Understanding the Rapid Reduction of Undernutrition in Nepal, 2001–2011."

［16］ Nepal, National Hygiene and Sanitation Coordination Committee, "Nepal Country Paper," paper presented at the Sixth South Asian Conference on Sanitation, Dhaka, Bangladesh, January 11–13, 2016.

［17］ Ibid.

［18］ National Hygiene and Sanitation Coordination Committee (Nepal), Nepal Country Paper on the Sixth South Asian Conference on Sanitation, Dhaka, Bangladesh, 2016.

［19］ World Bank, *Accelerating Progress in Reducing Maternal and Child Undernutrition in Nepal*.

［20］ Government of Nepal, Central Bureau of Statistics, *Nepal Living Standard Survey 2010–2011: Statistical Report*, vols. 1 and 2 (Kathmandu, 2011); C. P. Acharya and R. Leon-Gonzalez, *The Impact of Remittance on Poverty and Inequality: A Micro-Simulation Study for Nepal*, GRIPS Discussion Paper 11-26 (Tokyo: National Graduate Institute for Policy Studies [GRIPS], 2012).

［21］ World Bank, *Accelerating Progress in Reducing Maternal and Child Undernutrition in Nepal*.

［22］ Government of Nepal, Ministry of Agricultural Development, *Agriculture Development Strategy 2015–2035* (Kathmandu, 2015).

［23］ World Bank, *Accelerating Progress in Reducing Maternal and Child Undernutrition in Nepal*; Headey and Hoddinott, "Understanding the Rapid Reduction of Undernutrition in Nepal, 2001–2011."

［24］ World Bank, *Nepal Public Expenditure Review*, Report No. 55388-NP (Kathmandu: World Bank Poverty Reduction and Economic Management Sector Unit, South Asia Region, 2010).

［25］ Nepal, Ministry of Education, *School Level Educational Statistics of Nepal*, Consolidated Report 2011 (2068) (Sanothimi, Bhaktapur, Nepal, 2012).

［26］ Government of Nepal, National Planning Commission, *Multi-Sectoral Nutrition Plan for Accelerating the Reduction of Maternal and Child Under-nutrition in Nepal* (Kathmandu, 2012).

［27］ Government of Nepal, Ministry of Health and Population et al., *Nepal Demographic and Health Survey*.

［28］ Ibid.

［29］ Ibid.

［30］ K. Cunningham, M. Ruel, E. Ferguson, and R. Uauy, "Women's Empowerment and Child Nutrition Status in South Asia: A Synthesis of the Literature," *Maternal and Child Nutrition* 11, no. 1 (2015): 1–19, doi:10.1111/mcn.12125; K. Cunningham, G. B. Ploubidis, P. Menon, M. Ruel, S. Kadiyala, R. Uauy, and E. Ferguson, "Women's Empowerment in Agriculture and Child Nutritional Status in Rural Nepal," *Public Health Nutrition* 18, no. 17 (2015): 3134–3145, doi:10.1017/S1368980015000683; H. Malapit, S. Kadiyala, A. Quisumbing, K. Cunningham, and P. Tyagi, "Women's Empowerment Mitigates the Negative Effects of Low Production Diversity on Maternal and Child Nutrition in Nepal," *Journal of Development Studies* 51, no. 8 (2014): 54–63.

第十四章

［1］ INEI (Instituto Nacional de Estadística de Informática, Perú), *Encuesta Demográfica y de Salud Familiar-ENDES*. Demographic and Health Surveys (Lima, 2014).

［2］ Ibid.

［3］ INEI, *Encuesta Demográfica y de Salud Familiar-ENDES 2014* (Lima, 2015): 311.

［4］ INEI, *Encuesta Demográfica y de Salud Familiar-ENDES* Continua 2004–2006 (Lima, 2007): 31.

［5］ A. Mejía Acosta, *Analysing Success in the Fight against Malnutrition in Peru*, IDS Working Paper 367 (Brighton, UK: Institute of Development Studies, 2011).

［6］ M. Tanaka and S. Vera, "Peru: La Dinamica 'Neodualista' de una Democracia sin Sistema de Partidos" in *Democracia en la Region Andina: Diversidad y Desafios*, edited by M. Cameron and J. P. Luna (Lima: Instituto de Estudios Peruanos, 2010).

［7］ Mejía Acosta, *Analysing Success in the Fight against Malnutrition in Peru*.

［8］ Scaling Up Nutrition Civil Society Network, "Peru: Working Together for Accountability for Nutrition" in *Think Piece on Accountability for Nutrition* (2015), http://bit.ly/1oPuNAt; Boston Consulting Group, "Ending Hunger Project: Peru Case Study," May 2015 (unpublished).

［9］ World Bank, "Realizing Rights through Social Guarantees: An Analysis of New Approaches to Social Policy in Latin America and South Africa," Report 40047 (Washington, DC: World Bank, 2008).

［10］ D. Stifel and H. Alderman, "The 'Glass of Milk' Subsidy Program and Malnutrition in Peru," *World Bank Economic Review* 20, 3 (2006): 421–448.

［11］ Mejía Acosta, *Analysing Success in the Fight against Malnutrition in Peru*. Before 2005, Peru's National Institute of Statistics and Informatics (Instituto Nacional de Estadística e Informática, INEI) was using the National Center for Health Statistics (NCHS)/WHO growth standards.

［12］ World Bank, World Development Indicators, GDP Growth Dataset, accessed April 4, 2016, http://data.worldbank.org/indicator/NY.GDP.MKTP.KD.ZG.

［13］ E. H. Vásquez, *Análisis de las Garantías Sociales en Educación, Salud, Alimentación y Pueblos Indígenas en el Perú* (Lima, Peru: Universidad del Pacífico, 2007).

［14］ IEH (Instituto de Estudios del Hambre/Institute of Hunger Studies), *A Comparative Study on Institutional Frameworks for Food Security and Nutrition at the National Level* (Madrid, 2012).

［15］ N. Jones, R. Vargas, and E. Villar, "Conditional Cash Transfers in Peru: Tackling the Multi-dimensionality of Poverty and Vulnerability" in *Social Protection Initiatives for Families, Women, and Children: An Analysis of Recent Experiences*, edited by A. Minujin (New York: New School and UNICEF, 2007).

［16］ E. Perova and R. Vakis, "5 Years in *Juntos*: New Evidence on the Program's Short and Long-Term Impacts," *Economia* 35, no. 69 (2012): 53–82.

［17］ C. T. Anderson, S. A. Reynolds, J. R. Behrman, B. T. Crookston, K. A. Dearden, J. Escobal, S. Mani, et al., "Participation in the Juntos Conditional Cash Transfer Program in Peru Is Associated with Changes in Child Anthropometric Status but Not Language Development or School Achievement," *Journal of Nutrition* 145, no. 10 (2015): 2396–2405.

［18］ Levinson and Balarajan, *Addressing Malnutrition Multisectorally*.

［19］ A. Mejía Acosta and L. Haddad, "The Politics of Success in the Fight against Malnutrition in Peru," *Food Policy* 44 (2014): 26–35.

［20］ Peru, Ministry of Social Development and Ministry of Labor and Employment Protection, "Articulation of Inter-sectoral Policies and Actions in Social Protection and Employment," presentation at seminar on Inter-sectoral Public Policies: Social Protection and Employment, Rio de Janeiro, Brazil, November 30–December 1, 2010.

［21］ F. J. Levinson and Y. Balarajan, *Addressing Malnutrition Multisectorally: What Have We Learned from Recent International Experience?* UNICEF Nutrition Working Paper (New York: UNICEF and MDG Achievement Fund, 2013).

［22］ INEI, *Encuesta Demográfica y de Salud Familiar-ENDES 2014*.

［23］ Levinson and Balarajan, *Addressing Malnutrition Multisectorally*.

［24］ J. Garrett, L. Bassett, and A. Marini, *Designing CCT Programs to Improve Nutrition Impact: Principles, Evidence, and Examples*, Working Paper 6 (Santiago, Chile: United Nations Food and Agriculture Organization [FAO] Hunger-Free Latin America and the Caribbean Initiative, 2009).

［25］ Perova and Vakis, "5 Years in *Juntos*."

［26］ Ibid.

［27］ A. Sanchez and M. Jaramillo, "Impacto del Programa Juntos sobre Nutrición temprana," *Revista Estudios Economicos*, Report 23 (Lima, Peru: Banco Central de Reserva del Perú, 2012).

［28］ C. T. Anderson et al., "Participation in the Juntos Condi-tional Cash Transfer Program in Peru."

［29］ Mejía Acosta and Haddad, "The Politics of Success in the Fight against Malnutrition in Peru."

［30］ Banco Mundial, *Diagnostico del Impacto Social y Distributivo de la Descentralización de los Programas Sociales: Plan de Incentivos Municipales* (Lima: World Bank, 2013).

［31］ Levinson and Balarajan, *Addressing Malnutrition Multisectorally*.

［32］ L. Levard and V. Alby Flores, *Reconciling Agriculture and Nutrition: Case Study on Agricultural Policies and Nutrition in Peru* (Paris: Action contre la Faim, 2013).

［33］ Mejía Acosta, "*Analysing Success in the Fight against Malnutrition in Peru.*"

［34］ Corporación Latinobarómetro, Latinobarómetro 2008 Banco de Datos, accessed on February 15, 2016. http://www.latinobarometro.org/latContents.jsp.

［35］ Mejía Acosta and Haddad, "The Politics of Success in the Fight against Malnutrition in Peru."

［36］ Ibid.

［37］ E. Perova and R. Vakis, *Welfare Impacts of the "Juntos" Program in Peru: Evidence from a Non-experimental Evaluation* (Washington, DC: World Bank, 2009).

［38］ C. Loret de Mola, R. Quispe, G. A. Valle, and J. A. Poterico, "Nutritional Transition in Children under Five Years and Women of Reproductive Age: A 15-Years Trend Analysis in Peru," *PLOS One* 9, no. 3 (2014): 1–10.

［39］ S. Gillespie, L. Haddad, V. Mannar, P. Menon, and N. Nisbett, "The Politics of Reducing Malnutrition: Building Commitment and Accelerating Progress" (web supplement), *The Lancet* 382, no. 9891 (2013): 552–569.

第十五章

［1］ World Bank, World Development Indicators 2014 (Washington, 2014).

［2］ P. Glewwe, S. Koch, and B. Nguyen, "Child Nutrition, Economic Growth, and the Provision of Health Services in Vietnam," in *Economic Growth, Poverty, and Household Welfare in Vietnam*, edited by P. Glewwe, N. Agrawal, and D. Dollar (Washington: World Bank, 2004). Note that this uses the World Bank's $1.25/day measurement (rather than the revised $2.00/day that was used in later years) for comparison with the poverty rates mentioned earlier in the chapter.

［3］ Ibid.

［4］ Ibid.

［5］ World Bank, *Vietnam Growing Healthy: A Review of Vietnam's Health Sector* 22210-VN (Hanoi, 2001).

［6］ Ibid., L. T. Hop, "Programs to Improve Production and Consumption of Animal Source Foods and Malnutrition in Vietnam," *Journal of Nutrition* 133 (2003): 4006S–4009S.

［7］ World Bank, Development Research Group, World Development Indicators 2015, accessed February 25, 2016, http://data.worldbank.org/datacatalog/world-development-indicators.

［8］ I. Bhushan, E. Bloom, N. H. Huu, and N. M. Thang, *Human Capital of the Poor in Vietnam* (Manila: Asian Development Bank, 2001); P. Glewwe et al., "Child Nutrition, Economic Growth, and the Provision of Health Services in Vietnam."

［9］ VDD (National Institute of Nutrition), Databank of Child Nutrition Situation in Viet Nam (2012), http://viendinhduong.vn/news/vi/106/61/a/so-lieu-thong-ke-ve-tinh-trang-dinh-duong-tre-em-quacac-nam.aspx.

［10］ World Bank, *Vietnam Health Sector Review* (Hanoi, 2001).

［11］ UNICEF, World Health Organization (WHO), and World Bank, 2013 Joint Child Malnutrition Estimates: Levels and Trends (New York, Geneva, and Washington, DC, 2015).

［12］ K. Lapping, P. Webb, E. Frongillo, and J. Coates, "Understanding the Sociopolitical and Epidemiological Dimensions of Malnutrition in Viet Nam," PhD thesis, Tufts University, 2012.

［13］ Ibid.

［14］ Ministry of Health and National Institute of Nutrition, *Plan of Action for Infant and Young Child Feeding 2006–2010* (Hanoi, 2006).

［15］ UNICEF, Global Databases 2015 based on Multiple Indicator Cluster Surveys (MICS), Demographic and Health Surveys (DHS), and other nationally representative surveys, accessed February 6, 2016, http://data.unicef.org/nutrition/iycf.html; N. Hajeebhoy, P. H. Nguyen, D. T. Tran, and M. de Onis, "Introducing Infant and Young Child Feeding Indicators into National Nutrition Surveillance Systems: Lessons from Vietnam," *Maternal and Child Nutrition* 9, Suppl. 2 (2013): 131–149.

［16］ A. Laillou, T. V. Pham, N. T. Tran, H. T. Le, F. Wieringa, F. Rohner, S. Fortin, et al., "Micronutrient Deficits Are Still Public Health Issues among Women and Young Children in Vietnam," *PLoS ONE* 7, no. 4 (2012): e34906, doi:10.1371/journal.

pone.0034906.

［17］ International Food Policy Research Institute, *Global Nutrition Report 2015*, Nutrition Country Profile: Vietnam, http://ebrary. ifpri.org/utils/getfile/collection/p15738coll2/id/130055/filename/130266.pdf; World Health Organization, Nutrition: Global Targets Indicators 2014, http://www.who.int/nutrition/globaltargets_indicators/en/.

［18］ A. Laillou, et al., "Micronutrient Deficits Are Still Public Health Issues among Women and Young Children in Vietnam."

［19］ Ibid.

［20］ A. Laillou, J. Berger, B. M. Le, V. T. Pham, T. H. Le, C. K. Nguyen, D. Panagides, F. Rohner, F. Wieringa, and R. Moench-Pfanner, "Improvement of the Vietnamese Diet for Women of Reproductive Age by Micronutrient Fortification of Staple Foods and Condiments," *PLoS ONE 7*, no. 11 (2012): e50538, doi:10.1371/journal.pone.0050538

［21］ Scaling Up Nutrition, *2015 SUN Movement Annual Progress Report*, Vietnam Country Profile (Geneva).

［22］ L. T. Hop, "Programs to Improve Production and Consumption of Animal Source Foods and Malnutrition in Vietnam," *Journal of Nutrition* 133 (2003): 4006S–4009S; N. M. Thang, and B. M. Popkin, "Patterns of Food Consumption in Vietnam: Effects on Socioeconomic Groups during an Era of Economic Growth," *European Journal of Clinical Nutrition* 58 (2004): 145–153.

［23］ World Bank, *Vietnam Poverty Assessment: Well Begun, Not Yet Done: Vietnam's Remarkable Progress on Poverty Reduction and the Emerging Challenges* (Hanoi, 2012).

［24］ National Institute of Nutrition (VDD), National Nutrition Surveillance Dataset (2014), http://viendinhduong.vn/viewpdf. aspx?n=/TT%20tin%20Dd_2014/SDD_2014.pdf.

［25］ N. M. Thang and B. Popkin, "Child Malnutrition in Vietnam and Its Transition in an Era of Economic Growth," *Journal of Human Nutrition and Dietetics* 16, no. 4 (2003): 233–244.

［26］ K. Lapping, E. A. Frongillo, P. H. Nguyen, J. Coates, P. Webb, and P. Menon, "Organizational Factors, Planning Capacity, and Integration Challenges Constrain Provincial Planning Processes for Nutrition in Decentralizing Vietnam," *Food and Nutrition Bulletin* 35, no. 3 (2014): 382–391.

［27］ Ibid.

［28］ S. S. Lieberman, J. J. Capuno, and H. V. Minh, "Decentralizing Health: Lessons from Indonesia, the Philippines, and Vietnam," in *East Asia Decentralizes: Making Local Government Work* (Washington: World Bank, 2005), 155–178.

［29］ K. Lapping, et al., "Organizational Factors, Planning Capacity, and Integration Challenges Constrain Provincial Planning Processes for Nutrition in Decentralizing Vietnam."

［30］ Ibid.

［31］ L. M. Do, T. K. Tran, B. Eriksson, M. Petzold, C. T. K. Nguyen, and H. Asche, "Preschool Overweight and Obesity in Urban and Rural Vietnam: Differences in Prevalence and Associated Factors," *Global Health Action* 8 (2015): 28615, doi:10.3402/gha.v8.28615.

［32］ P. V. Nguyen, T. K. Hong, T. Hoang, D. T. Nguyen, and A. R. Robert, "High Prevalence of Overweight among Adolescents in Ho Chi Minh City, Vietnam," *BMC Public Health*, 13 (2013): 141, www.biomedcentral.com/1471-2458/13/141.

第十六章

［1］ USAID (United States Agency for International Development), "Ethiopia: Nutrition Profile" (2014, updated February 8, 2016), https://www.usaid.gov/what-we-do/global-health/nutrition/countries/ethiopia-nutrition-profile.

［2］ International Food Policy Research Institute, *Global Nutrition Report Country Profile: Ethiopia*, Global Nutrition Report series (Washington, DC: IFPRI, 2014).

［3］ WHO, UNICEF, USAID, AED, UC DAVIS, and IFPRI, "Indicators for Assessing Infant and Young Child Feeding Practices. Part I: Definitions. Conclusions of a Consensus Meeting Held 6–8 November 2007 in Washington DC" (Geneva: World Health Organization, 2008).

［4］ IFPRI, *Global Nutrition Report Country Profile: Ethiopia*.

［5］ UNICEF (United Nations Children's Emergency Fund), "UNICEF Conceptual Framework," Nutrition in Emergencies, lesson 2.5, slide 4 (1990), http://www. unicef.org/nutrition/training/2.5/4.html; M. Ruel, H. Alderman, and Maternal and Child Nutrition Study Group, "Nutrition-Sensitive Interventions and Programmes: How Can They Help to Accelerate Progress in Improving Maternal and Child Nutrition?" *The Lancet* 382, no. 9891 (2013): 536–551.

［6］ N. Workie, W. Ramana, and N. V. Gandham, *The Health Extension Program in Ethiopia* (Washington, DC: World Bank, 2013).

［7］ UNICEF, Community Based Nutrition Briefing Note (December 2013), http://www.unicef.org/ethiopia/2014-12-15-NUTRITION-based.pdf.

［8］ R. Sauers, "New Fortified Wheat Flour Launched by Astco Food Complex" (March 17, 2015), https://www.usaid.gov/ethiopia/press-releases/new-fortified-wheat-flour-launched-astco-food-complex.

［9］ Global Alliance for Improved Nutrition (GAIN), "Ethiopia Universal Salt Iodization," http://www.gainhealth.org/knowledge-centre/project/ethiopia-universal-salt-iodization/.

［10］ Federal Democratic Republic of Ethiopia, *National Nutrition Program (2013–2015)* (Addis Ababa, Ethiopia: Government of Ethiopia, Ministry of Health, 2013).

［11］ IFPRI, *Global Nutrition Report Country Profile: Ethiopia.*

［12］ Water and Sanitation Program, "Learning by Doing: Working at Scale in Ethiopia," Water and Sanitation Program Learning Note (July 2011), www.wsp.org/sites/wsp.org/files/publications/WSP-Ethiopia-at-scale.pdf.

［13］ Federal Democratic Republic of Ethiopia, *National Nutrition Program.*

［14］ USAID, Nutrition Sensitive Agriculture Tool (Nutri-SAT) Ethiopian Pilot Study (2013), ethioagp.org/download/featured%20docs/Ethiopia%20Nutri-SAT%20pilot%20 study%209_26_13.pdf.

［15］ USAID, "Ethiopia: Nutrition Profile" (2014).

［16］ Scaling Up Nutrition (SUN), Ethiopia, scalingupnutrition. org/wp-content/uploads/2015/10/SUN_Report2015_EN_ Ethiopia. pdf; M. Beyero, J. Hodge, and A. Lewis, *Leveraging Agriculture for Nutrition in East Africa Country Report: Ethiopia* (Rome and Washington, DC: Food and Agriculture Organization of the United Nations and IFPRI, 2015).

［17］ D. Headey, *An Analysis of Trends and Determinants of Child Undernutrition in Ethiopia, 2000–2011*, Ethiopia Strategy Support Program (ESSP) II Working Paper 70 [Washington, DC, and Addis Ababa, Ethiopia: IFPRI and Ethiopian Development Research Institute (EDRI), 2014]; D. Headey, "Nutrition in Ethiopia: An Emerging Success Story?" ESSP II Research Note 40 (Washington, DC: IFPRI, 2015).

［18］ D. Headey, *An Analysis of Trends and Determinants of Child Undernutrition in Ethiopia, 2000–2011.*

［19］ Food and Agriculture Organization of the United Nations, "Ethiopia: Economic Indicators," http://faostat. fao.org/CountryProfiles/Country_Profile/Direct. aspx?lang=en&area=238.

［20］ D. Headey, "Nutrition in Ethiopia: An Emerging Success Story?"

［21］ Ibid.

［22］ G. Berhane et al., *Evaluation of Ethiopia's Food Security Program: Documenting Progress in Implementation of the Productive Safety Nets Programme and the Household Asset Building Programme*, ESSP II–EDRI Report (Washington, DC: IFPRI, May 2013).

［23］ F. N. Bachewe, G. Berhane, B. Minten, and A. S. Taffesse, *Agricultural Growth in Ethiopia (2004–2014): Evidence and Drivers*, ESSP II Working Paper no. 81 (Washington, DC: IFPRI, 2015).

［24］ Ibid.

［25］ World Bank, "Ethiopia to Benefit from World Bank Support for Social Safety Net" (September 30, 2014), http://www.worldbank.org/en/news/press-release/2014/09/30/ethiopia-to-benefit-from-world-bank-support-for-social-safety-net.

［26］ A. Kuyvenhoven, J. Pender, and R. Ruben, "Development Strategies for Less-Favoured Areas," *Food Policy* 29, no. 4 (2004): 295–302.

［27］ L. A. German, J. Mowo, T. Amede, and K. Masuki, eds., *Integrated Natural Resource Management in the Highlands of Eastern Africa: From Concept to Practice* (London: Earthscan, 2012).

［28］ M. Beyero, J. Hodge, and A. Lewis, *Leveraging Agriculture for Nutrition in East Africa (LANEA): Country Report – Ethiopia* (FAO and IFPRI, 2015).

［29］ A. Warren, "Interview with Kebele Leader 1" (unpublished manuscript, Wolaita, SNNPR, Ethiopia: September 2015a).

［30］ Water and Sanitation Program, "From Burden to Communal Responsibility: A Sanitation Success Story from Southern Region in Ethiopia," WSP Field Note, Sanitation and Hygiene Series (January 2007).

［31］ Water and Sanitation Program, "Learning by Doing."

［32］ Water and Sanitation Program, "From Burden to Communal Responsibility."

［33］ D. Headey, *An Analysis of Trends and Determinants of Child Undernutrition in Ethiopia, 2000–2011*; D. Headey, "Nutrition in Ethiopia: An Emerging Success Story?"

［34］ Water and Sanitation Program, "Learning by Doing."

［35］ A. Warren, "Interview with Wolaita Zone Health Official" (unpublished manuscript, Wolaita, Sodo, Ethiopia:

September 2015b).

[36] Water and Sanitation Program, "From Burden to Communal Responsibility."

[37] S. Baye H. Kloos, W. Mulat, A. Assayie, G. Gullis, A. Kumie, and B. Yirsaw, "Assessment on the Approaches Used for Water and Sanitation Programs in Southern Ethiopia," *Water Resources Management* 26, no. 15 (2012): 4295–4309.

[38] Ibid.

[39] Water and Sanitation Program, "Learning by Doing."

[40] Plan International, *Community-Led Total Sanitation in Ethiopia: Findings from a Situational Assessment* (Research Summary, February 2015).

[41] O. Jones, *Monitoring Sanitation and Hygiene in Rural Ethiopia: A Diagnostic Analysis of Systems, Tools, and Capacity*, Water and Sanitation Program Technical Paper (June 2015).

[42] Ethiopia Strategy Support Program (ESSP); IFPRI, "Helping to Make Programs Nutrition Sensitive," ESSP Outcome Note no. 9 (September 2015), http://essp.ifpri.info/files/2015/10/Outcome-Note_9_ESSP-and-the-PSNP.pdf.

[43] G. Berhane, D. O. Gilligan, J. Hoddinott, N. Kumar, and A. S. Taffesse, "Can Social Protection Work in Africa? The Impact of Ethiopia's Productive Safety Net Programme," *Economic Development and Cultural Change* 63, no. 1 (2014): 1–26.

[44] UNICEF, *UNICEF Annual Report: Ethiopia*, 2014.

[45] Berhane et al., *Evaluation of Ethiopia's Food Security Program.*

[46] A. Bossuyt, *Increasing Nutrition Outcomes of PSNP and HABP. Part 1, Main Report* (2014).

[47] Federal Democratic Republic of Ethiopia, *Productive Safety Net Program Phase 4: Enhanced Social Assessment and Consultation Final Report* (Addis Ababa: Government of Ethiopia, Ministry of Agriculture, 2014).

[48] World Bank, *Ethiopia: Productive Safety Nets Project Four* (Washington, DC, 2014), http://documents. worldbank.org/curated/en/2014/09/20198224/ethiopia-productive-safety-nets-project-4.

[49] Ibid.

[50] UNICEF, *UNICEF Annual Report: Ethiopia, 2014.*

[51] S. Fan and C. Chan-Kang, "Returns to Investment in Less-Favored Areas in Developing Countries: A Synthesis of Evidence and Implications for Africa," *Food Policy* 29, no. 4 (2004): 431–444.

[52] K. Hirvonen, "From Market to Mesob: Ensuring Access to Food Is Key to Improving Diets in Ethiopia" (March 8, 2016), http://www.ifpri.org/blog/market-mesob-ensuring-access-food-key-improving-diets-ethiopia.

第十七章

We thank the government of Odisha, India, especially the Department of Women and Child Development and the Department of Health, for their support of this study. We also thank several current and retired government officials and other stakeholders with knowledge about Odisha who provided information and perspectives. We are grateful to Development Corner (DCOR) Consulting, Odisha, for support of our qualitative research.

[1] "Scheduled tribe" is an official designation of the Government of India applied to "tribal" populations; these populations are also referred to as *adivasis*.

[2] NFHS 1992–1993, NFHS 1998–1999, NFHS 2005–2006, and RSOC 2013–2014. NFHS data are for children under 3 years of age. Data for 2013–2014 are for children under 5 years of age using the more recent RSOC, which was commissioned by the Ministry of Women and Child Development with technical and financial assistance from UNICEF India.

[3] N. Raykar, M. Majumder, R. Laxminarayan, and P. Menon, *India Health Report: Nutrition 2015* (New Delhi: Public Health Foundation of India, 2015).

[4] NFHS, *National Family Health Survey* (*NFHS-3*): *India*, vol. 1 (Mumbai: International Institute for Population Sciences, 2005).

[5] Raykar et al., *India Health Report: Nutrition 2015.*

[6] E. Cavatorta, B. Shankar, and A. F. Martinez, "Explaining Cross-State Disparities in Child Nutrition in Rural India," *World Development 76* (2015): 216–237.

[7] Two primary methods were used to examine changes in the past 25 years in nutrition outcomes among children in Odisha: (1) development of a timeline documenting changes in a variety of nutrition outcomes, determinants, and programs and policies, using multiple data sources; and (2) interviews with several stakeholders involved in shaping policies and programs over this 25-year period. The timeline of progress in nutrition outcomes and determinants, from 1991 to 2015, was developed using data from multiple rounds of the NFHS and other surveys. The policy and program timeline was based on a desk review of

policy and program documents and stakeholder interviews, which were coded and analyzed to assess key drivers of change in programs and policies.

［8］ S. Gillespie, P. Menon, and A. L. Kennedy, "Scaling Up Impact on Nutrition: What Will It Take?" *Advances in Nutrition* 6 (2015): 440–451.

［9］ D. Thomas, B. L. Sarangi, A. Garg, A. Ahuja, P. Meherda, S. R. Karthikeyan, P. Joddar, R. Kar, J. Pattnaik, R. Druvasula, and A. D. Rath, "Closing the Health and Nutrition Gap in Odisha, India: A Case Study of How Transforming the Health System Is Achieving Greater Equity," *Social Science & Medicine* 145 (2015): 154–162.

［10］ Department of Health and Family Welfare, Government of Odisha, "Infant Mortality Rate Mission," http://203.193.146.66/hfw/IMR_Mission.asp?GL=8.

［11］ Department of Health and Family Welfare, Government of Odisha, *Navajyoti: A Strategy to Improve Maternal and Child Care with Focus on Prevention on Morbidity and Mortality Among New Borns* (Bhubaneswar, Odisha, India: Department of Health and Family Welfare, 2004).

［12］ Ibid.

［13］ Programme Evaluation Organisation Planning Commission, "Evaluation Study of National Rural Health Mission (NRHM) In 7 States" (New Delhi: Government of India, February 2011), http://planningcommission.nic.in/reports/peoreport/peoevalu/peo_2807.pdf.

［14］ Department of Health and Family Welfare, *NRHM Annual Report 2007–08* (Bhubaneswar, India: 2008).

［15］ Health and Family Welfare Department, Government of Odisha, "Annual Activity Report 2011–12," http://203.193.146.66/hfw/PDF/Annual_Report_2011_12_ English.pdf.

［16］ Department of Health and Family Welfare, Government of Odisha, "Reproductive Child Health (RCH-II) Objectives," http://203.193.146.66/hfw/Reproductive_Child_Health. asp?GL=8.

［17］ Department of Women and Child Development, *Evidence Paper on Coverage of Nutrition Specific and Nutrition Sensitive Interventions for Under Two Children in the 15 HBDs, Compared to Those in Non-HBDs, and Among Vulnerable Population, and Its Correlation with Nutrition Outcomes* (Bhubaneswar, India: Department of Women and Child Development, 2015).

［18］ The Supreme Court directed the Government of India in December 2006 to sanction and operationalize a minimum of 1.4 million AWCs by December 2008 in a phased and even manner. This directive was then rolled out at the state level.

［19］ Odisha's Department of Women and Child Development launched Mission Shakti under ICDS in 2001, as a platform to form and promote self-help groups.

［20］ M. Sharma, B. L. Sarangi, J. Kanungo, S. Sahoo, L. Tripathy, A. Patnaik, J. Tewari, and A. D. Rath, "Accelerating Malnutrition Reduction in Orissa," *IDS Bulletin* 40 (2009): 78–85.

［21］ Gillespie et al., "Scaling Up Impact on Nutrition: What Will It Take?"

［22］ R. Avula, S. S. Kim, S. Chakrabarti, P. Tyagi, N. Kohli, and P. Menon, *Delivering for Nutrition in Odisha: Insights from a Study on the State of Essential Nutrition Interventions* (New Delhi: International Food Policy Research Institute, 2015).

［23］ R. N. Parhi and J. Saxton, *Pustikar Diwas: Convergent Action to Reduce Child Undernutrition in Odisha*, POSHAN Implementation Note 3 (New Delhi: International Food Policy Research Institute, 2014).

［24］ NITI Aayog, "Decentralization of ICDS Supplementary Nutrition Programme: Ensuring Timely and Quality Nutrition to All Beneficiaries in Odisha," in *Social Sector Service Delivery: Good Practices Resource Book* (New Delhi: NITI Aayog, 2015).

［25］ World Bank, *India Orissa in Transition: Challenges for 2006– 2010* (New Delhi: World Bank, 2008).

第十八章

［1］ C. Johnson-Welch, K. MacQuarrie, and S. Bunch, "A Leadership Strategy for Reducing Hunger and Malnutrition in Africa: The Agriculture-Nutrition Advantage" (Washington, DC: International Research Centre for Women, 2005): 1–28; J. Bryce, D. Coitinho, I. Darnton-Hill, D. Pelletier, P. Pinstrup-Andersen, and Maternal and Child Undernutrition Study Group, "Maternal and Child Undernutrition: Effective Action at National Level," The Lancet 371, no. 9611 (2008): 510–526; S. Gillespie, L. Haddad, V. Mannar, P. Menon, N. Nisbett, and Maternal and Child Nutrition Study Group, "The Politics of Reducing Malnutrition: Building Commitment and Accelerating Progress," *The Lancet* 382, no. 9891 (2013): 552–569.

［2］ A. Mejia Acosta and L. Haddad, "Sustaining Political Commitment in the Fight against Malnutrition in Peru," *Food Policy*, forthcoming; A. Mejia Acosta and J. Fanzo, *Fighting Maternal and Child Malnutrition: Analysing the Political and Institutional Determinants of Delivering a National Multisectoral Response in Six Countries: A Synthesis Paper* (Brighton,

UK: Institute of Development Studies, 2012); R. Heaver, *Strengthening Country Commitment to Human Development: Lessons from Nutrition* (Washington, DC: World Bank, 2005); L. Haddad, N. Nisbett, and I. Barnett, *Maharashtra's Extraordinary Stunting Declines: What Is Driving Them? Findings of a Multidisciplinary Analysis* (Brighton, UK: Institute of Development Studies and UNICEF, 2014).

[3] R. Hughes, R. Shrimpton, E. Recine, and B. Margetts, *A Competency Framework for Global Public Health Nutrition Workforce Development: A Background Paper* (World Public Health Nutrition Association, 2011).

[4] J. Shiffman, "Issue Attention in Global Health: The Case of Newborn Survival," *The Lancet* 375, no. 9730 (2010): 2045–2049; J. Shiffman and S. Smith, "Generation of Political Priority for Global Health Initiatives: A Framework and Case Study of Maternal Mortality," *The Lancet* 370 (2007): 1370–1379.

[5] J. Bor, "The Political Economy of AIDS Leadership in Developing Countries: An Exploratory Analysis," *Social Science and Medicine* 64, no. 8 (2007): 1585–1599, doi:S0277-9536(06)00634-4 [pii], 10.1016/j.socscimed.2006.12.005; C. Campbell, "Political Will, Traditional Leaders, and the Fight against HIV/AIDS: A South African Case Study," *AIDS Care* 22 (2010, Supplement 2): 1637–1643, doi: 10.1080/09540121.2010.516343 931121946 [pii].

[6] N. Nisbett, E. Wach, L. Haddad, and S. El-Arifeen, "What Drives and Constrains Effective Leadership in Tackling Child Undernutrition? Findings from Bangladesh, Ethiopia, India, and Kenya," *Food Policy* 53 (2015): 33–45.

[7] The authors conducted 89 semistructured interviews of leaders or potential leaders in four countries selected as a focus of the Transform Nutrition research program consortium. Consortium partners held stakeholder mapping sessions in each of the country capitals in 2011–2012 to build up a picture of organizational power and influence in each country. A list of influential figures within each organization was then created, with care to include champions with no institutional home. The list was then verified by attendees of the mapping workshops, and names were added as needed using a snowballing technique. Members of this list were then sampled purposively to ensure a sectoral and organizational balance, but the final list of interviewees was dependent on acceptance rates and availability within the research time frame. Interviews were recorded, transcribed, and thematically coded.

[8] Please see Transform Nutrition's forthcoming "Stories of Change" full report for a longer discussion of the leadership environment in Zambia.

[9] International Food Policy Research Institute (IFPRI), *Global Nutrition Report 2015: Actions and Accountability to Advance Nutrition and Sustainable Development* (Washington, DC, 2015), http://www.ifpri.org/publication/global-nutrition-report-2015; Central Statistical Office [Zambia], Ministry of Health [Zambia], and ICF International, *Zambia Demographic and Health Survey 2013–14* (Rockville, MD, USA, 2014).

[10] S. Seco-Grutz, M. Sadlier, and D. Brunet, "Reflections on the Role of Donors in Scaling Up Nutrition in Zambia from 2010 to 2013: Successes, Challenges and Lessons Learnt," in J. Harris, S. Seco, C. Masi, and L. Haddad, eds., *Turning Rapid Growth into Meaningful Growth: Sustaining the Commitment to Nutrition in Zambia* (Brighton, UK: Institute of Development Studies, 2014).

[11] IFPRI, *Global Nutrition Report 2015*.

[12] S. Drimie, S. Kumar Chakrabarty, C. Dube, M. Smit-Mwanamwenge, R. Rawat, and J. Harris, "Intersectoral Coordination for Nutrition in Zambia," in J. Harris, S. Seco, C. Masi, and L. Haddad, eds., *Turning Rapid Growth into Meaningful Growth: Sustaining the Commitment to Nutrition in Zambia* (Brighton, UK: Institute of Development Studies, 2014).

[13] Bryce et al., "Maternal and Child Undernutrition."

[14] S. S. Morris, B. Cogill, and R. Uauy, "Effective International Action against Undernutrition: Why Has It Proven So Difficult and What Can Be Done to Accelerate Progress?" *The Lancet* 371, no. 9612 (2008): 608–621.

[15] Heaver, *Strengthening Country Commitment to Human Development*.

[16] E. B. Phiri for Eldis, "Making Policies Nutrition Sensitive in Zambia," May 28, 2015, http://www.eldis.org/go/blog/posts/making-policies-nutrition-sensitive-in-zambia#. VvYB0DEbv6g.

[17] Nutrition Resource Platform, "IEC Campaign," http://164.100.72.205/care/cgi-bin/?q=IEC-Campaign, accessed April 4, 2016.

[18] Global Alliance for Improved Nutrition (GAIN), *2011–2012 Annual Report* (Geneva, 2012), http://annualreport.gainhealth.org/annualreport.pdf.

[19] D. L. Pelletier, E. A. Frongillo, S. Gervais, L. Hoey, P. Menon, T. Ngo, R. J. Stoltzfus, A. S. Ahmed, and T. Ahmed, "Nutrition Agenda Setting, Policy Formulation, and Implementation: Lessons from the Mainstreaming Nutrition Initiative," *Health Policy and Planning* 27, no. 1 (2012): 19–31.

［20］Mejia Acosta and Fanzo, "Fighting Maternal and Child Malnutrition."

［21］Mejia Acosta and Haddad, "Sustaining Political Commitment"；Mejia Acosta and Fanzo, "Fighting Maternal and Child Malnutrition."

［22］H. Lyne de Ver, *Leadership, Politics and Development: A Literature Survey,* Background Paper no. 03 (Developmental Leadership Program, 2008).

［23］M. Uhl-Bien, "Relational Leadership Theory: Exploring the Social Processes of Leadership and Organizing," *The Leadership Quarterly* 17 (2006): 654–676.

［24］B. Brown, "Conscious Leadership for Sustainability: How Leaders with a Late-Stage Action Logic Design and Engage in Sustainability Initiatives" (PhD dissertation, Fielding Graduate University, Santa Barbara, CA, USA, 2011); T. Jordan, "Skillful Engagement with Wicked Issues: A Framework for Analyzing Meaning-Making Structures for Societal Change Agents," *Integral Review* 7, no. 2 (2011): 47–91, drawing on M. L. Commons et al., "The Existence of Developmental Stages as Shown by the Hierarchical Complexity of Tasks," *Developmental Review* 8, no. 3 (1998): 237–278; Robert Kegan, *The Evolving Self: Problem and Process in Human Development* (Cambridge, MA: Harvard University Press, 1982).

［25］A. Pfaffenberger, "Optimal Adult Development: An Inquiry into the Dynamics of Growth," *Journal of Humanistic Psychology* 45, no. 3 (2005): 279–301; W. R. Torbert, "Cultivating Postformal Adult Development: Higher Stages and Contrasting Interventions," in M. E. Miller and S. Cook-Greuter, eds., *Transcendence and Mature Thought in Adulthood: The Further Reaches of Adult Development* (New York: Rowman and Littlefield, 1994); J. Manners, K. Durkin, and A. Nesdale, "Promoting Advanced Ego Development among Adults," *Journal of Adult Development* 11, no. 1 (2014): 19–27.

［26］E. Wielinga, W. Zaalmink, R. Bergevoet, F. Geerling-Eiff, H. Holster, L. Hoogerwerf, and M. Vrolijk, *Networking with Free Actors: Encouraging Sustainable Innovations in Animal Husbandry by Using the Free Actors in Networks Approach* (Wageningen, Netherlands: Wageningen University and Research Centre, 2008).

［27］Gillespie et al., "The Politics of Reducing Malnutrition."

［28］A. Leftwich and C. Wheeler, *Politics, Leadership and Coalitions in Development: Findings, Insights and Guidance from the DLP's First Research and Policy Workshop, Frankfurt, 10–11 March, 2011* (Developmental Leadership Program, June 2011).

［29］D. J. te Lintelo, L. J. Haddad, J. Leavy, and R. Lakshman, "Measuring the Commitment to Reduce Hunger: A Hunger Reduction Commitment Index," *Food Policy* 44 (2014): 115–128.

［30］Pelletier et al., "Nutrition Agenda Setting, Policy Formulation, and Implementation"；Shiffman, "Issue Attention in Global Health: The Case of Newborn Survival"；Shiffman and Smith, "Generation of Political Priority for Global Health Initiatives."

［31］Gillespie et al., "The Politics of Reducing Malnutrition."

附录

［1］J. Hagen-Zanker and R. Mallett, *How to Do a Rigorous, Evidence-Focused Literature Review in International Development: A Guidance Note*, Working Paper (London: Overseas Development Institute, 2013).

［2］UN Standing Committee on Nutrition (UNSCN), The Nutrition Sensitivity of Agriculture and Food Policies: Individual Country Case Studies 2013, www.unscn.org/en/publications/country _case_studies/the_nutrition_ sensitivity2.php; UNSCN, "Symposium on Realizing the Right to Adequate Food to Help Achieve the Millennium Development Goals: The SCN Four Country Case Studies," 2005, http://www.unscn.org/files/Publications/Country_Case_Studies/SYNTHESIS. pdf; ACC/SCN, (Administrative Committee on Coordination–Subcommittee on Nutrition), *Managing Successful Nutrition Programmes*, ACC/SCN State-of-the-Art Series, Nutrition Policy Discussion Paper No. 8 (Geneva: ACC/SCN, 1991).

［3］UNICEF, *Tracking Progress on Child and Maternal Nutrition: A Survival and Development Priority* (Geneva, 2009); UNICEF, *Improving Child Nutrition: The Achievable Imperative for Global Progress* (New York, 2013).

［4］Maternal and Child Undernutrition series in *The Lancet* 371, no. 9608 (2008), www.thelancet.com/series/maternal-and-child-undernutrition; Maternal and Child Nutrition series in *The Lancet* 382, no. 9890 (2013), www.thelancet.com/series/maternal-and-child-nutrition.

［5］International Food Policy Research Institute (IFPRI), *Global Nutrition Report 2014: Actions and Accountability to Accelerate the World's Progress on Nutrition* (Washington, DC, 2014); IFPRI, *Global Nutrition Report 2015: Actions and Accountability to Advance Nutrition and Sustainable Development* (Washington, DC, 2015).

术语表

[急性营养不良（消瘦）] 通常是由急性（短期）食物摄入不足以及频繁患病导致。消瘦是通过人体测量（体重/身高比值）来评估，患者通常为5岁以下儿童，也可见于成人（体重指数）。

[人体测量学] 利用身体测量数据，例如身高/体重/中上臂围，结合年龄和性别来判断营养状况。

[爱婴医院倡议] 这是一项全球计划，旨在表彰和奖励那些可以为新生儿及其母亲提供最高水平亲子哺育护理的分娩机构。

[行为改变沟通] 一系列涉及沟通策略和渠道的活动或干预，用以促进个人、社区或社团之间的积极行为。

[身体质量指数] 通过体重（以千克为单位）除以身高（以米为单位）的平方计算得出的指标，用于对体重过轻到肥胖的个体进行分类。

[母乳替代品] 以部分或全部替代母乳的形式来出售或展示的食品。

[慢性营养不良（发育迟缓）] 通常是衡量长期能量或微量营养素摄入不足的指标，患有慢性营养不良的儿童在出生后第一年内会出现不可逆转的发育迟缓以及认知和精神障碍。5岁以下儿童若年龄—身高Z评分值比同年龄、同性别的国际参照人群低于中位数2个标准差以上，则被归类于发育迟缓。

[辅食喂养] 从婴儿6月龄开始，逐步引入安全、适合年龄的软质固体食品。在过渡期内，由母乳喂养逐步引入新食物，直到婴儿与家庭其他成员食用同样的食物为止。辅食喂养通常在儿童6～23月龄进行，这也正是儿童营养最脆弱的时期，许多发展中国家中，在同一时期内，发育迟缓的发生率迅速增加（特别是6～12月龄的儿童）。

[饮食多样性] 指的是家庭或个人在特定时间段内摄取的食物种类的数量。最常用的饮食多样性指标是6～23月龄的儿童中，每天摄取不少于4种食物类别的儿童所占的比例。

[纯母乳喂养] 在婴儿出生后的前6个月内，只喂母乳，不喂其他食物或水。

[强化] 在食物（通常是主食）中添加维生素或矿物质（微量营养素），以改善

其营养成分，或还原在食品加工的过程中所流失的营养素。

［生长监测与促进］监测儿童及其家庭成员每月体重增减量，并制定干预措施，例如就喂养方法提供咨询，以促进生长或改善生长问题。

［《国际母乳替代品销售守则》］由世界卫生组织世界卫生大会通过的全球卫生政策框架，旨在促进母乳喂养，并限制诸如婴儿配方奶粉等母乳替代品的营销。

［缺铁性贫血］这是最常见的贫血类型，即血液当中缺乏足够数量的健康血红细胞。当人体缺铁时，便不能产生足够的血红蛋白（血红蛋白能使血红细胞将氧气输送到人体组织中）。

［低出生体重］出生体重低于2 500克。

［营养不良］由于常量营养素（碳水化合物，蛋白质和脂肪）或微量营养素（维生素和矿物质）的摄入不足、不平衡甚至过量，和/或由于疾病而无法充分吸收利用食物而引起的一种异常生理状态。

［常量营养素］提供饮食中大部分能量的营养素，包括碳水化合物，脂肪和蛋白质。

［微量营养素］消耗量较少的必需营养素，包括各种维生素和矿物质，例如钙、铁、钾、硒、钠、锌和叶酸。

［微量营养素营养不良］是指缺乏人体健康所必需的维生素和矿物质。从公共卫生的角度来看，缺铁、维生素A、锌和碘是发展中国家中最严重的微量营养素缺乏。

［微量营养素粉］单一剂量的维生素和矿物质粉，可以撒在任何即食的半固体食物上。这些营养素粉通常用于在不改变个人饮食习惯的前提下，增加其微量营养素获取量。

［最低进餐频率］该指标用于评估6～23月龄的母乳喂养儿童和非母乳喂养儿童接受固体，半固体或软质食品（也包括非母乳喂养儿童摄入的乳品）的比例，即每天最少进食次数——6～8月龄期间每天两次，9～23月龄期间每天3次，6～23月龄期间每天4次（如果不是母乳喂养）。

［最低可接受饮食（综合指标）］6～23月龄、且同时具备最低进餐频率和饮食多样性的儿童比例（包括母乳喂养以及非母乳喂养的儿童）。

［中度急性营养不良］指身高—体重低于参考人群的标准中位数2～3个标准差的瘦弱儿童。

［非传染性疾病］既不传染也不可传播的疾病，又称长期慢性病。全球范围内最常见的非传染性疾病是心血管疾病（如心脏病和中风）、癌症、慢性呼吸道疾病（例如慢性阻塞性肺病和哮喘）和糖尿病。

［肥胖］体内脂肪过多的状况。尽管某些国家或地区使用较低的临界点，通常当一个人的体重指数超过30时，会被认为是肥胖。

［超重］通常来说，体重指数介于25～30即被定义为超重。

［即食（治疗性）食品］营养成分适当的、经过加工的"药用食品"，可以迅速改善儿童的营养和健康状况。

［严重急性营养不良］指瘦弱儿童，身高—体重低于同年龄、同性别的参考人群的标准中位数3个标准差的临界点。

［营养不足］食物摄入量不足以满足活力充沛的健康生活所必需的膳食能量（联合国粮食及农业组织将其定义为食物摄入量平均每天少于1 800千卡）。食物摄入量不足是营养不足的原因之一。饥饿通常被定义为与缺乏食物有关的不适。

［发育迟缓］儿童的年龄—身高评分值偏低。该指标通常用Z评分，或发育不良的个体所占的百分比来表示。与参考人群中位数相比，Z评分低于2个标准差的个体被归类于发育迟缓，低于3个标准差的个体被归类于严重发育迟缓。

［总生育率］根据目前特定年龄的生育率，一名妇女在生育期结束前，总共可以生育的孩子的数量。

［体重不足］儿童年龄别体重评分值偏低。这是一个综合衡量发育迟缓和消瘦的指标。通常用Z评分，或体重不足的个体所占的百分比来表示。与参考人群中位数相比，Z评分低于2个标准差的个体被归类于体重不足，低于3个标准差的个体被归类于严重体重不足。

［消瘦］儿童身高别体重评分值偏低。该指标通常用Z评分，或身体消瘦的个体所占的百分比来表示。与参考人群中位数相比，Z评分低于2个标准差的个体被归类于消瘦，低于3个标准差的个体被归类于严重消瘦。

［Z评分］儿童营养状况的统计指标。Z评分本质上是对标准差或数据分布的衡量。例如，年龄—体重Z评分（WAZ）是特定样本中，儿童的实际体重与他/她的同龄儿童体重中位数之间的标准差。WAZ得分为0则意味着该儿童的体重与样本中所有同年龄儿童的体重中位数相同。当应用于国际参考人群时，Z评分可用于确定体重不足，发育迟缓和消瘦的程度。

撰稿人

〔Nazneen Akhtar〕独立研究员，就职于孟加拉国。

〔Rasmi Avula〕国际食物政策研究所（IFPRI）贫困健康与营养部研究员，就职于印度。

〔Elisabeth Becker〕耶鲁大学社会学系博士研究生，就读于美国。

〔Namukolo Covi〕国际食物政策研究所（IFPRI）贫困健康与营养部研究助理，就职于埃塞俄比亚。

〔Kenda Cunningham〕独立顾问，就职于英国。

〔Peter Davis〕独立社会调查顾问，就职于英国。

〔Scott Drimie〕Stellenbosch大学营养学系兼职副教授，就职于南非。

〔Shams El Arifeen〕孟加拉国国际腹泻病研究中心儿童和青少年健康中心主任，就职于孟加拉国。

〔Karine Gatellier〕发展研究所的营养问题召集人，就职于英国。

〔Stuart Gillespie〕国际食物政策研究所（IFPRI）贫困健康与营养部高级研究员，也是“营养转型”的首席执行官，就职于英国。

〔Jay Goulden〕项目战略与创新顾问，就职于英国。

〔Lawrence Haddad〕国际食物政策研究所（IFPRI）贫困健康与营养部高级研究员，就职于英国。

〔Jody Harris〕国际食物政策研究所（IFPRI）贫困健康与营养部高级研究分析师，就职于英国。

〔Derek Headey〕国际食物政策研究所（IFPRI）贫困健康与营养部高级研究员，就职于美国。

〔Judith Hodge〕国际食物政策研究所（IFPRI）独立顾问，负责全球食品与营养安全问题，就职于英国。

〔Chandni Karmacharya〕约翰斯霍普金斯彭博公共卫生学院营养创新实验室研究员，就职于尼泊尔。

〔Meagan Keefe〕美国西北大学非洲研究项目副主任，就职于美国。

［Neha Kohli］国际食物政策研究所（IFPRI）贫困健康与营养部高级研究分析师，就职于印度。

［Purnima Menon］国际食物政策研究所（IFPRI）贫困健康与营养部高级研究员，就职于印度。

［Nicholas Nisbett］发展研究所集群领导者和研究员，就职于英国。

［Angélica Ochoa-Avilés］昆卡大学教授及研究员，就职于厄瓜多尔。

［Pooja Pandey Rana］海伦凯勒国际公司Suaahara项目代理负责人，就职于尼泊尔。

［Rajul Pandya-Lorch］国际食物政策研究所（IFPRI）所长办公室主任兼"2020年愿景倡议"负责人，就职于美国。

［Samantha Reddin］发展研究所"营养转型"宣传经理，就职于英国。

［Kriti Singh］塔夫茨大学弗里德曼营养科学和政策学院博士生，就读于美国。

［Kraisid Tontisirin］Ramathibodi医院儿科名誉教授，玛希隆大学营养研究所高级顾问，就职于泰国。

［Mara van den Bold］国际食物政策研究所（IFPRI）贫困健康与营养部高级研究分析师，就职于美国。

［Roos Verstraeten］热带医学研究所研究员，就职于比利时。

［Elise Wach］发展研究所研究员兼评估顾问，就职于英国。

［Andrea Warren］南卡罗来纳大学公共卫生系博士研究生，就读于美国。

［Jessica White］发展研究所营养评估项目经理，就职于英国。

［Sivan Yosef］国际食物政策研究所（IFPRI）所长办公室高级项目经理，就职于美国。

［Laura Zseleczky］国际食物政策研究所（IFPRI）所长办公室研究分析师，就职于美国。

咨询委员会

〔Alan Berg〕世界银行前高级营养顾问，就职于美国。

〔Charlotte Dufour〕驻意大利的联合国粮农组织（FAO）营养、食品安全与生计干事。

〔Bonnie McClafferty〕全球营养改善联盟（GAIN）的农业促进营养全球项目负责人，就职于美国。

〔Purnima Menon〕国际食物政策研究所（IFPRI）贫困健康与营养部高级研究员，就职于印度。

〔Robert Mwadime〕由FHI360管理的美国国际开发署"社区连接器"项目首席代表，就职于乌干达。

〔Marie Ruel〕国际食物政策研究所（IFPRI）贫困健康与营养部主任，就职于美国。

〔Werner Schultink〕联合国儿童基金会（UNICEF）营养部主任兼计划部副主任，就职于美国。

〔Meera Shekar〕世界银行高级营养专家，就职于美国。

〔Patrick Webb〕塔夫茨大学弗里德曼营养科学和政策学院Alexander Macfarlane营养学教授，就职于美国。